ARNOLD

THE EDUCATION OF A BODYBUILDER

阿諾史瓦辛格

之健美教育

阿諾・史瓦辛格
Arnold Schwarzenegger
道格拉斯・肯特・霍爾
Douglas Kent Hall
—— 著

王啟安 —— 譯

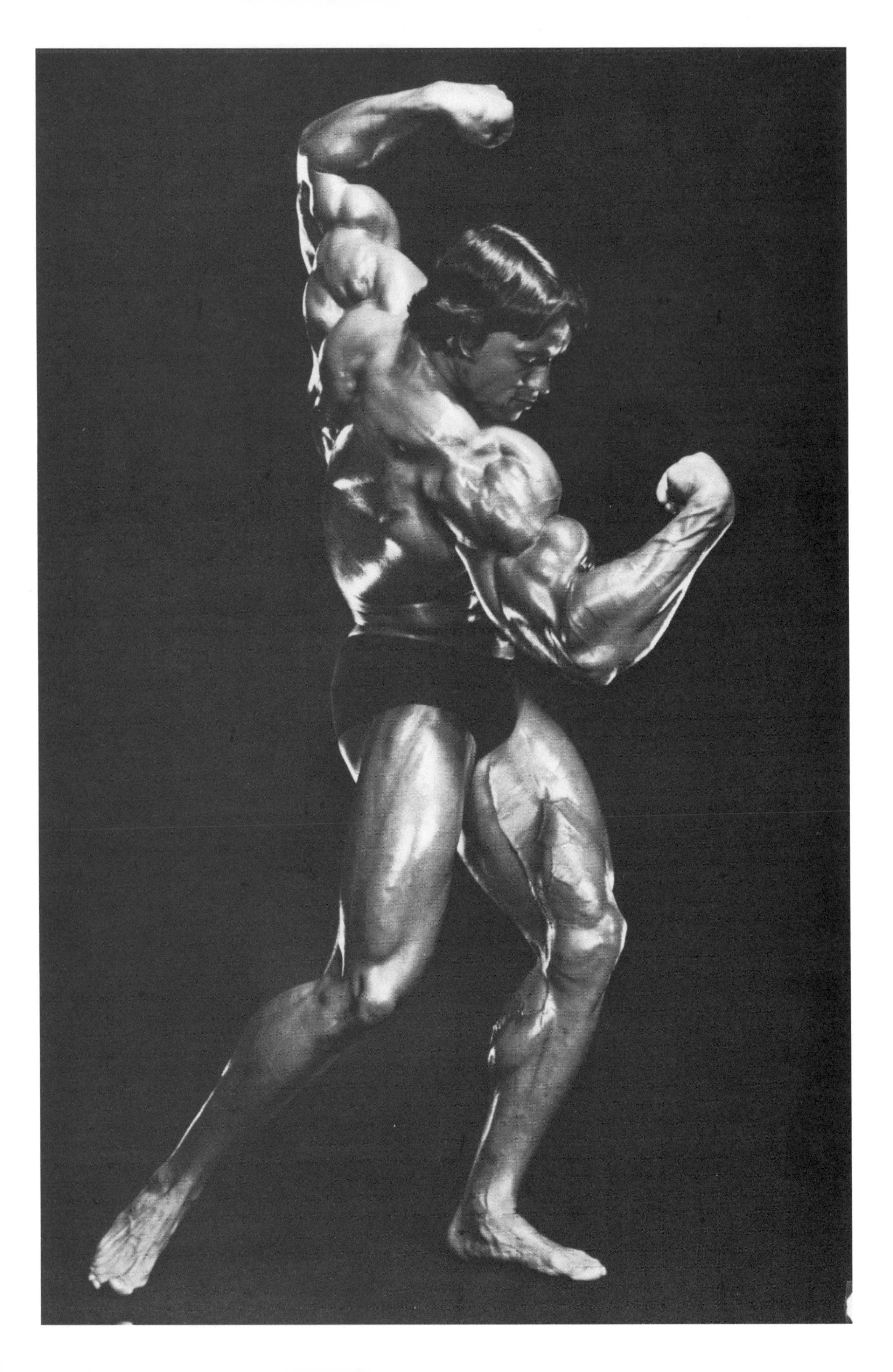

致

我的母親

以及

查爾斯・蓋恩斯（Charles Gaines）和喬治・巴特勒（George Butler）

他們的熱忱、活力和才華改變了健美運動，

我很榮幸能成為他們最親近的朋友。

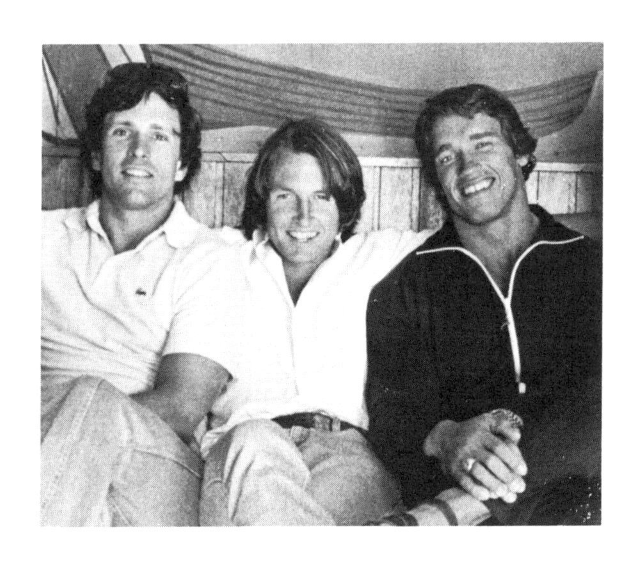

阿諾所贏得的重要大賽

- 1965 年榮獲青少年組歐洲先生頭銜（德國）
- 1966 年榮獲歐洲最佳健美先生頭銜（德國）
- 1966 年榮獲歐洲先生頭銜（德國）
- 1966 年參加國際健力錦標賽（德國）
- 1967 年以業餘選手身分榮獲 NABBA 宇宙先生頭銜（英國倫敦）
- 1968 年以職業選手身分榮獲 NABBA 宇宙先生頭銜（英國倫敦）
- 1968 年參加德國健力錦標賽
- 1968 榮獲 IFBB 世界先生頭銜（墨西哥）
- 1969 以業餘選手身分榮獲 IFBB 宇宙先生頭銜（美國紐約）
- 1969 年以職業選手身分榮獲 NABBA 宇宙先生頭銜（英國倫敦）
- 1970 年以職業選手身分榮獲 NABBA 宇宙先生頭銜（英國倫敦）
- 1970 年榮獲世界先生頭銜（美國俄亥俄州哥倫布市）
- 1970 年榮獲 IFBB 奧林匹亞先生頭銜（美國紐約）
- 1971 年榮獲 IFBB 奧林匹亞先生頭銜（法國巴黎）
- 1972 年榮獲 IFBB 奧林匹亞先生頭銜（德國埃森）
- 1973 年榮獲 IFBB 奧林匹亞先生頭銜（美國紐約）
- 1974 年榮獲 IFBB 奧林匹亞先生頭銜（美國紐約）
- 1975 年榮獲 IFBB 奧林匹亞先生頭銜（南非普里托利亞）
- 1980 年榮獲 IFBB 奧林匹亞先生頭銜（澳洲雪梨）

CONTENTS

目次

PART I 第一部

PART II 第二部　肌肉

照片來源 Photo Credits

- Stefan Amsuss, 16
- Balik, 117 (four), 118 (three), 119 (two), 127
- Albert Busek, 21, 25 (two), 29 (three), 37, 46 (two), 56, 67, 80, 83, 87, 102 (two), 111, 114 (top right and bottom), 116 (two), 124 (top), 126 (two)
- George Butler, 9, 101 (two), 120, 121, 122, 123
- Cameracraft, 62
- Caruso, 4, 98, 107, 115, 124 (bottom), 125 (two), 128, 129 (two), 130 (three), 131(two), 132, 135, 136, 137, 138, 139, 140, 141
- Benno Dahmen, 114 (top left)
- M. Glover, 78
- George Greenwood, 92, 99, 103
- Doug Hall, 133 (top), exercise photos
- Frank Hollfelder, 34
- Studio Arax, 18

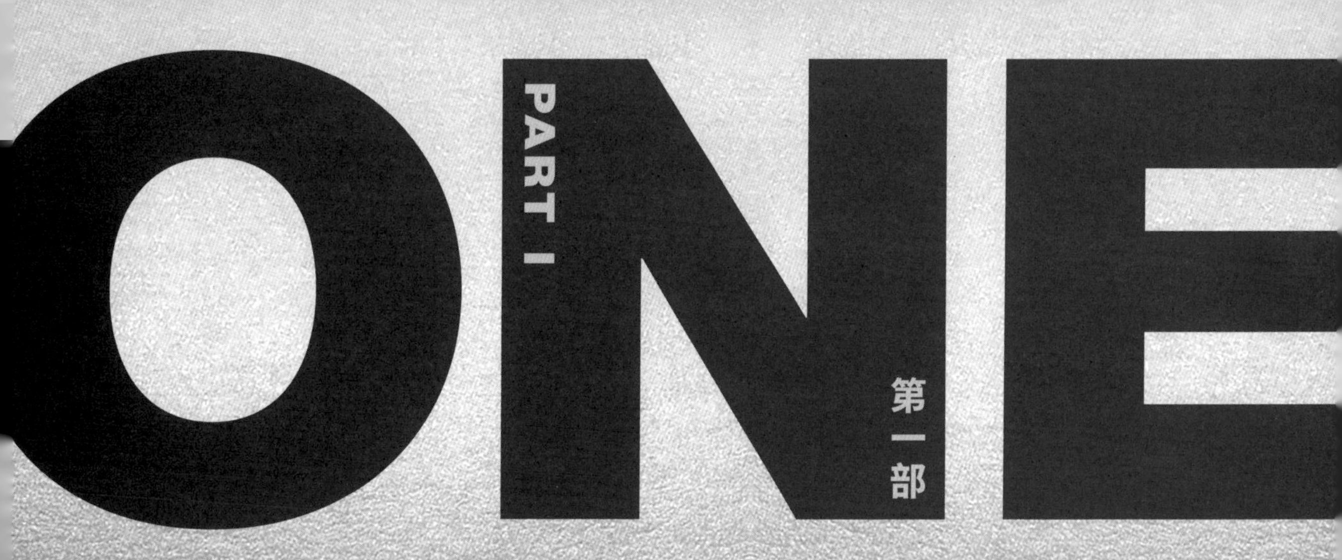

ARNOLD

第1章 ARNOLD CHAPTER 1

「阿諾！阿諾！」

他們的聲音彷彿還在耳邊，我的朋友們、救生員、健美運動員和健力選手的聲音從湖邊傳來，當時他們在草地和樹林那邊鍛鍊。

「阿諾，加油！」年輕的醫生卡爾喊道，他是我在健身房的朋友……

剛滿 15 歲的那個夏天，對我來說是一個神奇的季節，因爲我在那年找到了此生眞正想要的目標。不僅僅是小男孩作白日夢那樣，幻想著遙遠而朦朧的未來，成爲消防員、偵探、水手、試飛員或間諜。我**清楚知道**自己要成爲一名健美運動員。而且不只是這樣。我要成爲世界上最好、最偉大、體態最完美的健美運動員。

我不太清楚自己爲什麼選擇健美，但我就是愛這項運動。從我的手指緊扣住槓鈴的那一刻起，隨著沉重的槓片高舉過頭帶來的挑戰和興奮，都讓我深深著迷。

我會參與各種運動都是因爲父親，他是個高大、壯碩的男人，拿過冰壺比賽冠軍。我家也很注重身體，講究訓練、妥善飲食，且重視保持體態和健康。在父親的鼓勵下，我在十歲時初次接觸團隊競技運動。我加入一支足球隊，有自己的制服，每週固定練球 3 天。我全心投入，就這樣興致高昂踢了快 5 年的足球。

不過，13 歲的時候，團隊運動已經不能滿足我了。我已經準備好要單打獨鬥。我不喜歡球隊贏了比賽，自己卻沒有被看見。只有我被點出是最佳球員的時候，我才覺得這樣值得。我決定嘗試一些個人運動，我去跑步、去游泳、打拳擊，丟標槍和鉛球，還去比賽。雖然這些我都做得不錯，卻覺得感覺都不對。後來，教練覺得每週讓我們做 1 小時重訓，是個讓我們加強踢球體能的好方法。我還記得第一次去健身房參觀的樣子。過去我從沒看誰在做舉重。那些人都又巨又粗。我就這樣在他們身旁打轉，盯著那些我連名字都叫不出來的肌肉。舉重運動員個個滿身大汗，看起來力大無窮，活像個海克力斯。眼前這個景象，就是我的人生、我一直在尋找的答案。我頓悟了。突然間，它就在我伸手可及的地方，如同走過了一座吊橋後，終於踏上了實在的地面。

我會開始舉重，只是爲了練腿，這是踢足球最需要的部位。那些健美人馬上就注意到我鍛鍊時有多操。考慮到當時我只有 15 歲，但深蹲的重量已經相當重了，他們鼓勵我來玩健美。那時我身高 182 公分，身材乾癟，體重只有 68 公斤，但我的身體素質確實不錯，而且經過訓練後，肌肉很快就產生驚人的反應。我想那些人應該是有看到我的變化。由於我的基礎好，玩起運動總是比大多數同年齡男生輕鬆些。但我總是打得比我的許多隊友和同儕更嚴苛，因爲我想要更強、對自己再苛求些。

那年夏天，這群健美人把我當作他們的弟子。在我的家鄉奧地利格拉茨（Graz）附近的湖邊，他們讓我做了一系列動作練習。這只是他們用來保持身體靈活性的訓練課表。我們訓練時沒有使用負重。我們抓樹枝拉引體向上，互相幫忙扶腿做倒立伏地挺身。抬腿、仰臥起坐、轉體和深蹲，全都包括在一個簡單的循環之中，讓我們調整好身體，準備好進健身房。

直到夏天尾聲，我才開始做眞正的重量訓練。不過一旦開始練，沒過多久我就上手了。和這群健美人一起練了2-3個月後，我確實對重訓上癮了。跟我一起練的人年紀都比我大很多。卡爾・格斯特（Karl Gerstl）是醫生，28歲，科特・曼努爾（Kurt Manul）32歲，海爾穆・克瑙爾（Helmut Knaur）50歲。他們每個人對我而言都像父親一樣。我甚至沒那麼聽我父親的話。這些健美人是我新的英雄。我對他們和他們的體型，以及他們控制身體的能力都充滿敬畏。

他們幫我制訂艱難的基本課表，讓我見識到眞正的重量訓練。每週1小時的足球訓練已經無法滿足我對運動的渴望。我報名每週去健身房3次。我喜歡冰冷的金屬器材在我的觸摸下變得溫暖的感覺，以及健身房的聲音和氣味。我現在仍然喜歡。我最喜歡的聲音就是沉重的槓片穿到槓上的敲擊聲，還有奮力抬起槓鈴後重重落回架上的聲響。

我還記得第一次眞正訓練的感受，就好像是昨晚的事。我騎腳踏車去離我家十幾公里遠的健身房。我用了槓鈴、啞鈴和機械式器材。他們警告我，說做完會全身痠痛，但我不覺得有什麼痠痛。我想說，我的身體應該比想像中好。重訓結束後，我騎車回家時，從車上摔了下來。我虛弱到沒辦法抓住龍頭。雙腿使不上力，就跟麵條一樣。我渾身麻木，整個身體都在嗡嗡叫。後來，我扶著腳踏車，推車走了一陣子。走了差不多1公里後，我又試著騎看看，又摔倒，回家剩下的路只能推著車走。這就是我第一次重量訓練的經驗，我愛死了。

隔天早上，我甚至無法舉起手臂梳頭髮。每動一下，肩膀和手臂的每一條肌肉都疼痛不已。連梳子也拿不住。想喝咖啡，結果咖啡灑滿了桌子。我好無助。

我母親走來問說：「怎麼了，阿諾？」她從爐子走過來，盯著我。「你怎麼了？」她一邊擦掉溢出的咖啡，一邊彎下腰仔細觀察。

「我就是全身痠痛，肌肉緊繃到不行而已。」我告訴她。

「你看看這個小子！看看他對自己做了什麼。」母親將父親喚過來。

我父親走過來，邊整理領帶。他總是整整齊齊，頭髮滑順地向後梳，鬍子也修剪成一條線。他笑著要我快去伸展一下。

但母親還是一直說：「爲什麼，阿諾？你爲什麼要讓自己這樣？」

16 歲的我正在做正面肱二頭肌的姿勢

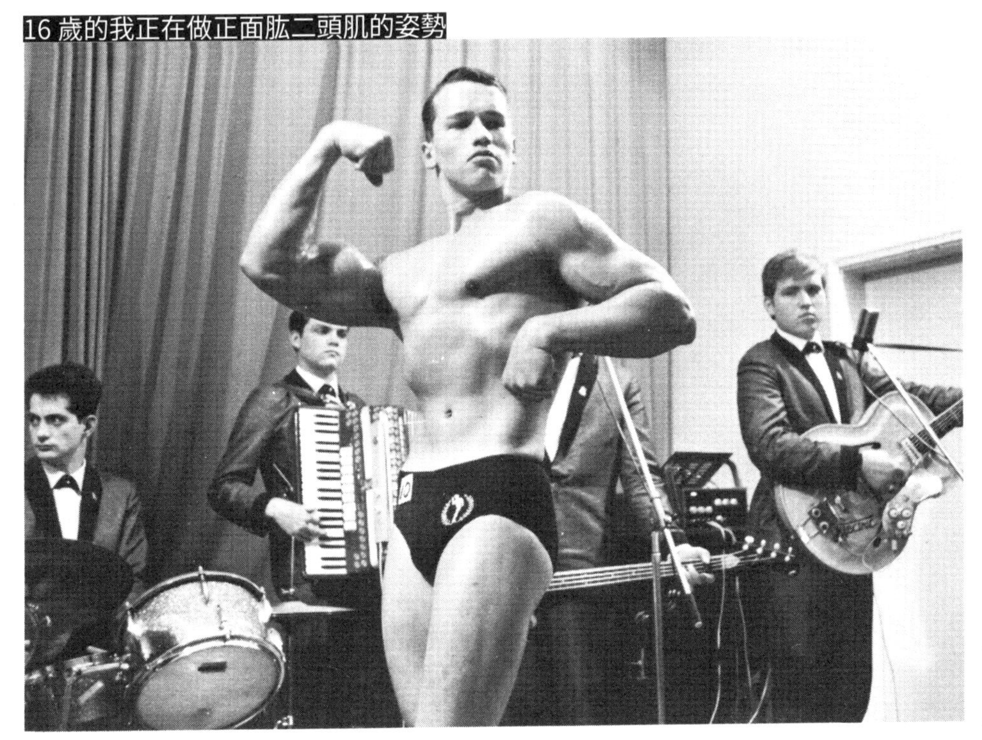

我顧不了母親的感受。看到身體的新變化、感受這些變化讓我興奮不已。這是我第一次感覺到身上每一條肌肉。我是第一次在腦海中記錄這些感覺，是第一次，我的大腦發現我的大腿、小腿和手臂不只是肢體而已。我感覺到三頭肌的痠痛，了解到三頭肌這個名稱的由來——因爲裡面有三塊肌肉。我把它們全都記在腦海裡，用尖銳的痛感寫下來。我也了解到，這種疼痛意味著進步。每當肌肉因運動而痠痛，我就知道它們在長大。

我大可不選這麼冷門的運動，同學們都覺得我瘋了。但我不在乎。我唯一的想法就是繼續前進，練出更多更多的肌肉。我幾乎沒有時間放鬆，以其他方式思考要怎麼鍛鍊。我還記得有些人試著灌輸我一些負面的想法、想說服我放慢腳步。但我已經找到自己想投入全部精力的事情，誰都別想阻止我。我的企圖心非比尋常，我跟朋友討論的東西已經是不同層次；我比身邊的任何人都更渴望成功。

我開始爲了去健身房而活。我學會了一種新的語言：次數、組數、強迫次數*、推舉。在學校時，我根本不想背什麼解剖學，現在卻渴望得到這些知識。跟健身房的新朋友，開口就是聊二頭肌、三頭肌、闊背肌、斜方肌、腹斜肌。我會花好幾小時讀《打造肌肉》（Body Builder）和《美國先生》（Mr. America）等雜誌。卡爾是醫生，懂英語，他一有空，我就請他幫我翻譯。在雜誌上，我第一次看到肌肉海灘的照片，上面有賴瑞・史考特（Larry Scott）、雷・羅德里奇（Ray Routledge）和賽吉・努布

---

* 譯注：強迫次數（forced reps）在健身中指的是在肌肉無法再獨立完成某個訓練動作的重複次數時，藉著訓練夥伴或訓練機構的幫助，繼續完成額外的重複次數。這種訓練技術旨在通過增加肌肉的疲勞度和負荷，促進肌肉的生長和力量增加。

雷（Serge Nubret）。裡面充滿了成功的故事。擁有發達、強壯的身體這項優勢是無與倫比的。道格．史托爾（Doug Stroll）和史蒂夫．瑞夫斯（Steve Reeves）之所以能演電影，就是因爲他們認眞鍛鍊，打造出絕佳體態。

在其中一本雜誌上，我第一次看到雷格．帕克（Reg Park）的照片，他面對著傑克．德林格（Jack Delinger）。我馬上就被雷格粗獷、壯碩的身形所震驚。他就像頭野獸。這就是我想要的完成體：夠大隻，我想變成大隻佬。我不想成爲那種精雕細琢的人。我夢想得到巨大的三角肌、巨大的胸肌、巨大的大腿肌、巨大的小腿肌；我想要自己的每一條肌肉超爆超巨。我夢想成爲龐然大物。雷格就是這個夢想的縮影，他是健美界最魁梧、最有力量的人。

雷格．帕克

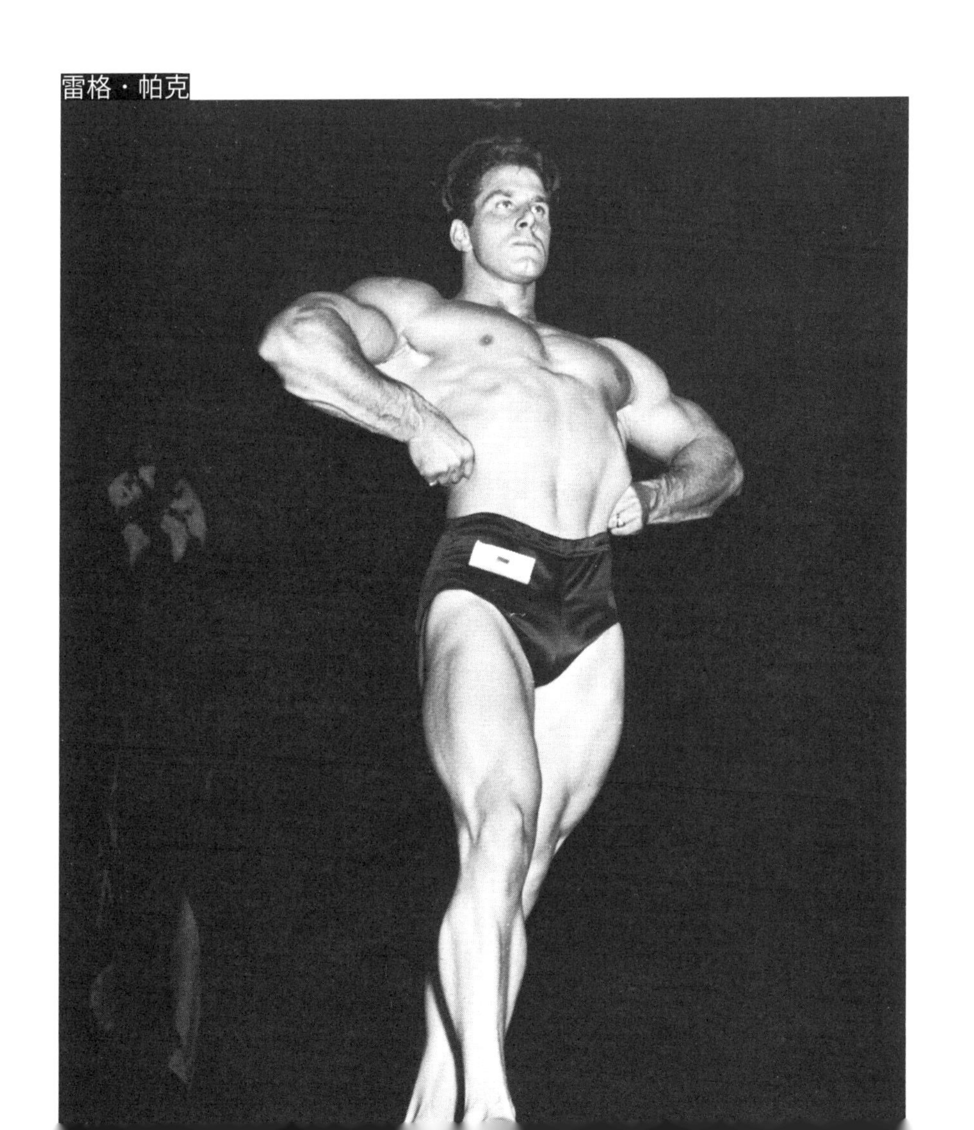

從那時起，我就是一直用史蒂夫・瑞夫斯、馬克・福雷斯特、布拉德・哈里斯、戈登・米切爾和雷格・帕克的冒險電影來充電。其中我最景仰雷格・帕克。他是如此強壯，擁有我認爲男人應有的一切特質。我還記得第一次在大銀幕上看到他，就是在電影《力士與吸血鬼》（Hercules and the Vampires）當中，電影裡的英雄必須消滅地球上成千上萬嗜血的吸血鬼入侵者。扮演大力士的雷格，看起來是如此高大雄偉，我看得目瞪口呆。而且，當時的我坐在電影院裡，知道自己會成爲那個模樣。我會變得像雷格・帕克一樣。我研究他的每個動作、每個手勢……突然間，我意識到燈亮了，其他人都離開了。

從那時起，我的生活就完全被雷格・帕克主宰。他的形象就是我的理想模樣，在我的腦海裡揮之不去。我所有朋友都更喜歡史蒂夫・瑞夫斯，但我不喜歡他。雷格的造型更加粗獷、強大，而史蒂夫似乎有些優雅、柔和、精緻。我心裡知道自己不適合優雅。我想變得勇猛無比，因爲這就是古龍水和汗水的差別。

我對雷格・帕克進行了詳細的身家調查，買了所有刊載他的雜誌，學習了解他的訓練契機、怎麼吃、生活方式，以及訓練課表。我對他著迷不已。打從我開始訓練，他的形象就不時在我眼前浮現。我越是專注於他的形象，並且不斷訓練和成長，就越覺得自己眞有可能變得像他一樣。就連卡爾和科特也這麼認爲。他們預測我能在 5 年內達成這個目標。

但我想我等不了 5 年。我有一種永不滿足的企圖心，驅使我更早到達那樣的體態。大多數人都滿足於每週訓練 2-3 次，但我很快地將自己的課表增加到 1 週 6 次。

父親不太能理解我為何如此迫切，他說：「別這樣，阿諾。你會過度訓練，最後會累倒的。」

「我沒事，我會循序漸進。」我說。

他反問我：「好吧。但就算有了這些肌肉，你想拿它們做什麼。」

我坦白地說：「我想成為世界上身材最好的人。」

他嘆了口氣，搖了搖頭。

「然後我想去美國拍電影。我想當演員。」

「美國？」

「是的——美國。」

「我的天啊！」父親高聲喊道。他走進廚房告訴母親：「我覺得最好帶這位去看醫生，他腦袋有病。」

父親真的很擔心我，覺得我不正常。他的想法並沒有錯。我的那份欲望與驅動力，絕對不正常。正常人都喜歡平凡的生活。我不一樣。我不甘平庸。我總是對偉大、充滿力量的故事著迷不已。凱撒、查理大帝、拿破崙都是我刻在心底的名字。我想做一些特別的事情，想要讓大家覺得我是最好的。我把健美看作是帶我到達頂峰的工具，把所有精力都投入其中。

我每週訓練 6 天，在負荷能力之內不斷增加重量，能在健身房待多久就多久。打造出跟雷格一樣的身體的想法深植我內心。這個樣貌就在我的腦海裡，我只需要繼續成長，就能達到。我的夢想也不只是擁有令人驚嘆的體態。一旦我擁有那副身體，就會知道它會帶給我什麼。我可以去拍電影、可以在世界各地蓋健身房。我會創建一個帝國。

雷格成了父親般的形象。我把他的照片貼在房間每一面牆上，讀了所有和他有關的德文書籍，請卡爾翻譯他的英文故事給我聽。我研究手邊拿得到的每張照片，留意他的胸肌、手臂、大腿肌、背肌和腹肌的大小。這些東西激勵我更加努力訓練。當我感覺到肺部像要破裂一樣燃燒、血脈賁張的感覺時，我愛極了。我就會知道自己正在成長，又朝著跟雷格一樣更進一步。我想要那樣的身體，不在乎需要經歷什麼才能得到它。

那年冬天，父親告知我，我每週只能去健身房 3 次，他不想要我每天傍晚都不在家。爲了不受宵禁限制，我在家裡弄出一間健身房。我們住的房子有三百年歷史。這棟屋子一開始是皇室家族的成員建造的。幾年前搬走時，他們規定有兩個人要住在這棟屋子裡：格拉茨一帶的警察局長（我父親當時擔任的職位）和負責這一區所有森林的那位護林員。一百年來，這兩個人都住在這裡，沒有例外。我們一家人住在樓上，護林員住在樓下。

這房子建得像座城堡，地板相當堅固，牆壁可能有 1 公尺那麼厚。很適合打造健身房。因爲極厚的牆壁和地板可以承受重壓。我有一些像是板凳和簡單的機械式器材等基本設備，是爲我量身設計、焊接的。我的重訓室裡沒有暖氣，所以天冷時自然凍得要命。但我不在乎。我就在沒有暖氣下訓練，就算氣溫低於零度也一樣。

每週有 3 個晚上我會到城裡的健身房報到。10 點後我不是走路就是騎腳踏車回家，路途有 12 公里之遠。我不是很在意這 12 公里。我知道這對我的身體有益，可以增強我的腿肌和肺活量。

在家訓練唯一遇到的問題是，我得找個人跟我一起練。自從在湖邊的訓練之後，我堅信訓練夥伴的重要性。我不僅需要有人教導我，也要有人啟發我。如果我身邊的夥伴和我一樣充滿熱情，也被我的熱情所感動，那麼我就能練得更好、更努力。

第一年冬天，我和卡爾一起訓練，他就是那位幫助我完成最初計畫的醫生。除了幫我翻譯之外，卡爾也幫助了我很多其他事情。他了解關於人體的一切。他很認眞，也很努力。我們訓練的方式是一樣的，只是我們的目標和飲食不同：我想增加體重，變大隻，卡爾想減肥。但卡爾給了我所需要的動力。

我 16 歲的背影

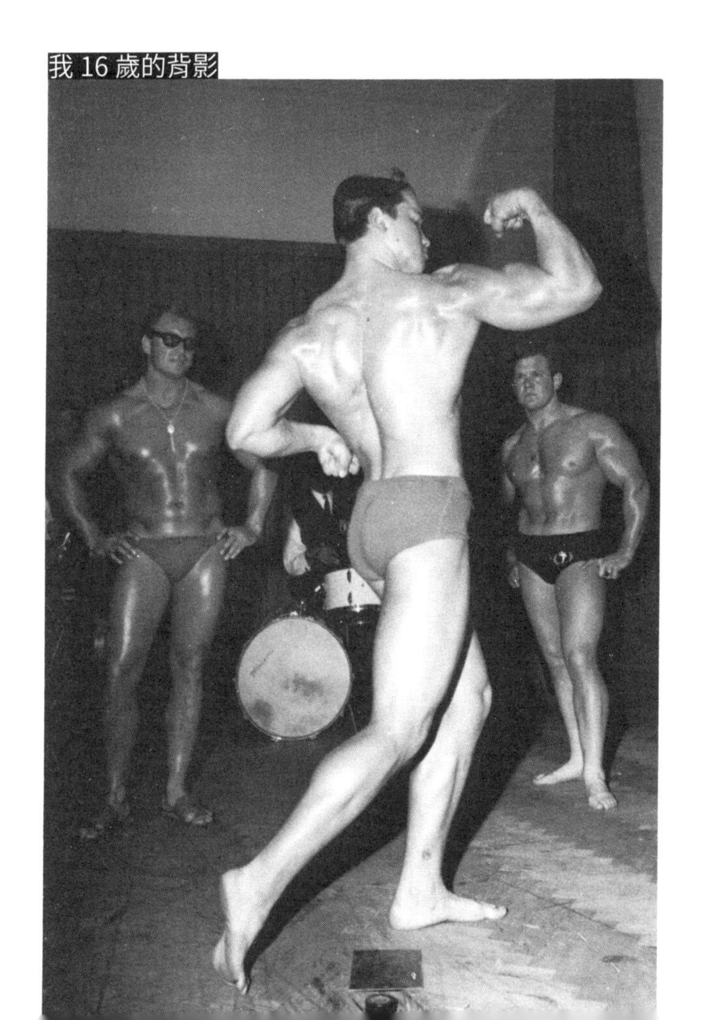

在某些日子裡，我會很提不起勁，沒辦法像其他日子那樣努力訓練。當時，我完全無法理解那種情況。有些時候，我所向無敵、充滿幹勁。有時，我又會一蹶不振。狀況不好的時候，我連很普通的重量都做不了。

我相當困惑。卡爾和我討論了這個問題，他讀過大量心理學書籍，我 15 歲的時候根本不知道心理學這個詞，但他的論點很有道理，他教我的東西也成爲我未來理念的基石。「出問題的不是你的身體，阿諾。身體不會一天就發生這麼大的變化。變的是你腦袋裡的東西。某些日子你的目標會清楚些。但狀況不好的時候，就需要有人推你一把。就好像你騎腳踏車在公車後頭，有一股尾流把你往前帶。那股氣流拉著你前進。你只需要一些刺激、一些挑戰。」

卡爾是對的。每個月，我至少有一個星期不是眞的想練，這時我會問自己：如果我不想練，爲什麼還要練得那麼辛苦？這些日子裡，是卡爾把我從這種狀況拉出來。他會說：「漢子，我今天感覺很棒！我想做臥推。今天別只做 20 下，來做 25 下吧！要不要單挑？推最多下的人可以拿到 10 塊錢！」

這個作法有用極了。他迫使我站起來，讓我疲倦緩慢的身體動起來。從那之後，有個人站在我背後說：「阿諾，再多做幾下，來啦！再來一組、再做一下！」變得極爲重要。幫助別人對我來說也同樣重要。看著他鍛鍊，鼓勵他，也莫名驅動我完成更艱難的訓練。

我發現成功的訓練有個祕訣，就是得去競爭。對我來說，訓練不是胡鬧。我想參加健美比賽。我和卡爾的小比賽帶我走過無數個訓練日。但我的首要目標是贏得奧地利先生的頭銜（到頭來，我甚至從未參加過那個比賽，因爲我早就達到更高的境界了）。這個初始的目標激勵了我，讓我增加更多課表，也穩住我更加努力訓練。我的訓練時間延長到 2 小時，不斷增加重量，增加次數，瘋狂轟炸我的肌肉。

從一開始，我就是基本動作的信徒，因爲雷格也是如此。在不需要高強度課表的比賽空窗期，雷格會堅持基礎練習，像是臥推、引體向上、深蹲、划船、槓鈴彎舉、腕部彎舉、過頭彎舉、雙腿伸屈、提踵等動作。這些訓練最能在身體各個部位直接發揮作用。我嚴格按照他的原則鍛鍊。事實證明，我的選擇十分明智。基本動作爲我打下了堅實的基礎，也爲我打造出強健的核心肌肉。雷格．帕克的訓練哲學是，你必須先讓自己變得更大、更壯，再將身體多餘的重量鑿下來，就能獲得精雕細琢的肌肉線條。你的鍛鍊活動就如同雕塑家在黏土、木頭或鋼鐵上雕琢一樣。你要先把輪廓粗略地畫出來，越仔細、完整越好，接著才開始切割、精修。你要循序漸進，最後才進行打磨、拋光等工作。那時候你就會了解這個基礎的重要性。然後，早期訓練不良所造成的所有缺陷都會變得難以彌補、幾乎無可救藥。

我正在增肌、增重、讓自己變得更魁梧，於是我的體重達到 113 公斤。那時，我並不在乎什麼腰部線條，或其他能讓我的身材更對稱的東西。我只是想用大負荷的訓練、刺激我的肌肉，打造一個 113 公斤重的巨大身體。我的想法很單純，就是讓自己看起來更大、更棒、更有力量，這個方法後來確實奏效了。我的肌肉開始爆發。我知道自己上軌道了。

不久之後，人們開始覺得我特別。有一部分源於我對自己的態度的變化。我在成長，變得更大隻、更有自信。我得到了前所未有的照顧，彷彿成爲了百萬富翁的兒子。在學校，不管走到哪裡，我的同學都會給我食物，或問我的作業需不需要幫忙。連老師對我的態度都變了。在我參加健力比賽、贏得獎盃之後更是如此。

他們對待我的方式發生了奇怪的轉變，也影響了我對自己的看法。我得到自己一直想要的東西。我不知道自己爲什麼對他人的關注有如此強烈的渴望。也許是因爲我有一個哥哥，而父親總是更關心他的緣故。不管出於什麼原因，我強烈渴望他人注意我、稱讚我。我對這些湧上來的關注陶醉不已。甚至連聽到別人的批評都感到滿足。

我很確信，自己認識的大多數人根本不明白我在做什麼。他們覺得我就是個大怪胎。眞正接受我的人並不多。社會上有些人對健美抱持恐懼的態度，他們覺得自己應該要居高臨下地對我說話。指出這項運動的缺點，以及爲何不該從事這項運動。我一生都在經歷這些。有一種人總是說：「我的醫生說舉重對身體不好……」一開始，我不太能處理這些言論。我當時還年輕，容易被他人影響。我知道自己超想做這件事、沒有人可以阻止我，壓根不想理會那些算不上是朋友的人，但我很多時候還是會懷疑自己。

我想知道自己爲什麼這麼與衆不同，爲什麼想做一些大家不認可、甚至是會拿來開玩笑的事情。如果你踢足球，大家都會喜歡你，把你當成英雄，不吝給予你各種讚美。

人們認可我的運動天賦，卻不認同我所選擇的路。他們總是會搖搖頭說：「爲什麼要選擇奧地利最不受歡迎的運動？」眞的，他們總是這樣問我，畢竟全國上下只有 20-30 名健美選手。

我無法回答這個問題。我不知道。這是出於本能。我才剛剛愛上這項運動。我喜歡上健身房、鍛鍊身體，喜歡全身肌肉發達的感覺。

現在回想起來，我更能清楚分析自己的想法了。我之所以如此投入，就是因爲健美這項運動充滿紀律、美德、個人主義等等我相當重視的價值。但當時這對我自己來說，都還是不解的謎團。練健美確實能得到回報，但這份回報相對稀少，所以我的滿足感必然來自其他面向。每到夏天，我都會到那個湖邊，以截然不同的身體出現在大家面前，讓他們驚

16 歲的我擺出標準健美比賽姿勢

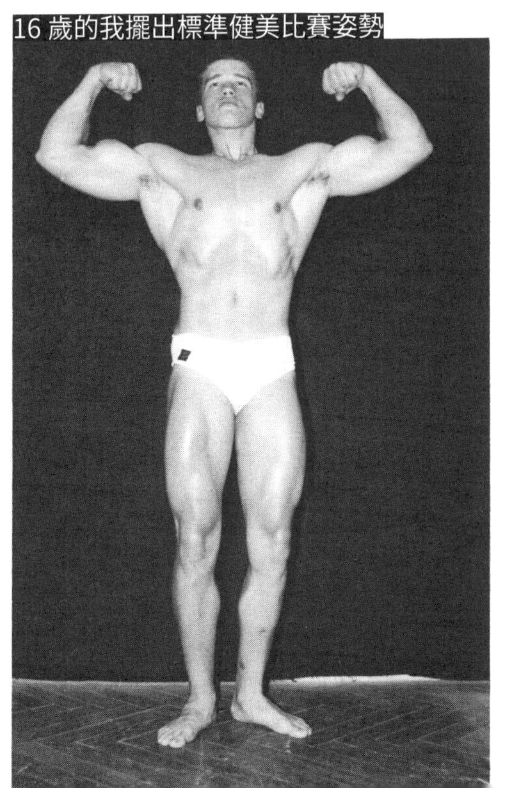

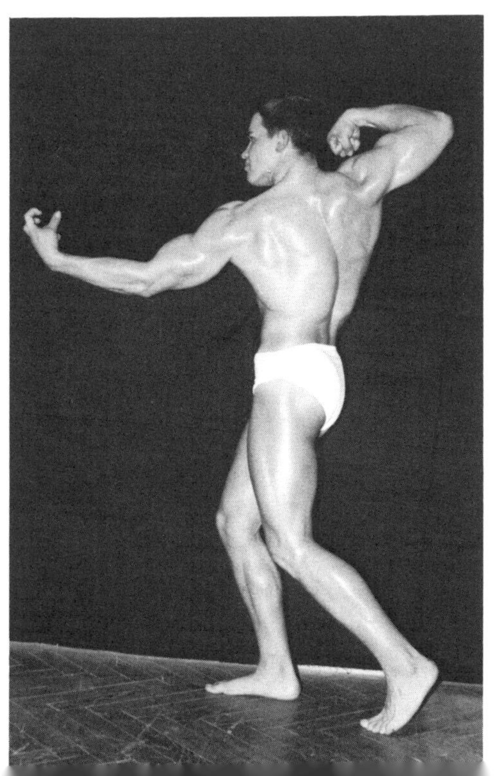

喜不已。他們都會驚呼：「天哪！阿諾，你又長大了！你要練到什麼時候才願意停下來？」

我的回答總是：「永遠不會。」大家都笑了。他們覺得我說的話很有趣。但我是認眞的。

不只學校、湖邊的朋友對我刮目相看，鄰居們也開始特別關注我。鄰居們會跟我說：「需要新鮮牛奶就跟我們說一聲，我們知道重訓要喝牛奶！」他們也會給我雞蛋、蔬菜等等營養的食物。突然間，周圍的每個人都開始覺得我與衆不同。不管他們喜不喜歡這樣的我，都無法否定我很特別的事實。

其中最奇怪的是女孩們對這副新身體的反應。有些女孩會爲此著迷，也有些人覺得噁心。評價相當兩極，沒有人持中立看法。每到午餐時間，我就會在走廊、街上、湖邊聽到她們的竊竊私語。她們會說：「我不喜歡。他超怪的，那身肌肉讓我毛骨悚然。」或者說：「我覺得阿諾那樣子眞帥，又高大又強壯，好像雕像一樣，這才是男人該有的樣子。」

這些反應就是我繼續鍛鍊身體的動力。我想變得更大隻，好證明給喜歡我那身肌肉的女孩們看，還要讓那些覺得噁心的人更不高興。必須澄淸，我壓根不是爲了女孩子的目光而訓練的。但她們的反應確實激勵了我，我覺得自己可以利用她們對我的那份關注。我覺得很好玩。我看得出眼前那個女孩對我的體型抱持什麼樣的態度。如果發現她以驚恐的表情看著我，我就會漫不經心地舉起手臂，彎曲我的二頭肌，看著她難爲情的模樣。她們的臉總讓我發笑。

我當時想跟一個不喜歡我這身體型的女孩約會。她的名字叫荷塔，我知道她說過自己對我的身體沒興趣。我想改變她的想法。我想辦法認識她，後來我們漸漸成了朋友。終於有一天，我鼓起勇氣邀她約會。結果她說：「我再過一百萬年都不想跟你約會，你超自戀的，你根本就愛上自己的身體了，無時無刻都在盯著自己看，還在鏡子前面裝腔作勢。」

這句話就像一記耳光打在我臉上。一開始我很生氣。她爲什麼不肯理解我呢？爲什麼她一定要批評我？但這也是可以預見的結果，我後來就釋懷了。但我覺得她應該永遠忘不了這件事。上次我回去格拉茨，她還打給我好多通電話，說自己現在離婚了，如果我們當時在一起該有多好。好像沒有人了解健美在做什麼。你會一直看鏡子裡的自己，這不是因爲自戀，而是想看看自己進步了多少。跟自戀或自大無關。如果是個田徑選手，荷塔絕對不會說這個人看碼錶確認跑步的秒數是自戀的行爲。只是剛好鏡子、體重計、捲尺是健美運動員用來衡量進步的工具罷了。

荷塔是個特例。追求女生對我來說，從來不是難事。我在幾乎毫無阻礙的情況下接觸了性愛。健身房裡比較年長的人有派對的時候會開始算上我。對我而言這很簡單。他們總是會派一個女孩給我，說著：「阿諾，她就交給你了。」

女孩們就是性對象罷了。我看到健身房的其他人都這樣，我也以爲這樣做無傷大雅。我們甚至會說，浪漫、認眞的關係其實是陷阱，會嚴重影響你的訓練。很自然，我也接受了這個看法，因爲這些人是我的偶像。

我對於感情的想法有了徹頭徹尾的改變。我以爲，那些女人來健身房只有一個理由，那就是：性只是另一種運動，另一種身體功能。我當時深信，自己沒辦法和女生平等交流，是因爲她們不明白我在做什麼。我沒有時間跟一個女孩固定約會，體驗一場普通的高中校園戀愛，跟她通電話、傳紙條、打情罵俏。那樣太浪費時間了，我還得去健身房呢。對我來說，感情這件事很簡單，就是在湖邊接她們，完事後就再也不見面。事實上，直到我訓練了 4 年之後，才跟女生有一點良好的互動。

我懶得陪女朋友，注意力完全集中在鍛鍊上，如果有什麼事情讓我分心，我就會惱怒不已。我沒有想清楚，就把成長中很重要的一扇大門關上了，不願去面對自己的脆弱。我的防衛心相當強烈。我不允許自己墜入情網，沒有商量的餘地。這個選擇並不明智，純粹是逼不得已。

職業生涯早期，我貫徹了這種做法，也堅持許久，我相信這個方法能讓我的目標更清晰，也能維持自己的動力。但這並不代表我的人生毫無樂趣。我只是太過自私，想要保護自己那一份在感情關係中大家總是想要觸及的部分。我越是成功，就越嚴格保護這個部分。在沉重的訓練或是比賽之前，我無法擔負情感上的傷痛。我需要穩定的情緒和嚴格的紀律。我就是得早晚各待在健身房訓練 2 個小時，除了雕琢我的身體、讓其臻至完美之外，我什麼都不管。

任何可能阻礙我達到目標的事情，我都會想辦法迴避。我把女孩子從我的清單上去掉，他們只能作爲滿足我性需求的對象而存在。我也把我的父母刪掉。他們好像一直想看到我，但我待在他們身邊時總是無話可說。我漸漸習慣他們問我：「你怎麼了，阿諾？你怎麼一點感覺都沒有？難道你沒有任何情緒嗎？」

我能怎麼回答呢？我總是聳聳肩，讓這些話左耳進右耳出。我認爲自己

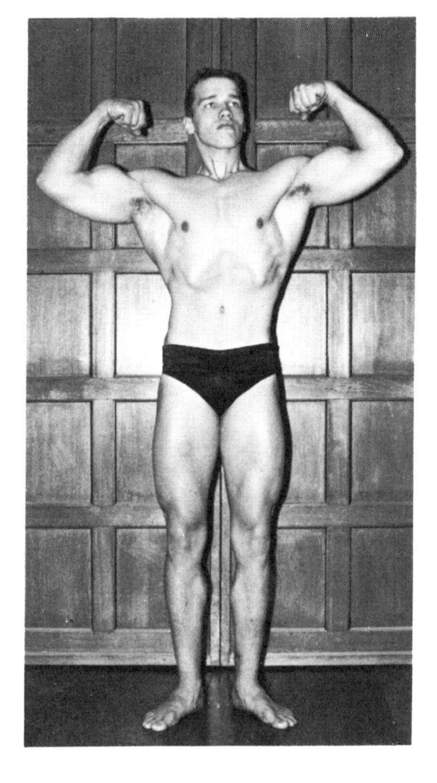

到了 17 歲，我的肌肉變大許多。

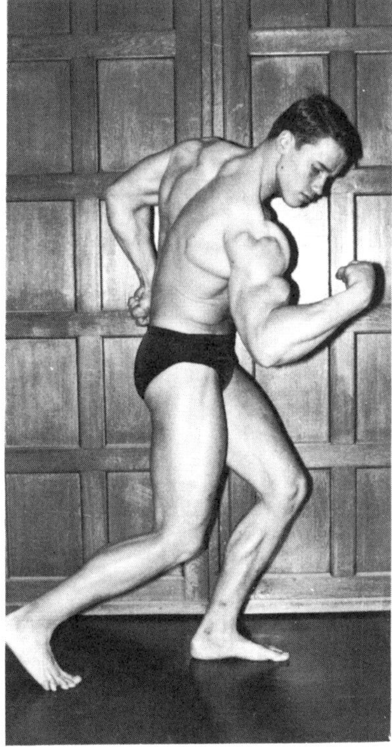

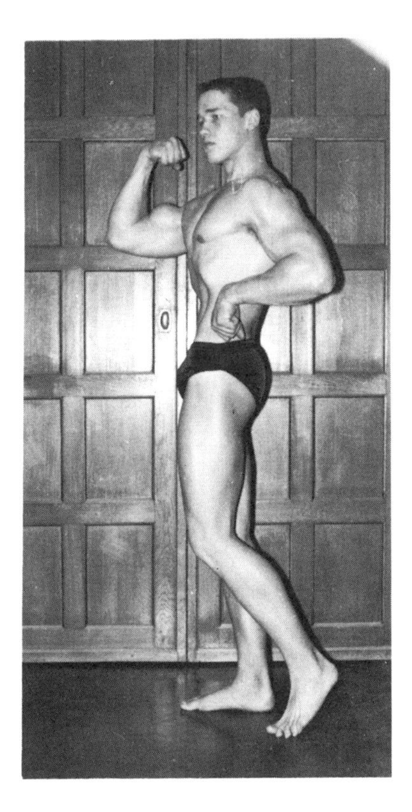

的決定不僅合理，也很必要。除此之外，如果我因爲太投入訓練而忽略了自己的情感需求，那我在別的地方會有其他收穫，最終一切會達到平衡。其中一個收穫就是我的自信，每當我看到自己多麼能控制自己身體的成長狀況，自信就一點一點地滋長。短短兩、三年間，我確實讓自己的身體有了徹頭徹尾的變化。我學到一些事。如果我能夠讓自己的身體改變那麼多，那麼我也可以用同樣的紀律和決心，改變任何我想要的東西。我可以改變我的習慣，我的整個人生觀。

年輕的時候，我不關心健美以外的事情。訓練就已經耗盡我所有的時間及精力了。但現在，我每天只會訓練一個半小時來維持體態，所以就有時間去做那些我原本忽略的事情了。我可以重拾多年前拋棄的那些情緒，讓它們重回我的生活。我在健美中學到的知識和紀律，也可以用來補足生命中不足的面向。現在，如果我發現自己像以前一樣壓抑情緒，我就會努力發洩，努力讓自己對外界的刺激作出回應。每當我發現自己有些偏見，就會試圖理解自己的想法，努力讓我的思維與現實接軌。我知道，有些人不認同我的做法。我會想像他們就是那些說健美對身體有害的人。我證明了他們的想法是錯的。因爲我知道，如果你有辦法改變自己的飲食和運動計畫、改變自己的身體，就可以把同樣的原則應用到其他任何事情上。

我的祕密就隱藏在我從健身房學到的三角公式當中，那三個元素分別是：自信、積極的心態和腳踏實地的努力。這些道理很多人都知道，但能付諸實踐的人卻很少。我每天都會聽到有人說：「我太胖了。我要減十公斤，但我做不到。怎麼減肥都沒效果。」如果我的態度跟他們一樣軟弱，我一定會很討厭自己。只要下定決心，我就能快速、輕鬆、無痛地減掉十幾二十公斤。只要遵守健美運動帶給我的嚴格紀律，任何事我都做得來。我對自己的身體有絕對的控制力，我可以決定自己在什麼時間想要有什麼體重，也能隨心所欲地調整我的重量。

開始拍攝《永不滿足》（Stay Hungry）的 2 個月前，導演來跟我說：「阿諾，我擔心你不能勝任這個角色，你實在太大隻了。你 108 公斤，如果跟莎莉．菲爾德（Sally Field）站在一起，觀眾都快看不到她了。我希望你穿便服時看起來更瘦、更正常些。」我說：「你只要擔心你的電影就好，我會管好我的身體。只要告訴我，你希望我在哪一天開拍，以及體重要達到多少公斤，我就會做到。」他以爲我在開玩笑。導演希望我減到 95 公斤，但他心裡覺得不可能。所以我跟他打賭了。開拍那天，導演和我一起去健身房鍛鍊身體、洗三溫暖。他說：「去量體重。」結果，我的體重是是 94.8 公斤，比他給我的目標少一些。他簡直不敢相信。我維持這個體重長達 3 個月的時間，直到電影殺青。隨後，我就收到紀錄片《史瓦辛格健美之路》（Pumping Iron）的邀約。要拍這部電影，我就得參加奧林匹亞先生的健美賽事。2 個月內，我必須回到 108 公斤，在這個體重下，我覺得自己的體型和對稱度又回到了最完美的境界，接著我再減到 106 公斤左右，好讓肌肉線條更清晰。沒費多少勁我就做到了，也贏得奧林匹亞先生的頭銜。

從一開始我就知道健美是我職業生涯的完美選擇。然而，沒有人認同我，至少我的家人或師長是如此。對他們來說，唯一可接受的謀生方式就是當銀行家、祕書、醫生或業務，透過人力仲介這樣平凡的管道進入一個普通的職業，找個正當工作。他們完全無法理解我塑造體態、成爲宇宙先生的渴望。正因爲如此，我經歷了許多心境的變化。我更進一步封閉情緒，只聽從自己內心的聲音、我的直覺。

我的母親根本不懂我爲什麼想做這件事。她根本不運動。她甚至不明白爲什麼我父親要堅持運動、維持體態。奇怪的是，她的態度始終是：「讓阿諾做他想做的事吧。只要他不犯法、不做壞事，就讓他繼續練他的肌肉。」

我把第一個舉重獎盃帶回家後，她的態度有了一百八十度的大轉變。我們住在格拉茨郊外的小村莊塔爾，而她就這樣扛著獎盃挨家挨戶炫耀，向鄰居展示我的戰果。對她來說，得獎是一個轉捩點。她開始接受我所做的事情。突然間，她也成爲鎂光燈下的焦點。人們都說，她是那個舉重冠軍的媽媽，是大力士的母親。她也受到了冠軍般的對待，爲我感到驕傲不已。接下來，她便鼓勵我實踐理想。

但我們之間仍有分歧。我的雙親都是天主教徒。15 歲之前，我每個星期天都會和他們一起去教會。我的朋友問我爲什麼要跟著父母去禮拜，他們覺得上教堂很蠢。我之前從來沒有反思過這件事，這就是家裡的一道規定：我們上教堂。海爾穆．克瑙爾是那群健美人的智多星，他給了我一本書《普法芬明鏡》（Pfaffenspiegel），這本書描寫了牧師還有他們的生活，闡述他們有多可怕，以及他們如何改變了宗教的歷史。

閱讀徹底改變了我。在健身房時，我跟卡爾、海爾穆聊了這個話題。海爾穆主張，如果我在人生中取得了某些成就，根本不該歸功於上帝，應該感謝自己。發生不好的事情也是一樣。我不該向上帝求助，而是反求諸己。他問我，我有沒有爲自己的身材祈禱過。我承認我有。他說如果我想要一個眞正偉大、強壯的身體，我就必須自己塑造它。沒有人能幫助我，更別說是神了。

對我這麼年輕的孩子而言，他們的想法太狂野了。但我不得不承認，他們說的很有道理，我告訴家人自己不會再去教堂，我不相信神，也不想浪費時間在這上面。我的決定使家庭的分歧加劇。

最終，父母因我的問題產生了嫌隙。我母親顯然知道我和那些女孩發生了什麼事。她從來沒有直接點明，但她總是會讓我知道她很擔心。父親對我的態度則不太一樣。他推測等到我 18 歲去當兵之後，軍隊就會糾正我的行爲。父親接受我某些受母親譴責的地方。他覺得想和女孩親熱就親熱完全不是問題。事實上，他很自豪我能跟這麼多女孩約會，甚至會向朋友吹噓這件事。「天哪，你眞該看看那些跟我兒子來往的女人。」無疑地，他就是在炫耀。儘管如此，我們的家庭關係還是有了變化，因爲我透過贏得獎盃證明自己，也有許多女孩圍繞在我身邊。我父親對我跟女孩的事情特別興奮，也很滿意我沒放眞感情的決定。他總是會說：「幹得好，阿諾。不要被女孩子耍得團團轉。」好像他經驗有多豐富一樣。幾年來，這件事仍然是我們之間最大的話題。每次軍隊休假，若我晚上帶著女生回家，我父親總是特別和藹可親，會拿酒出來給我們喝。

我母親仍然想保護我。所以有些事就不能跟她說。她太虔誠了，她覺得如此放蕩的行徑會敗壞我的靈魂。她也對這些女孩感到抱歉。對她來說，這些行徑或多或少都是健美造成的，於是她對這項運動的敵意與日俱增。她最困擾的一點就是，我的情況並沒有隨年紀而改善。

她會大喊：「你眞懶，阿諾！看看你，你只想拿著重量練來練去，只想著這個！看看你的鞋子有多髒！我會把你爸的東西清乾淨，是因爲他是我老公。但我不想清你的，你可以照顧好自己。」

我父親也被這件事影響。女孩子的事情沒問題，他喜歡我那樣。他也認可我的獎盃。他自己也有一些冰壺獎盃，是我們一起贏來的。但他常把我拉到一邊，問我：「阿諾，你想做什麼？」

我就會再次告訴他：「父親，我要當職業健美選手。我想把健美變成生活的全部。」

他的眼神看起來若有所思，回道：「我看得出來你很認眞，但是你想要怎麼把健美當飯吃呢？你的人生目標是什麼？」講到這裡，我們之間就會陷入沉默。他嘆口氣，回去看他的報紙，話題就此結束，直到下一次他又忍不住提起這件事。

很長一段時間，我只會對他聳聳肩，拒絕討論。到了 17 歲的某一天，我對自己有了更全盤的規劃，於是我給他一個完整的答覆，讓他驚訝不已。我說：「現在有兩種可能，一是我可以入伍，成爲軍官，也會有一些時間訓練。」他嚴肅地點點頭，覺得我終於想通了。如果我將一生奉獻給奧地利軍隊，他會非常自豪。我又補充道：「另一個選擇是去德國，然後去美國。」

「美國？」他又覺得我在胡言亂語了。

我權衡了當軍官的優缺點。奧地利軍隊會照料我的食衣住行，還會供我讀書，如果成爲運動員，我則擁有無可限量的自由。維也納有一所精英軍事學院，專門研究運動。他們會配給我一個舉重室，並發現我在各方面都有最好的表現。

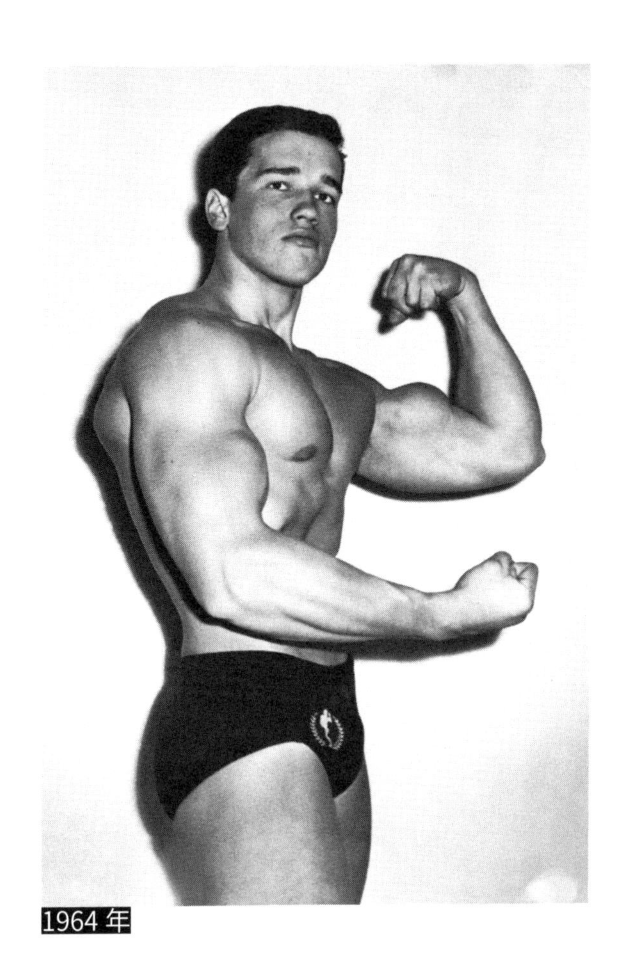
1964 年

我和父親不只一次聊到我的最終目標。他覺得在軍中任職就是目的。但我只把它當成達到目的的手段，真正的目的是贏得宇宙先生的頭銜。父親擔心我可能無法靠健美養活自己，擔心我會浪費自己的才能。

參軍只是我最後的選擇。我真正的願望就是去美國。待在奧地利，我一直覺得自己被一座牢籠關住了。我不斷地想：「我必須離開這裡，這裡不夠大，令人喘不過氣。」我無法在這裡大展長才。這裡不會有足夠的空間。人們的想法也很狹隘。他們太滿足現狀、接受命運的安排，選擇過一如既往的人生。奧地利挺美麗的，是個養老的好地方。

★★★

雷格・帕克仍在主宰著我的人生。我把自己的訓練課表改了好幾次。我保留了我所知雷格過去使用的標準訓練課表。但我根據自己的需求修改了內容，並增加新的項目。我不只做槓鈴彎舉，也做啞鈴彎舉。我一直想把二頭肌堆得更高、把背肌疊得更厚、把大腿肌砌得更粗。在那些我想強調的地方下了苦工。

我總是誠實面對自己的弱點，這樣能幫助我成長。我認爲，誠實是一切事物成功的關鍵，知道自己的弱點在哪，並接受它。在健美界，不管是誰，一定都有需要加強的部位。我從父母那裡遺傳了優秀的骨架和極佳的新陳代謝功能，因此建構肌肉對我而言很容易。

不過，有些肌肉比較頑固，拒絕像其他肌群一樣快速成長。我把它們的名字寫在便條紙上，貼在鏡子周圍，讓我無法視而不見。第一張便條紙，我寫上了三頭肌。二頭肌和三頭肌我練得一樣多，二頭肌馬上就脹起來，但三頭肌卻一直落後。完全不合理！我也很努力練三頭肌，卻沒有任何反應。腿也一樣。雖然做了很多深蹲，但腿肌沒有像胸肌一樣快速增長。肩膀也沒有像背肌那樣發達。訓練 2 年後，我發現某些部分根本沒有變壯太多。我把那些部位寫下來，並調整訓練內容，增加了一些訓練動作。我做了一些實驗，觀察訓練後肌肉呈現的結果。我慢慢地調整，讓身體的成長更加平衡。

這是一趟漫長、幾乎是永無止境的過程。直到十八歲，我整個身體發展還不是很平衡。得在弱點下功夫，但我受限於我所知道的跟我在這裡能獲得的學習資源。那種奧地利式健美心態成了我的最大阻礙，他們只在乎粗大的手臂、厚實的胸肌，彷彿拍照只會拍上半身似地。我周遭沒有一個人想練前鋸肌或肋間肌，但這些肌肉才能讓身體整體質感盡善盡美。這種狹隘的想法阻礙了我很長一段時間。

我於 1965 年入伍。奧地利男性公民必須服役一年。退伍後，我就要對未來作出決定。對我來說，軍隊生活是個很好的體驗。我喜歡軍隊裡鐵錚錚的紀律，也深深著迷於軍中的制服和勳章。我對紀律並不陌生，沒有紀律，健美是不可能練成功的。而且，我也是在紀律嚴明的氛圍中長大。我父親總是像個將軍一樣檢查我的飲食是否合宜、檢查我的功課有沒有做完。

他的潛移默化，讓我順利被分發到戰車部隊擔任駕駛士。其實我不太適合當戰車駕駛兵，我太高了，而且只有 18 歲，最低年齡是 21 歲，但我真的很想擔任這個兵種。在某些人的牽線下，軍隊不只讓我開戰車，還分派我駐紮在格拉茨附近的一個營地。這樣的安排讓我能繼續訓練，畢竟訓練仍是我生命中最重要的部分。

入伍後不久，我就收到了青少年組歐洲先生大賽的邀約，地點在德國司徒加特。我當時在軍中接受基礎訓練，必須在基地停留 6 週。除非直系親屬過世，否則別想離開。好幾個夜晚我都輾轉難眠，思考著要怎麼參加比賽。最後我知道自己別無選擇，我必須得溜出去。

青少年歐洲先生的頭銜對我來說意義重大，甚至讓我毫不在乎自己會承受什麼後果。我翻過牆，只帶了身上的衣服。身上的錢僅僅勉強夠買一張三等艙火車票。這輛火車從奧地利悄悄進入德國，停靠每個車站，隔天才抵達司徒加特。

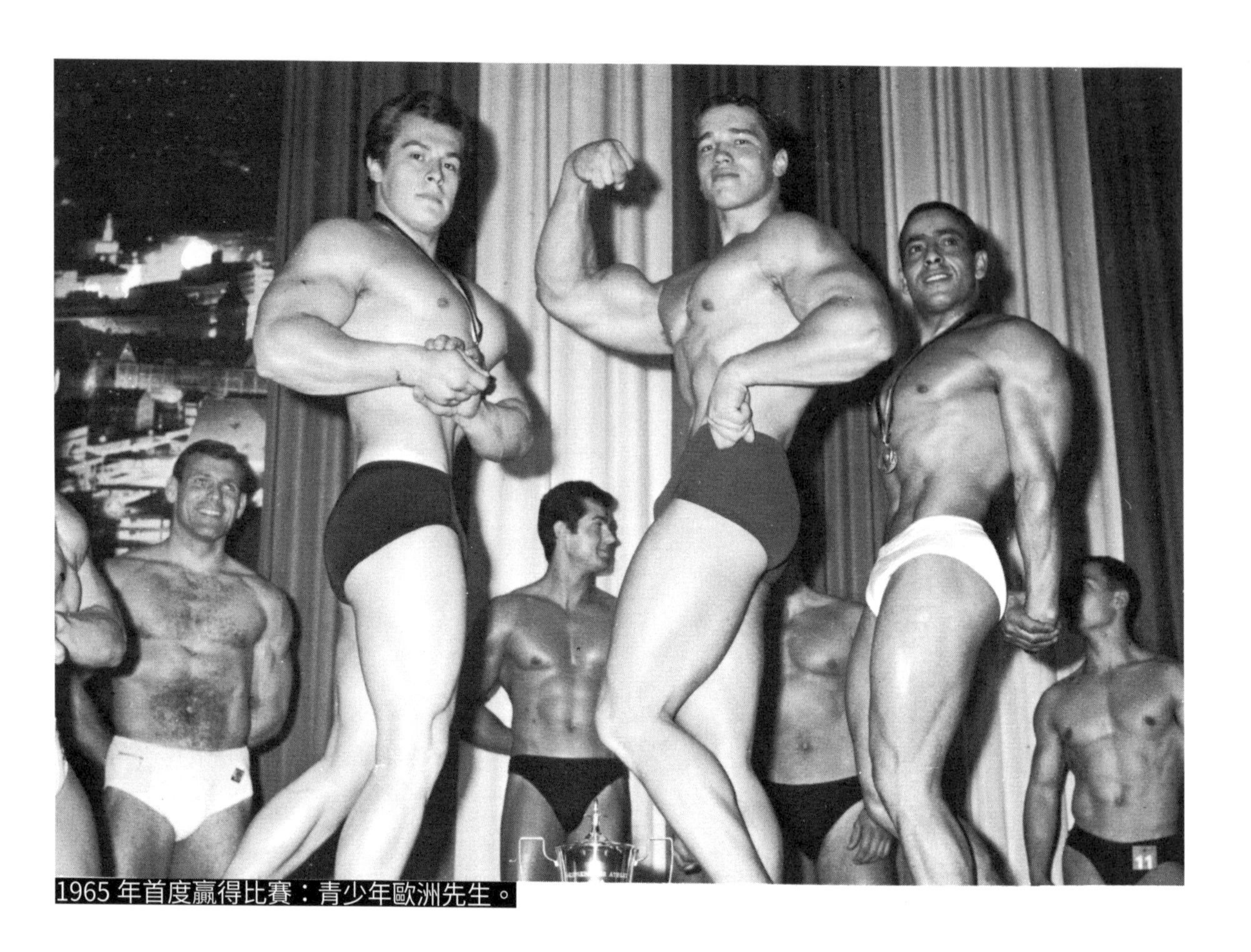

1965 年首度贏得比賽：青少年歐洲先生。

這是我的第一場比賽。這趟火車旅程讓我精神緊張、疲憊不堪，不知道接下來該怎麼辦才好。我觀察眼前那群矮個子怎麼做，但他們似乎和我一樣業餘、狀況外。我必須跟別人借健美三角褲、健美油。也只能在搭火車時，在腦海中預演自己的健美姿勢。這套姿勢是我讀健美雜誌時從雷格那裡學來的，是他所有姿勢的綜合體。但走到評審面前的那一刻，我的腦袋卻陷入一片空白。總而言之，我完成了第一回合。然後他們叫我回來台上展示。我的大腦還是一片空白，完全不知道自己表現得如何。最終，他們宣布我獲獎了，阿諾．史瓦辛格是青少年組歐洲先生。

看到比賽的照片後，我才回想起當時的感受。驚喜的感覺很快就消散了。我挺起身子，感覺自己像金剛一樣壯碩。我喜歡大家突然開始關注我。我昂首闊步，邁出驕傲的步伐。我相當確信，自己正在成爲世界上最偉大的健美選手。我覺得自己已經是世界最佳選手之一。但顯然地，我連世界前五千名都排不上，但在我心裡，我已經是最棒的。我贏得了青少年歐洲先生的頭銜。

起初，這件事並未引起軍隊太大的關注。我借了錢回到基地，翻牆時被他們抓個正著。我被關了 7 天，監牢裡只有一個冰冷的石頭板凳和一張毯子，而且幾乎沒有給我吃任何東西。但我已經拿到了獎盃，就算被關一整年也沒關係，這一切都非常值得。

我向大家展示了我的獎盃。出獄時，我贏得了青少年歐洲先生的消息已經傳遍了整個營。士官長覺得這個頭銜能給軍隊耀武揚威，還給了我 2 天假。我的戰績讓我成爲了英雄。野外實戰演練時，教官還特別表揚我。他們說：「你們要爲祖國而戰，要有勇氣。看看史瓦辛格爲了贏得這個冠軍有多麼努力、英勇。」我成了英雄，儘管我爲了得到我所想要的東西違反了他們的規則。那一次，他們爲我開了先例。

基礎訓練期間，健美的基礎讓我的體能遙遙領先其他人。再加上我贏得「青少年歐洲先生」的名號，也讓我在軍官眼中有了特殊地位。我繼續學習開戰車，我很喜歡駕駛那些大型機械，並在開火時感受火砲強勁的後座力。我對戰車的愛就跟我對健美、強壯事物的喜愛是一樣的。每到下午，我們就會清潔戰車、替它上油。然而，幾天後他們就免除了我下午的勞務。上級命令我繼續訓練、鍛鍊身體。他們給了我最高的禮遇。

他們爲我安排了一個重訓室，要我每天午餐後去那裡報到。我從家裡帶了自己的啞鈴和一些器材，因爲軍隊裡只有槓鈴和簡單的重物可供使用。他們對我的訓練很嚴格。每當有軍官走過窗邊時，發現我坐在一旁休息，就會威脅要把我關進監獄。這是他的工作之一。如果你在幫戰車加油、潤滑的時候偷懶被發現，你就會被送進監牢。他們覺得我的訓練跟這些勞務沒什麼差別。他們說我不能停，我必須一直重訓。

於是，我調整自己的節奏，利用這個機會繼續加強 3 年前開始打造的基礎。我設計了一套連續訓練 6 個小時而不會精疲力竭的方法。我一天吃四、五餐。他們會給我所有我想要的食物，但從營養學的角度來看，軍隊的伙食營養價值並不高。他們提供的那種煮過頭的肉，需要吃掉好幾公斤才能達到一塊正常大小五分熟牛排所含的蛋白質量。爲了達到足夠的蛋白質攝取量，我會吃下巨量的食物，再努力消耗多餘的熱量。

服役期間，我將訓練分爲健美和奧林匹克舉重 2 種類型。我覺得把重物舉過頭頂很有趣。我花了很長時間，才眞正想像出自己把上了重量的槓鈴舉起、雙臂緊鎖的畫面。18 歲之前，我曾參加奧地利的舉重比賽，並獲得了重量級的第 1 名。但在歐洲先生賽事之後，我就沒有再練奧林匹克舉重了。因爲這不是我想做的事。我做這項訓練主要是爲了證明一件事，那就是健美運動員不只是**看起來**很強壯，而是**真的很強壯**，我們身上的肌肉不只是裝飾品。

很多人後悔入伍，但軍隊生活對我來說並不是浪費時間。退伍時，我的體重是 102 公斤。我的體重從 90 公斤增至 102 公斤。那是我變化最大的一年。

第3章 ARNOLD CHAPTER 3

我贏得青少年歐洲先生的頭銜後，一位叫作施內克的評審來找我。他在慕尼黑辦了一份雜誌，還開了一間健身房。他把我拉到一邊說：「史瓦辛格，你是眞的有健美天賦的人。來德國，你會是下一個大人物。等你退伍，我希望你能來慕尼黑，替我經營健身房。你在那裡想怎麼練就怎麼練。明年秋天，我還會付錢給你去倫敦看環球先生大賽。」

「你是什麼意思？**去看？**」我問。

他重複道：「你可以去看宇宙先生的比賽，觀摩那些參賽者，從中找到一些啟發。」

「**去看？**」這個字眼烙印在我的腦海裡。

他用戲謔的眼神看著我，問道：「你該不會以爲……」

「沒錯，我會去，是去比賽。」我說。

「不，不，不。你辦不到的，那些傢伙都跟牛一樣大隻。大隻到你無法想像，你不會想跟他們較量的。你還不夠格呢。」他笑著說道他的語氣就好像他們比我多練了很多很多年。但在我看來，他已經答應要資助我去倫敦，至於要做什麼，我會自己打算。我斬釘截鐵地說：「如果我到了那裡，就非比賽不可，不是去看而已。」

他笑著說：「當然。」

★★★

慕尼黑對我來說是個理想的地方。那裡很有趣，是中歐發展最快的城市之一，每分每秒都有新鮮事發生。慕尼黑是繁華的大城，一個能感受到財富和權力流動的地方，同時卻也死氣沉沉，像是個快要爆炸的壓力鍋。在慕尼黑安頓下來之前，我就看到自己的未來了。我可以成長，擴張我的帝國。這是第一次，我感受到自己眞的在呼吸。

但從奧地利出發、抵達慕尼黑的那天，我其實很不知所措。火車站裡，一大堆聽不懂的語言湧進我耳裡，有義大利語、法語、希臘語、德語、西班牙語、英語、荷蘭語、葡萄牙語。沒有人來接我，我手上只有一個地址。每次我向人問路，他們都會聳聳肩，不是說自己不懂德語，就是說自己也是外地人。我拎著行李出了車站。再次，我被眼前的景象震懾。我從沒有見過這麼多人。人群熙熙攘攘，似乎都趕著前往某處。望不到盡頭的車流，鳴著喇叭，疾馳而過。建築物拔地而起，高聳入雲。

我記得自己當時慢慢轉過身來，看著這一切，並對自己說：「現在不能回頭了，阿諾。」

當然，我知道自己永遠不會想回去。我本來就應該在這裡，頭也不回地向前邁進。我 3 年前爲自己擘畫的藍圖，此刻已經開始執行。

去慕尼黑時的我未經世事、天眞又無知。從一個奧地利小鄉村來的大孩子，完全被這座擁擠的大城市迷住了。我興奮不已。當時，新雇主施內克開著他的賓士車載著我到處轉。還給我看他漂亮的房子，以及他的其他新奇收藏，他還答應我，要讓我擁有自己的房間。

我在他家待了三、四天。我確實有一個單獨的房間，但裡面沒有床。我睡在沙發上，但擠在小小的沙發對我這麼高大的成年人來說很不舒服。施內克承諾他會弄來一張床：他說已經訂好床了。可想而知，這張床根本沒送來，他最後建議我睡在他的房間。

這下我知道意思了。突然，一陣寒意襲上我的背脊。我馬上打包衣服、行李想要離開那個地方。

他追著我到門外，拉住了我，說道：「你好好想一想，阿諾，你又不是第一個。」他告訴我另外兩個健美選手跟他在一起的故事。「看看他們現在，有自己的健身房。賺錢賺得多輕鬆呀。」

「不。」我堅定地拒絕。儘管我的話語很決絕，但我依稀記得當時仍有些害怕。我的內心其實在顫抖。部分原因是恐懼，但主要是憤怒。

施內克之前看起來總是那麼溫和、篤定，現在我卻看到他滿頭大汗。他傾身靠近我，威脅道：「你知道的，我可以帶你進入電影界。你要比宇宙先生大賽，我也可以資助你。之後，我還會送你去美國、去加州，和那些大冠軍們一起訓練。」他把我的夢想一個個記下來，畫了這幅聰明的大餅。我確實想要一間健身房，也想拍電影，就像雷格・帕克那樣。我想去美國和頂尖選手一起訓練。我有個美國夢，美國是健美運動的聖地，冠軍們好像都會去美國。撇開別的不提，施內克說要送我去美國，這件事眞的相當吸引我。

我當時想了一下。我確實曾經考慮答應他。施內克是一名職業選手，所以他清楚知道如何操縱那些腦中充滿夢想的年輕人。

他哄我：「阿諾，回來吧。不要在大街上講這些。」

於是我跟他進到屋內。我坐在椅子上，聽他訴說他的想法。他重申了自己的承諾，彷彿他眞的能一一實現我的夢想。他侃侃而談的時候，我盯著他的眼睛。我討厭他眼中看到的東西。儘管他的提案再怎麼誘人，我的每一個毛孔都在說不。因爲我知道，只要我不斷鞭策自己，就能得到他承諾的一切。我想要有尊嚴地實現理想，想堂堂正正地得到這一切，而不是做一些未來會遺憾、後悔的決定。

「不要。」我搖搖頭並起身，拒絕了他。

他伸出手來碰我。

「不要！」我說。

他知道我是認眞的。

後來，我繼續在他的健身房工作，但跟施內克的關係並不好。很久以後，當我不再需要他的幫助，我們才終於成爲朋友。但一開始，我的壓力非常大。我幾乎每天都必須見到他，有時他會讓我知道自己仍然可以回心轉意，接受他的提案。但是，我也變得越來越獨立。所以我也越來越能輕鬆地向他說不。過了一陣子，我放鬆了很多，甚至可以跟健身房裡的朋友們笑談我和施內克相遇的故事。我後來發現，在健美界有不少同性戀者。他們不一定是健美選手，就算是，也不是最強的那幾個。在慕尼黑，總是會有幾個富人在健身房裡閒逛，試圖利用這一類承諾來吸引年輕的健美運動員。有些年輕人確實接受了。但我從不後悔拒絕了施內克。

我自己租了房子。我負擔不起太好的住處。那個房間是某個公寓的分租房，因爲有些租下整層公寓的人會把多餘的空間出租。我得和其他人在同個空間吃飯，並共用一個浴室。

我的自尊心不允許我讓父母知道自己正在經歷怎樣的掙扎。他們只知道，我很快樂，收入不錯，而且在各方面都進步很多。如果他們發現我的處境，絕對會逼我回家。

那時我一股腦只想著一件事，那就是成爲宇宙先生。在我自己看來，**我是**宇宙先生，我能清楚看到自己拿著獎盃站在頒獎台上的畫面。全世界**都**看得到我奪下獎盃，只是時間早晚的問題。對我來說，無論我付出多少努力才能到達那裡都無所謂。

管理健身房的經驗相當**新鮮**。我原本的職位是教練，教其他人怎麼鍛鍊，並幫他們設計減脂、增肌的課表。起初，面對這些向**我**尋求指導的人，我有些不知所措。因爲我覺得自己也有很多不足，還需要其他人來給我建議。但我意識到爲了生存我必須這麼做。

我必須過著分裂的生活，一方面擔任健身房會員的教練，另一方面努力鍛鍊自己，朝著宇宙先生的目標邁進。我當時相當沮喪。那些教不會的學生一直在拖延我的時間。他們付了錢，來到了健身房。但他們的努力程度卻是如此膚淺、不值一提。他們只是來跑流程，做一些娘娘腔的鍛鍊，縱容自己的墮落、軟弱。浪費在這些人身上的時間，我還想拿來做其他有意義的事。

由於健身教練的工作，我自己的訓練只能排在早上和晚上。也是在當時，我開始採用後來赫赫有名的分部式訓練（split routine），也就是在不同時段鍛鍊不同肌群。

我最初使用這套訓練方法只是基於方便。並沒有參考任何理論。我從早上 9 點鍛鍊到 11 點，然後再從晚上 7 點鍛鍊到 9 點。結果出奇地好，2 個月內我又增重 2 公斤多。

在軍隊裡每日連續訓練 6 個小時那段期間，我發現自己永遠無法承受我想要達到的負荷量。在不同日子訓練不同肌群，就不會有這個狀況，我會早上訓練手臂和肩膀，中間休息的幾個小時，吃至少 2 頓豐盛的午餐，一餐 6 道菜，然後晚上回去訓練我的腿、胸、腹。在這樣的安排下，我發現自己會有足夠的肌力來處理更大的重量。晚上第二次訓練時，我總覺得全身煥然一新，像新的一天般充滿活力。我有足夠的休息，體力得以回復，更有心力面對訓練。

起初，這種分部式訓練法乏人問津，引來的只有戲謔、嘲笑。他們覺得我每天練兩次很愚蠢。他們說我會訓練過度，肌肉會開始退化。

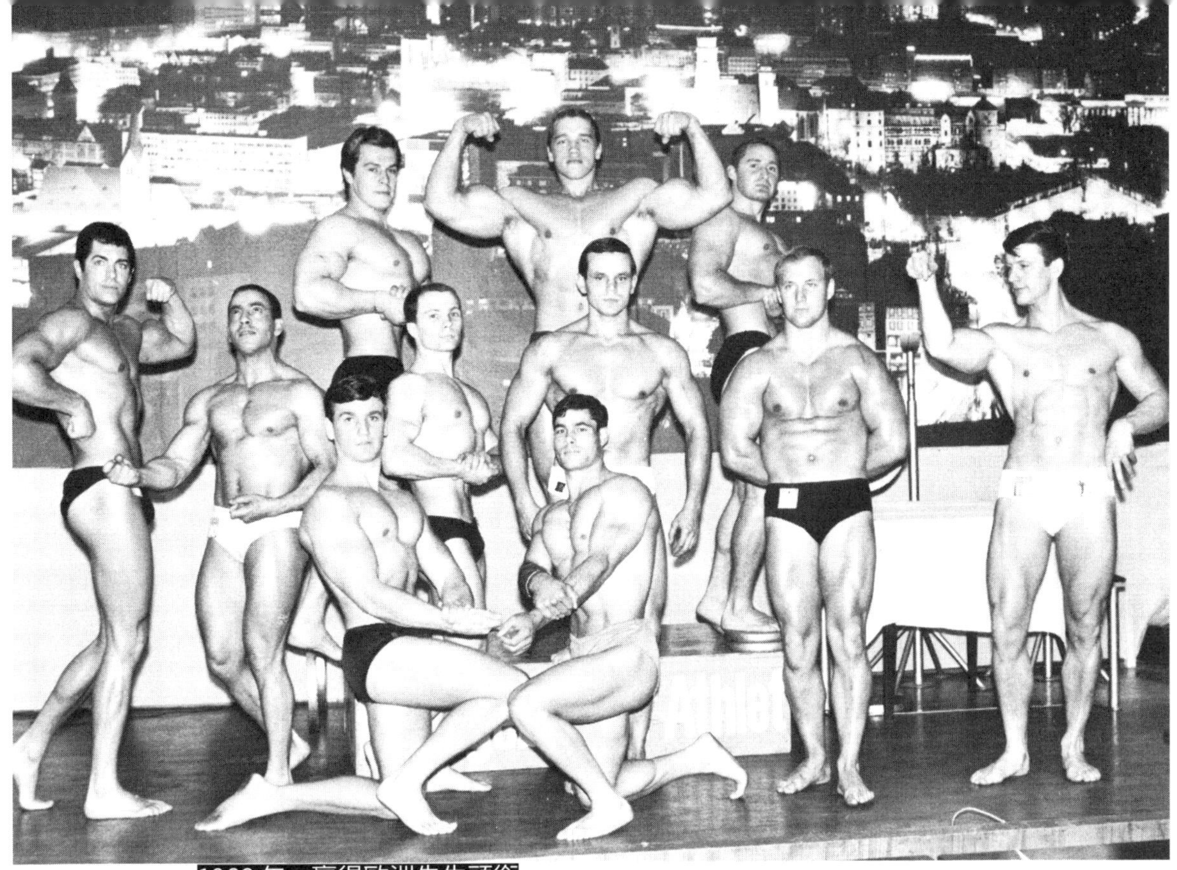

1966 年，贏得歐洲先生頭銜

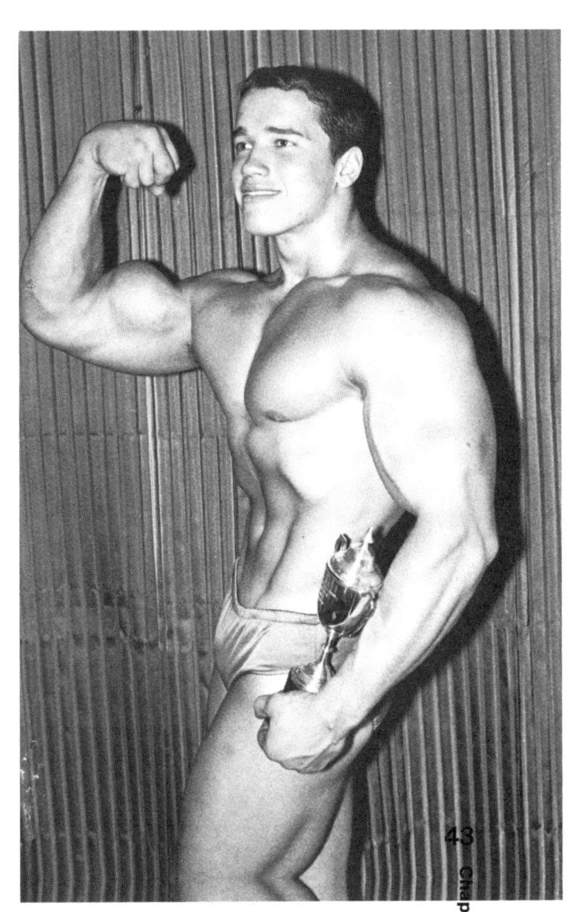

我沒有理會他們，只是不斷鞭策自己，不斷成長，而且成長得很快。我有 2 個短期目標：我要贏得歐洲先生，並且要參加宇宙先生比賽。我對歐洲先生的賽事胸有成竹，拿冠軍應該是小菜一碟。但我不知道到了倫敦會怎樣。那時，我不知道該怎麼去到倫敦參加宇宙先生大賽。施內克收回了他的提議，我自己也沒有錢。但我卻有莫名的自信，知道自己一定可以到倫敦比賽。此外，我也不知道未來的對手會有多魁梧。身邊的人一直恐嚇我他們有多可怕、多像巨大的野獸、怪物。我只能看他們的照片來想像實際的情況，但我也知道照片可能會失真。當時，我看了看參加上一屆選手的照片，馬上就說：「不，我沒辦法打敗這個冠軍。」看了第 2 名選手，我又心想：「我也贏不了他。」看看排名第 3 的選手，我再度受挫：「這個也贏不了。」我一直翻看照片，想知道自己有機會打敗誰。最後，我判斷自己大概只能位居第 8 或第 9 名，而且要夠努力才有機會得到這個名次。

這是失敗者看待問題的方式。在我進場比賽之前、甚至完成 1 年的訓練之前，我就用這種心態打敗了自己。但我還年輕，想保護自尊心的想法讓我太早就認輸。另一方面，我也還不太擅長把正向思考還有意志力對肌肉的影響力結合在一起。

早在我到達歐洲先生會場之前，關於我的謠言就已經流傳開來。大家都很想看這個慕尼黑怪物長什麼樣。他們從健美巡迴賽中聽到各種關於我的謠言。有人說：「阿諾的手臂有快 50 公分那麼粗。」他們最訝異的是我的年齡：「阿諾竟然只有 19 歲！」所有人都對我很好奇，在比賽會場中，一堆人圍著我。他們想看、想摸我的肌肉。他們問我：「你是怎麼做到的？」看到我的身體，他們都嚇壞了。他們認爲我一定有用藥，並搭配藥物接受某種特殊的訓練。

在舞台上，我首先擺出雙手肱二頭肌的姿勢，因爲我知道自己力量最大的部位是手臂。評審們差點暈倒。我一展現自己的雙臂，他們就目瞪口呆地看著我。我再次彎曲手臂，聽到一位評審低聲說道：「天哪，這傢伙是從哪裡來的？」聽到他的評論後，我更加有動力、自信。我感覺自己的身體好像在展開、綻放。我全身充滿了能量，繼續擺出各種姿勢，姿勢的數量比我預期多了 10 倍。而我之所以停不下來，只是因爲不想離開這個舞台。

我體驗到了以前從未感受過的東西：一種自信的湧動，一種我即將獲勝的預感。這種渴望勝利的興奮情緒充斥著我，引導我的一舉一動。我也發現，評審們看到了我的特別之處。我確實贏了。我把其他熱門選手都擊敗了。我讓評審們留下深刻的印象，最後，他們決定支付我參加宇宙先生大賽的交通費用。

一週之後，我參加了歐洲最佳健美先生的競賽，也理所當然地抱回冠軍。但這場比賽卻拖了我的後腿。歐洲最佳健美先生與歐洲先生競賽不是由同一個協會贊助，所以歐洲先生的協會聲稱我違反他們的規範，要取消我參加宇宙先生大賽的補助。

那是多麼大的打擊啊！健身房的老闆不資助我，歐洲先生協會也取消了我的資格，只因爲我參加了另一場比賽並奪得冠軍。我簡直不敢相信。

我自然會感到沮喪，但我的動力及野心夠大，可以克服這種政治操縱對我的阻礙。此外，我努力的路上也不孤獨。萊因哈特．斯莫拉納（Reinhart Smolana）是慕尼黑另一家健身房的老闆，他看到我對勝利的渴望，並決定資助我。

萊因哈特很了解我的處境。前一年，他參加宇宙先生大賽，在他的組別取得冠軍頭銜。然而，他意識到自己永遠無法獲得總冠軍，因爲他的體重不夠。於是他開始籌錢，並投入了所有的心力，想辦法帶我去倫敦。最後，經過 1 個月的努力和拚搏，我們終於有足夠的錢買機票了。

那是我第 1 次搭飛機到某個地方。我當時正在去參加宇宙先生比賽的路上，但我甚至從未坐過飛機，可見我的經驗簡直少得可憐。我並不想要數不清的「阿貓先生」和「阿狗先生」頭銜，也不想要慢慢累積這些聲望，再一步步往上爬。我想要直接挑戰最高殿堂。

我記得在飛機上繫好安全帶那刻，心裡還在想：「如果等一下墜機，我根本到不了倫敦怎麼辦？」當我聽到起落架顫抖地收進飛機機身時，心裡不禁打了冷顫。沒錯，我很確定我們起飛了。

到達倫敦時，我幾乎不懂英語。在飛機上，我不斷重複練習著「您好，我想去皇家酒店」這句話。後來，有兩位來自慕尼黑的商人說他們住在皇家酒店，並帶我搭計程車。到達酒店時，我卻沒有看到任何健美選手，事情大條了。宇宙先生大賽到底辦在哪？那位商人幫我詢問櫃台，並翻譯給我聽。結果，比賽在另一家皇家酒店舉行。

我帶著正確的地址跑回計程車上。幸好，這次總算弄對了。車子停在路邊時，我就看到玻璃門外站著至少 50 個大個子。他們似乎在等待著什麼。他們的身材相當怪異，身上穿著的夾克墊肩相當寬，幾乎是實際肩寬的 2 倍。其中有來自印度、非洲的選手，留著稀奇古怪的髮型，也有穿著世界各地不同服裝的人。

我一走出計程車，那些人就向我走來。他們圍在我身邊，抓住並撫摸我的手臂，用至少十種不同的語言交談。顯然，他們都在等我。他們聽說我是歐洲第 1 個手臂粗達 50 公分的健美選手。在美國，這種尺寸並不罕見，但在歐洲，我的手臂粗度相當驚人，特別是我才 19 歲。

這些人整天都圍著我轉。他們對我的身材和手臂的尺寸感到震驚。當時，我就像個第 1 次得到那麼多關注的小孩子一樣。我不知道該做什麼、該如何行動。我想在旁邊靜靜待著，向別人學習，這也是我來倫敦的主要原因，但他們不讓我如願。

我快嚇壞了。這是我第一次看到頭髮捲得像電話線的黑人。我也想知道那些穿夾克的人是怎麼練出宛如酒店大門那麼寬的肩膀。後來我才知道，他們脫下夾克後，底下什麼都沒有。有個法國人甚至在外套裡面穿了個鐵架。

備賽宇宙先生那一整年，我並沒有認真地想過自己能夠勝出，後來我再也不讓自己有這種自貶的想法。我說服了自己，我只是來看看大型**國際賽**是長什麼樣。當然，在我內心深處的某個地方，仍覺得**也許**我能獲勝，這個想法幾乎就跟白日夢沒兩樣，也僅僅是白日夢而已。

結果，一到倫敦，我卻發現在場幾乎所有健美選手都對我投以讚賞的眼光。他們的關注讓我更有自信。這也讓我開始覺得自己有獲勝的可能。我在歐洲先生比賽中的那種感覺，那種自信的洪流又開始出現了。我感覺自己更堅強，我感覺自己已經準備好了。我走路的姿態變了，也用我有限的英語給其他人一些建議，我把自己的身體打開，讓我的肌肉甚至在衣服之下也能顯現出來。

我知道那些欣賞我的手臂、對我大驚小怪的人不會構成威脅。於是我離開了他們，在飯店周圍轉了一圈，評估其他競爭對手。這一年中我在雜誌上看到的照片，其實並沒有多少眞實性。但隨著我受到的關注，我開始覺得自己可以擊敗他們所有人。

然而，初次見到切特．約頓（Chet Yordon）後，這個想法就消失了。我在等電梯的時候，他正好從裡頭走出來。我幾乎驚訝地向後退了一步，突然有一種下沉的感覺：我內心的某種感覺告訴我，我無法擊敗這個男人。我在那一刻承認了這一點，並接受了自己的失敗。約頓從美國前來，是奪冠的大熱門。雜誌報導對他誇讚有加，寫得一副他已經預定了冠軍頭銜，只剩把流程走完而已。

他眞是太厲害了。他看起來跟別人很不一樣，他的身體線條精實完美、體態靈活而不沉重，這是我始料未及的。

我以爲 104 公斤的體重和 50 公分粗的手臂可以輕鬆地讓我拿到冠軍。但一看到切特．約頓的體型就知道，我這粗壯的手臂和龐大的身形永遠不夠。一個勝利者必須長成特定的模樣，也就是所謂的冠軍相。約頓完全滿足這個條件。

約頓的身體是古銅色，身上每塊肌肉都清晰地用靜脈劃分開來，輪廓分明。這是我第一次意識到，能在身體上看到靜脈這件事有多重要。並不是說靜脈本身有多好看，而是皮膚若能透出靜脈，就會揭露有關身體狀態的許多資訊，也會透露你的體脂肪。如果你的皮膚和肌肉之間有一層脂肪，就看不到靜脈。約頓的體態告訴我一件事：阿諾，你很胖。我要讓我的靜脈更明顯。這就是我的新目標。

與我們大多數歐洲人相比，切特・約頓和其他美國人就像是科學的特殊產物。他們的身體似乎完全準備好了，是完美、精雕細琢到極致的狀態。我的身體則還是半成品。我剛來到倫敦，帶著我那魁梧、肌肉發達的身體。然而，在我面前，突然出現一條很長很長的路，我就站在起點。如果我想要獲勝，我就必須到國外去。在宇宙先生大賽上，我學到的事物跟體型沒有任何關係，但體型卻是我一直以來所關注的事情。體型只是基礎而已。現在，我要開始雕刻自己碩大的身軀，把不必要的部分剷除，建構成完美的形狀。我要讓自己的肌肉線條達到完美的分離度，肌膚顏色變成均勻無瑕的古銅色。

比賽前，我也在後台聽到各式各樣的理論。有些人在討論賽前洗三溫暖的好處，他們說這樣可以把身體上最後一點水分逼出來。有些人說繃緊、屈曲肌肉可以讓肌肉線條更清晰，血管更明顯。我不斷地聽到新的事物，但我的英語理解能力只夠斷斷續續地理解，所以這些理論混在一起又更難懂了。然後，另一位選手終於開始幫我翻譯，我意識到，健美不只是一項運動，而是一門非常複雜的科學。我原以爲經過近 5 年的訓練，我已經了解關於健美的所有知識，但事實證明，我幾乎一無所知。

通常，健美比賽在不同的兩天舉行，一場在第 1 天下午，另一場在隔天晚上。在第 1 天下午進行的預審才是**真正**的評審時間，隔天晚上的環節是供觀眾欣賞的表演，同時進行賽事頒獎。第 1 場預審比較嚴肅，只有選定的觀眾可以參加。通常會有媒體、其他健美運動員和協會官員。所有的選手依照身高分爲 3 級，評審們會照身高順序依序請出參賽者。所以評審會同時以團體和個人的視角評判這些選手。他們的分數會記錄在評審表上，並且會一直保密，直到第 2 天晚上，屆時才會宣布各級的獲獎者，並從前 3 名中選出總冠軍。

儘管預審時名次尚未有定論，但從這些知識淵博的觀衆的反應中可以相當準確地猜到獎落誰家。那天在皇家酒店，我感覺自己確實表現不錯，比我預想的還要好。後來大家都來與我攀談。他們似乎想告訴我，我有一些其他人沒有的特質。

我站在高個子的組別當中，發現了一些奇怪的事情。雖然我是最高的，但我的順序卻是倒數第 2。切特・約頓很晚才報名，所以他的名字在名單上排在最後。我當時以爲這是一個把戲，一個典型的美國把戲，因爲最後一個排隊的人是最後一個擺姿勢的，享有留下深刻印象的優勢。是的，這只是個一如往常的美國伎倆。我之前確信這一點。

看過約頓之後，我對比賽並沒有抱太大期望。然而，我一上台，就得到了一陣掌聲。人們確實對我刮目相看。我是歐洲先生，我有這麼粗壯的手臂，而且我很年輕，不可思議的年輕。

我對比賽的細節實在缺乏經驗。對於擺每個姿勢能達到的效果，我並不是很清楚。如果我大部分的姿勢可以稱得上是健美姿勢，那也都僅是參考我自己看過的其他選手的動作，或者在雜誌上看到的姿勢。因此，我所擺的姿勢順序並沒有固定的規劃，沒有整體性和節奏感可言，也沒辦法把我身體的優勢展現得淋漓盡致。

第 2 天晚上的公開演出在維多利亞皇宮劇院（Victoria Palace Theatre）舉行。後台像昨天一樣，再次出現騷動。我努力讓自己打起精神，努力把注意力集中在自己的身體上，同時也盡可能地吸收身邊正在發生的事情和正在談論的話題。

主持人給了我相當熱情的開場，他說：「現在，女士、先生們，請容許我介紹來自德國超新星，歐洲先生，阿諾．史瓦辛格。他現年 19 歲，已經是一位出色的頂級健美選手，這是他第 1 次參加國際比賽。讓我們熱烈歡迎他！」掌聲如此響亮而持久，以至於無法聽到他最後的發言。

我從來沒有在這麼多人面前亮相過。劇院容納了近三千人，座無虛席。我擔心自己的身體會凍僵，根本無法擺姿勢。爲了避免這種情況，我將目光鎖定在天花板高處的一盞燈上。我擺出了第 1 個姿勢，人們尖叫起來。又來了，那種溫暖的感覺流遍我的全身。我開始敞開心扉。我又擺了一個姿勢，人們不停鼓掌。我不斷地擺姿勢，他們不斷地鼓掌。我知道我的時間不多了，但我不想離開舞台。我只是把注意力集中在劇院頂部某個地方的白光上，然後把那套笨拙的姿勢依序比完。當我走下舞台，掌聲也沒有停止。

「別走，阿諾。」有人說。他們把我推回舞台。到那時爲止，我是唯一一個必須加演的人。這擺姿勢的 3 分鐘成了我 19 年的人生中最重要的時刻。我告訴自己，這 4 年的訓練都是值得的。

接著切特．約頓上台了。我著迷地看著他擺出的姿勢。他完全掌控一切，自信，堅強。整個人的外表粗獷而剛毅。我初次親眼見證什麼是眞正的勝利態度。我看得出來，他感覺自己像個勝利者。他很強大。在歐洲，所有人都將他視爲假想敵，而他有一天會踏上這片土地，擊敗所有的人。他在加州先生大賽拔得頭籌、2 度贏得美國先生頭銜，還讓身體所有部位都拿了獎盃：最佳大腿肌、最佳小腿肌、最佳背肌，沒有什麼是他做不到的。他剛剛與戴夫．德雷珀（Dave Draper）合作完成了一部名爲《豔侶迷春》（Don’t Make Waves）的電影，讓他一舉成爲電影明星。現在，他則來到倫敦贏得這場比賽。一切的一切，都讓他爲勝利作好了心理準備。你可以看到他在舞台上輕鬆地走動，自信似乎從他的毛孔中滿溢而出。

約頓沒有以我想像的流暢方式擺出姿勢，而是像一台精準的機器般劈開他的姿勢，每個動作都只是「砰！」地擺出來。中低身高的比賽中，許多選手都把動作設計得很流暢，這樣一來，他們從一種姿勢變換到另一種姿勢時看起來就會很美麗、滑順。但約頓在不同姿勢之間什麼都沒有，就只有每個姿勢本身。而且你會清楚知道，在每個姿勢中你應該看到什麼。他把該凸顯的肌肉一塊一塊鑿開來給你看。他把每一塊肌肉都繃很緊，每一塊肌肉都受到精密控制。他的面部表情既自豪又輕鬆。這些表情總是表達出一種態度：**我是勝利者**。

這也是我第 1 次意識到，擺姿勢時屈曲雙腿有多麼重要。我不曾關注腿部肌肉。儘管我把雷格．帕克當作偶像，但我仍然受到奧地利人的影響，情不自禁地重視胸肌和手臂肌肉。

約頓似乎知道所有的小伎倆。他的腿和腳的某些姿勢導致他的小腿像鑽石一樣突出。在做一種雙手肱二頭肌的姿勢時，他稍微扭轉了臀部，讓他的腰部看起來又小了幾寸。到了另一種二頭肌姿勢，他也沒有按照常規方式把拳頭向內，而是把拳頭向外，展示他的前臂和二頭肌。

最終，我獲得了第 2 名。我知道，我不可能擊敗約頓。他擁有成爲宇宙先生所需的所有特質：無人能敵的肌肉尺寸、清晰的線條、黝黑的膚色、自信的光芒。他是如此完美，就像一件準備展出的雕塑，整個人閃爍著勝者的光采。

像往常一樣，一旦我克服了失敗當下的失望情緒，我就會好好地去理解失敗的原因。我會誠實、客觀地分析這次經驗。除了剛剛所提到的缺失，我還有一些嚴重的弱點。那就是我的身體狀態雖然不錯，卻還不足以贏得冠軍。我的塊頭很大，肌肉大致的形狀及尺寸也很優異。而我的弱點是小腿和大腿。我需要在姿勢、飲食和健美的所有細節上下功夫。

對我來說，那是一個眞正的轉捩點。我決定我必須回去花 1 年的時間去做我從未眞正花時間做的事情。

一旦掌握了這些要領，我知道自己就會成爲贏家。

很多人都看到了我的優勢。比賽結束後，他們聚在一起談論史蒂夫．里夫斯，講他在 23 歲時贏得冠軍的經過，並談論他如何成爲有史以來最年輕的宇宙先生。他們說我會打破那個紀錄：「明年你會贏，阿諾。你將成爲歷史上最年輕的宇宙先生。」我知道他們是對的。明年我將成爲宇宙先生。

但我並不認爲這是一件確定的事。明年的我必須經歷很多改變。我知道健美的標準一直在提高，每個選手都在進步。自從我開始訓練的幾年裡，我看到這項運動取得了突飛猛進的成長。1962 年，當年的宇宙先生喬．阿本德（Joe Abender）的手臂有 45 公分粗。1963 年的湯米．薩姆松（Tommy Samsone）也是如此。但現在 48 公分粗的手臂甚至沒辦法排上大賽前 5 名。我以 50 公分的手臂落居第 2。明年要變得更粗才行。況且美國選手不知又會帶來什麼驚喜，那是一個瘋狂的國家，似乎有無窮無盡的潛在冠軍。每年都有來自美國的**新人**，一群傑出可畏的**新秀**。

而我確信的只有一件事。就是我永遠抱有勝過其他人的動力。我比任何人都求勝若渴。我迫切地想要這座冠軍。我知道世界上沒有人像我一樣渴望這個頭銜。

《美國肌肉》雜誌的作家來更衣室找我，要求我接受採訪。我以爲他們在開玩笑，於是我笑了。但是，我的翻譯告訴我：「不，阿諾。他們是認眞的。」

他們打開錄音機，讓攝影師幫我拍照。他們想知道我如何訓練，我的祕訣是什麼。我不覺得自己有什麼祕訣。我甚至**不知道**所謂的祕訣指的是什麼。發生了什麼事？他們一直質問我，所以我就說了自己的基本訓練內容，以及自己是怎麼在不同時段訓練不同肌群。

最後我問他們，美國來的冠軍是怎麼訓練的。他們以爲我在開玩笑。但我是眞的想知道。我本來可以問切特．約頓一千個問題。我只知道他住在健美聖地加州，和戴夫．德雷珀，賴瑞．史考特（Larry Scott）這些頂尖選手一起訓練。後來，我得知他才 28 歲，卻成爲健美界權威人士。從他的表情和舉止來看，我想他一定什麼都知道。但最後，我只問了他幾個問題。我不想讓他認爲我只想知道他的致勝訣竅，好讓自己贏得明年的冠軍。所以，我先問了自己最感興趣的腿部訓練。我問他做了什麼與衆不同的事？他所做的訓練動作跟我們沒什麼不同，但他做這些動作的方式卻不一樣。他的重複次數更多，更有助於分離肌肉、加強線條。

我以爲他可能有一些特殊的練習，但事實並非如此。他專注於標準、基本動作，而專注就是他的「祕訣」。他用全心全意的專注來讓每個訓練發揮百分之百的作用。

在約頓的後台待的這幾分鐘，讓我痛苦地意識到自己的缺點。除了我虛弱的雙腿之外，我還發現自己沒有訓練過腹部肌肉，也沒有展示任何優質肌肉，例如前鋸肌，這個肌群是胸肌和背闊肌之間的一片精美的支撐。我最大的缺點是腿，我的大腿很粗，但我無法好好展示出腿部肌肉。我的大腿沒有任何肌肉線條可言，就像兩個巨大的團塊。我訓練了小腿，但訓練得不正確，而且投入程度肯定也不及我對身體其他部位來得多。約頓在賽前相當認眞訓練他的大腿和小腿，就像他的手臂和胸部一樣。雖然我不斷地屈曲、展現我的胸部和手臂，但我幾乎沒想過要展示腿部肌肉，我也從未嘗試控制我的小腿肌肉。

當我啟程前往倫敦時，我和我的朋友們以及所有爲我贊助機票的人都認爲，如果我能進入前 6 名，那就値回票價了。我們當初只定了這個目標，想著在第 1 場比賽好好表現，好讓自己得名的機率增加。當他們聽說我獲得第 2 名時，欣喜若狂、大吃一驚。他們到機場接我，然後帶我去慕尼黑參加一場盛大的勝利慶祝活動。那裡有喝不完的酒，不論罐裝、瓶裝、桶裝應有盡有。還有狂野的音樂、躁動的舞蹈。但我心裡只有一件事：我迫不及待地想去健身房，開始爲明年的比賽作準備。

比賽一結束，我立即回到訓練生活。我根本就沒有閒下來。我每天都練兩次，拋開一切外務，專心致志地鍛鍊。

後來，有其他事情發生在我身上，而這些外在因素最終影響了我的整個生活型態。我工作的那間健身房老闆突然宣布要退出經營。因爲他只想繼續出版他的雜誌，還有做他的蛋白質產品。在這之後，他首先將經營健身房的位置讓給我。這是一個絕佳的契機。如果擁有一間健身房，那麼我不僅能好好訓練，也能擁有更多自由。沒有比這更好的機會了。但我沒有錢買設備。我可以借一些錢，但遠遠不夠多。我的經濟狀況不夠好，無法向銀行借錢，我的朋友也幾乎沒有錢。我知道自己必須開源，找到更多賺錢的管道。結果，我也做到了，我管理其他健身房、賣營養補充品、提供私人課程，以及做任何我能找到的零工。

有了這些，再加上我向朋友借的錢，我終於湊足錢買健身器材。卽便如此，一切也還不算大功告成。我還有貸款要還，健身房也有很多要改造的地方。這是一場搏鬥，一場地獄般的搏鬥。

我沒有讓家人知道這些麻煩事。他們不知道發生了什麼事。我從軍隊去慕尼黑、離開家去健身房工作、不去上學、準備從事某種令人尊敬的職業，種種一切都讓我的父母相當焦慮。他們會定期打電話、寫信給我。

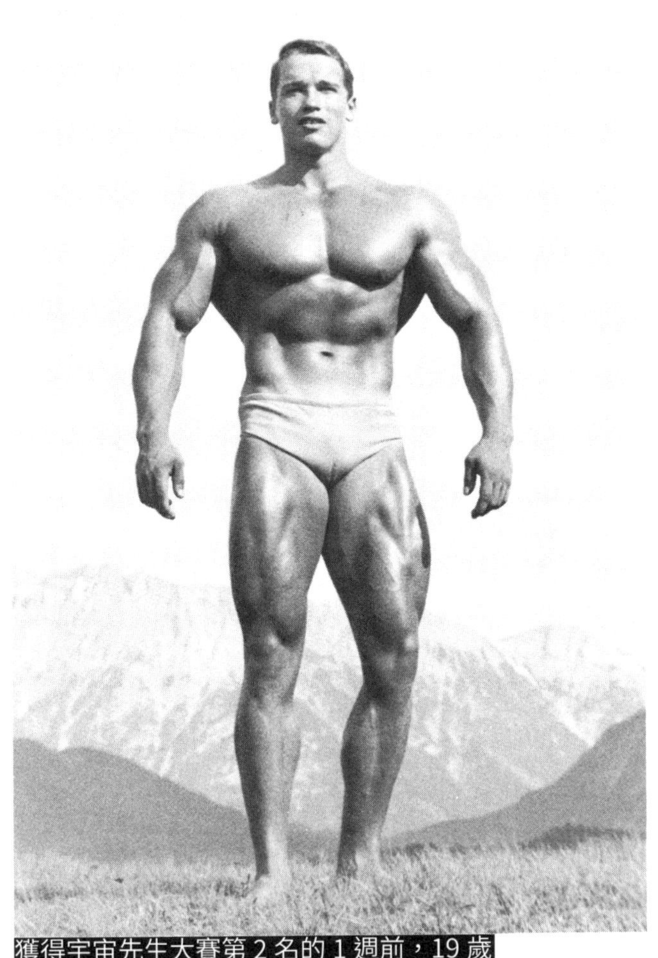

獲得宇宙先生大賽第 2 名的 1 週前，19 歲的我在巴伐利亞阿爾卑斯山脈的獨照。

他們問我什麼時候才能找到一份眞正的工作，什麼時候才能穩定下來。他們會質問我：「我們養大的是不務正業的痞子？就只會在健身房裡練整天，你要在這個幻想裡面泡多久？」我忍受著所有負面的質疑。每次我放假回家時，母親都會把我拉到一旁說：「阿諾，你爲什麼不聽你爸爸的話？你應該要把他當成榜樣。看看你父親的成就。他在警局很有地位，大家都尊敬他。」

他們說的所有話，我都當成耳邊風。我的企圖心遠遠超乎他們的想像，超越了工作，超越了奧地利和這座小城鎮的桎梏。我繼續做我知道自己該做的事情。在我看來，我的人生只有一種可能，那就是往上爬到最頂尖，成爲最好的健美選手。其他一切都只是達到這個目的的手段。

我的父母不知道我剛到慕尼黑的生活有多慘，否則他們會更加堅持自己的主張。

後來，我對經商的興趣拯救了我。我在高中時主修了商學相關課程，於是在慕尼黑的我便應用這些學問。我宣傳自己在宇宙先生比賽獲得第 2 名的事，好吸引新會員到健身房。沒過多久，我的會員人數就從 70 人增加到了 200 人。

然後，回到德國後不久，我還參加了在埃森（Essen）的一場比賽。由於我在宇宙先生比賽中的表現，他們彷彿把我看成超人。我覺得評審們甚至懶得對我品頭論足。幾乎在我走進門的那瞬間，我就贏了比賽。雖然比賽期間通常不會進行任何測量，但其中一位評審拿出捲尺測量了我的手臂，超過 50 公分粗。他只關心這件事，也只想知道這件事。

我回到慕尼黑之後，健美媒體報導更多有關我的消息。進而使健身房會員數量大幅增加。一切終於海闊天空。我可以還清債務，還有錢可以留給自己。

那年晚秋的時候，我收到一封來自倫敦的信，詢問我是否願意來英國舉辦「展覽」。幾天之內，又有一封來自英國紐卡索（Newcastle）、一封來自美國普利茅斯（Plymouth）、一封來自樸茨茅斯（Portsmouth），另一封來自英國貝爾法斯特（Belfast），都在問我要不要辦「展覽」。我很困惑。他們所說的「展覽」是什麼意思？我根本不知道健美界還有展覽這回事。

來自倫敦的信是瓦格．貝內特（Wag Bennett）寄來的，他曾是宇宙先生的評審之一。比賽結束後，他邀請我去他家吃晚飯，並告訴我，比起約頓的體型，他覺得我的身形更完美。事實上，他已經把我放在第 1 位了。他安排了倫敦的演出，也鼓勵英國巡迴賽的其他發起人邀請我，是幕後一大推手。他告訴我，他和他的家人願意資助我，也能給我在擺姿勢上的建議。

我記得當初和瓦格相處得很愉快，於是回信接受他的提議。

我在展覽前幾天飛往倫敦。瓦格帶我去他家，並開始教我隨著音樂擺姿勢。起初，我很不以爲然。我在宇宙先生大賽中可是獲得了第 2 名，他憑什麼教我擺姿勢？

但現在回想起來，我的反應眞是愚蠢又傲慢。實際上，他是一個最棒、最理解我的恩師。瓦格．貝內特擔任比賽評審多年，非常了解如何給評審和觀衆留下深刻的印象。在客廳裡，他對我講解什麼是有效姿勢。那時，我還不想脫掉襯衫，還想再賣個關子，並給他一個驚喜，讓他知道自從上個月的比賽之後，我的進步有多麼驚人。我褪去外衣只剩運動短褲的那刻，他目瞪口呆。他說，我現在的身材更應該要透過音樂來組合出動態的姿勢。

但我完全不能理解跟隨音樂擺姿勢的意義。我對音樂沒有興趣，我也不喜歡他要我使用的半古典音樂。當時，我認為任何古老或經典的東西都很無聊，都是浪費時間。我喜歡流行、有節拍、動人的音樂。他解釋說，為了展覽的目的，我必須使用更複雜的音樂，要更有深度和質感。他認為與我的風格最相配的是電影《出埃及記》（Exodus）的原聲帶。

瓦格解釋了一些我能理解但從沒想過要去展現的面向。健美運動其實是一種表演事業，尤其在高層次的比賽和表演中。如果我想在這個領域取得成功，我必須成為一名表演者。無疑地，他的論點說服了我。

他放了《出埃及記》中的音樂。一開始，我很尷尬。我一直笑場，也沒有辦法跟著這種音樂擺姿勢。他鼓勵我嘗試看看。他告訴我如何在音樂的高潮部分擺出最好、最戲劇性的姿勢，以及如何在安靜的部分擺出不那麼戲劇性、更精巧的姿勢。他教我如何有節奏、流暢地移動和轉身。他拿出其他健美運動員的照片，並播放他們擺姿勢的影片。他解釋了為什麼有些動作有效，有些則適得其反。兩天之後，我終於有了一套新的姿勢。

一開始，我不確定瓦格是否相信我能做到。我這樣一個大塊頭，恐怕看起來還是很笨拙、緩慢。另外，我的進步幅度可能微乎其微。當我想要練習某件事情，好像就沒辦法表現得很好。只有當我真的在做這件事，當這件事真的很重要，我才會振奮起來。在倫敦的第 1 次展覽，我才終於茅塞頓開。當我走上舞台的那一刻，一切都井然有序了。結果令我驚訝。一切都如瓦格所預料地發生了。音樂變得高昂時，人們就會鼓掌，音樂變得低沉時，人們就安靜下來。他的理論完全應驗。完成表演後，觀眾們不斷地歡呼和鼓掌，我才終於意識到音樂的重要性。以前，我的姿勢就像一部無聲電影，現在終於有了聲音。於是，我的表演進入了新的境界。展覽中的燈光很特殊，爲我的身體上打上陰影，更顯立體感。音樂的頭尾都相當具戲劇效果。在那當下，我感覺好像有一些東西是爲了我創造的，而我完全享受其中。兩千雙眼睛注視著我，感覺棒極了。

那天晚上是我第 1 次簽名。我簡直不敢相信。人們圍著我，把筆記本塞到我手裡。我不知道要怎麼滿足他們的需求。瓦格對我喊道：「幫他們簽名！他們想要你的簽名。」在其他人的東西上寫下**阿諾・史瓦辛格**這個名字，這樣的感覺眞好。突然之間，我成了明星。

現在健美確實成爲了我的演藝事業。我買了《出埃及記》的音樂版權，無論走到哪裡都帶著它。我表現得像一個眞正的專業人士，帶著自己的音樂，告訴舞台經理該使用什麼燈光、何時該開關窗簾。這就是我的風格。一旦我掌握了某件事，我就會掌控一切。

英國那幾場展出都佳評如潮。後來，荷蘭人聽說了，也邀請我去荷蘭。他們不要其他健美選手，儘管我是新人，他們還是只想要阿諾。這都是因爲我魁梧、高大的體魄。與完美的身體相比，人們其實更喜歡巨大的身體。在那個年代，所謂的完美身材太難懂了。人們對龐然大物更有反應，彷彿在看某種神奇的巨獸一樣。他們稱我爲「奧地利巨人」「奧地利橡樹」。有幾篇文章寫道：「如果希臘神話裡的大力士海克力斯在現代出生，他的名字就會是阿諾・史瓦辛格。」

我在荷蘭、比利時各辦了一場展覽，後來回到英國。我每次展覽的報酬是 100 馬克（現換算爲台幣約 2,000 元）及車馬費。演出費極其微薄，但我很滿足。我還是沒有賺大錢。不過我還年輕，我知道我的未來會有錢。我透過這些展覽獲得了各種經驗，學會了各式各樣的小伎倆，我要微笑，不要太嚴肅，我要小心地給自己上油，也要限制姿勢的數量，好留時間給粉絲們大喊大叫。

我正在把健美變成我的職業。我的成就已經超越了我的年齡和經驗。我成長得如此之快，不斷前進，在健美界變得如此出類拔萃，以至於我幾乎無法看到發生在我身上的事情。

那一整年我都很努力訓練。我繼續以同樣的方式，用分部式訓練練肌肉，但後來我不得不放棄這種方式。現在許多其他健美選手反而開始遵循這種訓練方法。美國雜誌報導了分部式訓練，好像在公開我的訓練祕辛一樣，這件事引起軒然大波。大家都以爲這種訓練就是我能在如此短的時間內成長這麼快的原因。

雖然健身房對當時的我而言是一種負擔，但我可以預見它會帶來利潤。我艱難度日，努力償還債務，並維持收支平衡。

這段期間，我開始享受在慕尼黑的時光。我遇到了幾位非常認眞訓練的健美選手。我正在成爲一名明星，接受採訪和拍照，我讓這一切進入了我的腦海。我還年輕，精力充沛，開始大放異彩。我開始練習健力，並跟隨佛朗哥·哥倫布（Franco Columbu）一起訓練。我也讓佛朗哥踏入健美的世界，他則讓我進入健力的領域，做一些高強度的阻力訓練，讓我嘗試與健美截然不同的事物。我很喜歡使用大負荷，所以我後來開始參加舉重比賽。除了透過大重量訓練獲得的自我滿足之外，這類訓練也讓我的體型更龐大，對這我可是永遠不嫌多。我從以前到現在一直都想讓自己巨上加巨。我做了大重量的深蹲和臥推，幫我的身體累積堅實的基礎，讓我看起來更強壯。某些健美運動員看起來一點也不強壯。他們的體態很完美，看起來卻沒有力大如山的氣魄。原因就是基礎訓練不足。良好的訓練基礎會體現在脊椎周圍的肌肉上。確實沒有專門針對這些肌肉的訓練動作，如果那些部位的肌肉看起來很巨，唯一原因就是做了一些大重量鍛鍊，像是大重量的深蹲、硬舉、舉重、划船等等。我從一開始就做了這些訓練。因此，我發展出了強大的基礎肌肉，也讓我擁有深受歡迎且具爆發力的體態。

雷格．帕克曾是舉重運動員，他可以做 270 公斤的深蹲、230 公斤的臥推和超過 300 公斤的硬舉。所以，我也沒有藉口不那樣練。在我停練健力之前，我拿過德國重量級舉重冠軍。我的體重達到了 113 公斤，於是，我告訴自己是時候精雕了，要開始細琢我的肌肉品質。

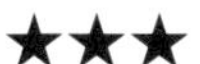

我在 1967 年 1 月認識了雷格．帕克。在宇宙先生比賽中獲得第 2 名後，我開始寫信給他。贏得比賽之前，我只是一個年輕的健美運動員、一個無名小卒，所以我不確定他是否會花心思回覆我。後來他真的回信，說他確實聽過我，並期待有一天能見到我。他說他那年年初在倫敦有一場演出，並提議可以在那時候見面。我寫信給瓦格．貝內特，問他有沒有辦法讓我跟雷格．帕克一起在這場展覽中演出。

我記得自己當時在倫敦的健身房訓練，然後聽到雷格 1 小時內會到達展場的消息。我越練越興奮，就像個得到糖果的孩子一樣。我就要見到我的偶像了。我感到頭暈目眩。儘管難掩興奮之情，我還是增加了槓鈴的重量，並盯著鏡中的自己。我繼續鍛鍊，彷彿要趕著在他到來之前把自己的身體練到極致完美。我想要練出泵感，我想展現我的最佳狀態給他看。我對此非常緊張。思緒翻騰起來。

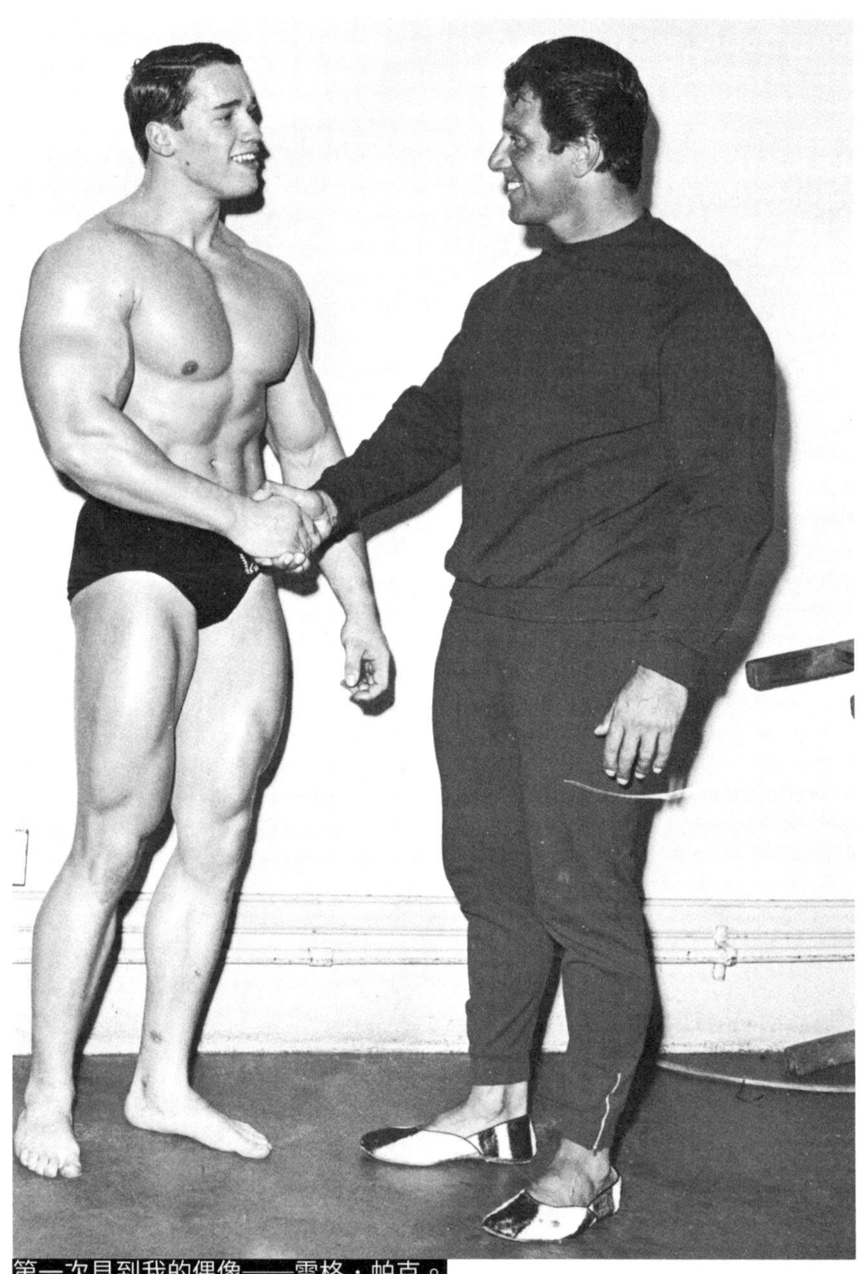

第一次見到我的偶像——雷格・帕克。

然後他走進了門。初次見到我的偶像眞是太不可思議了。我還記得臉上掛著愚蠢、生硬的微笑。只能看著他傻笑，好像女孩暗戀一個男孩，卻不知道該對他說什麼，就這樣掛著微笑。當下，我完全無法言語。我不敢對他開口。不知道該如何接近他，該說什麼。我只想講對話。我想要他的關注，他對我身體的認可，他的讚美，我得到了。但我的反應對他來說一定很奇怪。我像個興奮的小孩一樣跑來跑去，看著他的肌肉，試著和他說話，但實在很困難，因爲我的英文那時還不太流利。但我們不用說太多，就進行了一次愉快的溝通。多年來，雷格．帕克一直是我生活的一部分。現在我終於可以跟他一起訓練、看著他了。他最赫赫有名的就是那些我沒有的肌肉，像是小腿肌、三角肌和腹肌等等。如果你想要看起來像個眞正的大力士，就一定要有這些肌肉。就在那時，我不再廢話，開始觀察他的整個訓練流程，並仔細紀錄下來。

我和雷格一起參加了好幾個展覽，到了愛爾蘭、曼徹斯特和英國其他城市。我們有同樣的身材，又高又寬又巨，吸引了許多觀衆。在第 1 次展覽時，他向觀衆介紹了我，並說在他看來我是下一個宇宙先生。幾年後，我將成爲健美史上最偉大的人物。

和雷格．帕克一起旅行了一整週之後，我觀察並學到了很多東西。有一件讓我很欣慰的事，就是他調整身體的方式和我一樣。我們都喜歡用槓鈴進行大重量的訓練，不喜歡用啞鈴。有雷格．帕克作爲我的訓練夥伴，和我一起工作，這眞是天底下最棒的事了，如果重量太重或我因重複次數過多而抽筋，他還會站在我上方輔助我。我也很確定，巡演期間我肯定把他累壞了。我們聊了很多至今仍然沒有答案的事情，像是不同的健美選手必須針對不同的身體部位進行不同的鍛鍊。根據雷格的說法，這種理論的原因是骨骼結構。一個很明顯的例子就是，腿短的人必須少做深蹲，因爲他的腿變壯會比較明顯、快速。這也是爲什麼我永遠不應該和矮個子一起深蹲，因爲我的長腿需要更多深蹲和更大的負荷。

與雷格・帕克合作的那段短暫時光，幫我解除了很多疑惑，讓我不再苦思其他冠軍選手的訓練方式。我了解到「你必須做某件事才能得到某個特定的結果」並不是必然的。你必須找出適合自己身體的生活、訓練方式。整趟旅程中，我不斷從雷格那裡收集建議。我把他的想法全部寫下來，帶回慕尼黑。好好運用這些相當適合我的原則。最後，他也答應明年會邀請我去南非和他一起辦展覽。但他說我要先贏得宇宙先生頭銜才行。他認爲我一定會贏，只要我夠努力。

回到健身房之後，我幾乎完全按照雷格・帕克的原則和系統做訓練，而最重要的心法就是：一切從簡。他有些訓練動作與我的不同，而我都採用了他的方法。我知道在接下來的一年裡，我必須以超人的標準要求自己。我必須比以往更加努力地分析和改正自己的錯誤。

我發現測量肌肉的尺寸給我帶來了滿足感和動力。我會定期測量我的小腿、手臂和大腿，如果我發現粗度增加了 0.5-1 公分，就會興奮不已。我在日曆上記錄了肌肉尺寸和體重的微小變化。我還會請攝影師每個月至少拍 1 次照片。我用放大鏡研究每一張照片。我和那些了解自己體型、不斷讚美我的人待在一起。突然我就邁向自己的顚峰狀態。信心也不斷飆升。

與雷格・帕克相處的經歷也幫了我很多。他對我帶來的第一個影響就是讓我想成爲一個更好的人。我 19 歲剛開始訓練時還不怎麼樣，但現在我的身體已經完全發育，體重在 108-113 公斤之間。我開始聲名大噪，也感覺自己比每個人都優越。我認爲，當你幾乎達到頂峰卻又還沒有完全到達的那段時期，很容易被想像中自己的模樣給沖昏頭。我那時候極度自我中心。我已經覺得我比任何人都優秀了。我感覺自己好像是超人。我以爲「男子氣概」就是我的代名詞。我很強大，走在街上的樣子和我的一舉一動，都散發著這樣的氣息。如果有人說我的閒話或給我添麻煩，我就會打他們的頭。我的行爲很有攻擊性、魯莽粗暴。我會在訓練後走進一家小餐館吃晚飯，然後無緣無故跟人打起來。

那是一段不堪回首的過去。現在回想起來，我都會相當羞愧。那時的我只不過是一個無賴，一個到處欺負人的惡霸。我幾乎每天都會打架。可能是在火車站跟義大利人或希臘人打成一團。也有可能是在女孩子面前，只是爲了炫耀我是個什麼樣的男人。我惹了很多麻煩，還與警察發生衝突，開車不守規矩，收到了一大把超速罰單。這一切都是因爲我想要展現男子氣概、凸顯我優越的體格和力量。當我和雷格一起四處演出，並準備好宇宙先生大賽的訓練計畫之後，我對自己的進步越來越滿意，並意識到自己只要身體狀態好，一切就很好。然後，我漸漸能夠承認自己在其他方面有多糟糕。我贏得越多，就越開始感覺自己又變回了一個人，一個普通人。我滿足於努力鍛鍊把自己推向頂峰的過程，完全從打架鬧事、裝腔作勢中抽離出來。1 個月之內，這些乖戾行徑都消失了。我突然了解自己是誰。但在某種程度上，我認爲盡早經歷這段時期對我來說很重要，因爲我可以回顧過去，看看這些逞英雄的行爲有多麼愚蠢，並決心不再浪費生命在這些事情上。

我走的這些歪路最終的目的就是要讓自己振奮起來，用另一種方式告訴自己我很棒。這是勝利之旅的一部分。我一直在努力說服自己相信：「我很偉大，我是最偉大的。」事實上，我把自己說服得太好了，以至於我忘記了除了健美選手之外，除了我的生活之外，還有另一種生活。我很想證明一些事情，因爲我很沮喪，因爲我仍然不是最好的。《史瓦辛格健美之路》的同名書中就舉了一個完美的例子：如果你擁有一輛性能很好的 BMW，你就會想跟其他人較量，試圖證明這台車就算不是最好的車，也可以開得很快。但如果你有了一輛法拉利或藍寶堅尼，你就不會花時間想這些無聊的事，因爲你知道自己可以擊敗街上的任何人。你根本不想飆什麼車。就連在高速公路上，你都可能只開到時速 55 公里。任何人都可以超過你，但是你知道，只要你一踩油門，他們就會消失在視線中。你知道自己有多優秀，不需要再證明什麼。我生命中的那個時期也是如此。我想要說服自己，我是最偉大的健美選手，因爲我不是。還不是。甚至連在自己心裡都還沒達到這個高度。這就是爲什麼我必須花上全部時間來證明這一點。

另外，我的生活也在其他方面發生了變化。我終於有了一個穩定的女朋友。我已經有很長一段時間沒有建立這種穩定的關係。這段關係也讓我的訓練更順利，並幫助我平靜下來，我不再需要用魯莽之舉來證明我的男子氣概。

第5章 ARNOLD CHAPTER 5

我知道自己是贏家。我知道自己注定偉大。別人都說我很自大。沒錯。我的字典裡沒有謙虛這個詞，也希望謙虛兩個字永遠與我無關。在第2次參加宇宙先生大賽之前，我對自己的狀態下了幾個結論，並把自己的想法羅列在一個清單裡。我會定期檢視這份清單，逐項核對。

第一：我就是天賦異稟。我的骨骼結構很完美，手長腳長，軀幹也很長。而且我的每個部位都很協調勻稱，整體看起來和諧、流暢。

第二：我學習到如何利用成長過程中的優、缺點。我有嚴格的父母，所以我對自己的要求也很高。我的童年裡有些需求沒有得到滿足，我覺得這就是爲什麼我渴望成就，渴望以其他方式獲勝，渴望成爲最好，並得到認可。如果我的童年一切圓滿，所有願望都能實現，就不會有這樣源源不絕的動力。因此，成長過程中的負面因素是我追求成功和認可的正向推力。

第三：我在一個沒有干擾的地方訓練，沒有其它讓我分神的事物，所以我有足夠的時間專注於訓練，並了解健美的眞諦。

第四：我一直用正向積極的態度往最高峰前進。我從來沒有懷疑過自己能不能成功。這種確信的態度對我的訓練很有幫助，也讓我無畏於嘗試陌生的事物。我意志堅定，始終如一。我從來沒有想過要停下來，更別說放棄訓練。我 1 年訓練 12 個月，365 天，努力不懈，從未間斷。大多數健美選手不是這樣。我犧牲了很多其他人不想放棄的東西，但我不在乎，我只想贏得全世界。無論代價是什麼，我都願意付出。

第五：我對自己誠實，了解自己的身體狀況，也知道那些地方需要改進。每當我意識自己的弱點，就會全力以赴地解決問題。例如，一開始每個人都說：「阿諾沒有小腿肌。跟他的大腿或手臂比起來，小腿根本就發育不良。」一照鏡子我就發現，他們說得沒錯。我的小腿要更壯才行。我每天都得練小腿，要比其他部位加倍認真。我就是這麼做的。1 年後我終於練成了小腿肌。然後有人對我說：「阿諾，你的三角肌不夠

1967 年，在慕尼黑與世界頂尖足球員蓋德・穆勒（Gerhard Mueller）合影。

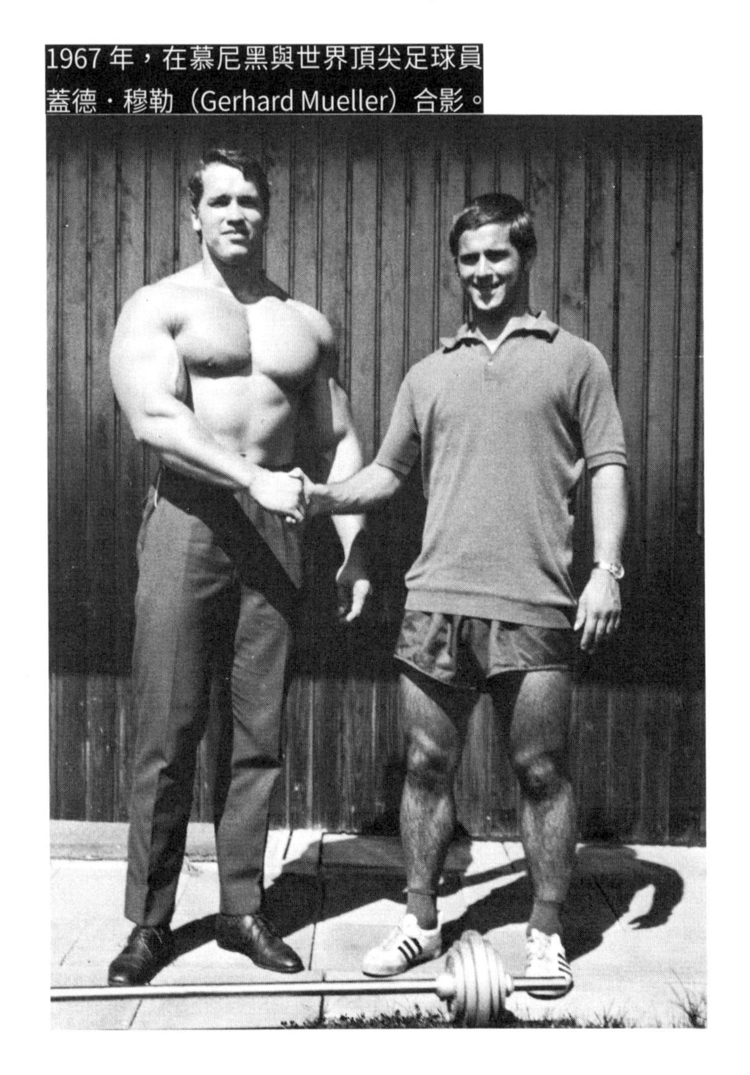

壯。」於是我非常努力訓練我的三角肌。我創造了一個訓練動作，叫作阿諾肩推（Arnold Press），其中有旋轉的動作，能夠直接刺激三角肌，後面我們討論到訓練時，會再說明。我所有的精力，無論意志力或體力，都集中在一件事上，那就是成爲宇宙先生。至少在那時，我還不是百分之百有把握勝出。因爲我沒瞎，我看得到自己的弱點，而我必須努力克服這些明顯的弱點。許多健美選手不願面對短處，只想努力發展長處，讓自己的優勢更加明顯。但我不想要最壯的手臂、大腿或胸肌。我想成爲的是世界上身材雕琢最極致精實的男人。

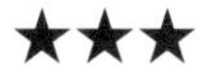

我知道自己有各種優勢。現在我必須把它們結合在一起，來實現我的理想。除了身材之外，我還需要擺姿勢的能力和表演技巧。在預審期間，我要在擺姿勢的平台上控制自己的身體。我拒絕模仿別人，所以設計了一套適合我和我的身材、體型和風格的姿勢。我剪下了其他健美選手擺姿勢的雜誌照片。有時我只保留這些照片的雙手，或留下軀幹轉體的部分。我會把喜歡的部分留下來。這些照片不一定是健美選手，也可能是模特兒和舞者的照片，我會尋找我喜歡且能夠做到的姿勢。我嘗試了一些獨特的東西，一些強大、流暢、充滿力與美的動作。我把這些點子組合在一起之後，就變出 20 個姿勢。我會仔細檢查這些姿勢，重新安排、修改，努力將一個姿勢與另一個姿勢連結起來，直到這套動作等於刻著我的名字——**阿諾**。

在我心目中，我的體型偏粗獷，同時勻稱又優雅。我必須捕捉那種風格。姿勢是健美選手的一種表達方式，也是你這個人的一部分。我就像一隻貓，身體靈活、線條流暢。我在擺姿勢時會想要呈現很多動作，許多健美選手不會做這件事。但我想像一隻貓一樣擺姿勢，先優雅、流暢地變換動作，再充滿力量地「碰！」擺出最終的姿態。先像隻跳躍的貓，無聲、優雅，然後再重重地落地，發出巨大、震撼人心的聲響。貓也可以殺人，因爲我是一隻大貓。這就是我想成爲的模樣。

我會閉上眼睛，想像自己在台上的樣子。透過這種意象練習，我就能更具體地構思我的姿勢。漸漸地，我把不適合我的動作剔除，留下那些充滿爆發力、卻又像貓一樣優雅的姿勢，最終慢慢地整理出一套完整、完美的動作。我曾在一次展覽中使用過這套姿勢，然後請觀衆給予批評指教。我堅持要他們說出不喜歡的部分。我的摯友給我許多建議，他們很了解我在做什麼，並給了我忠告。我非常需要他們的批評及意見。回到家之後，我就針對這些弱點研究了一番。

有一個詞一直縈繞在我的腦海中，那就是：**完美**。後來，我會練習保持某個姿勢一段時間。要能夠保持 1 分鐘好讓肌肉不要顫抖，也要讓肌肉知道應該如何用力。我會把自己擺動作的樣子拍下來，一遍又一遍地練習。我看著自己、分析自己練習的情況，並自我評價、反思。這就是我學習的方式。我花了無數時間擺姿勢，還花更多時間分析。

擺姿勢是純粹的表演活動。我理解這一點，也喜歡這件事。有些健美選手幾乎不練習擺姿勢。所以，他們贏不了比賽也是理所當然。

除了自己練習，我還會花時間看其他人擺姿勢，看他們的影片。我會特別觀察自己的競爭對手，了解他們的優缺點。然後，在比賽當天，我就可以擊敗他們。我會看看他們何時擺出緩慢的姿勢，接著在這段時間擺出 3 個動作，好向評審展示更多不同的肌群。所有努力都讓我更確信自己的勝利。

每天晚上睡覺前我都會想：「阿諾，你擺的姿勢越好，就代表你越能掌控自己。你可以控制自己。你有信心。你很棒。你的姿勢越好，臉部表情就要越少。保持臉部放鬆。你的臉部表情會讓大家知道你是贏家。你是贏家，阿諾。」我把這些話寫下來，放在我能看到的地方。每天重複看這段話十幾次。

你的心態會影響評審怎麼看你。競爭時，你呈現的態度很重要。你要驕傲，你的站姿要有自信，擺出的動作也要有唯我獨尊的氣場。健美比賽中，有些人擺姿勢的樣子像輸家，有些人像贏家。這很難解釋，但每次我看到這些姿勢都能判別出高下。舉例來說，典型的失敗者做雙手肱二頭肌的姿勢時，會看起來畏畏縮縮的，因爲他只會躲在自己的二頭肌後面。眞正的贏家則會在做二頭肌姿勢時眞正地打開整個身體。他會用動作對評審說：「看看這些肌肉！」這就是不同之處。如果他以大幅度的動作變換到另一種姿勢，你就會知道他很有自信。另外，微笑的表情也能展現出你的信心，讓評審看見你的態度。

我注意到，每個競爭對手都做錯一件事情。在比賽當天，他們都只關心自己的身體，只想著**自己**看起來有多壯。我總覺得這樣不太對。如果在比賽當天還在擔心自己的身材，恐怕爲時已晚。你應該在訓練的那一整年想著要怎麼讓自己更壯，而比賽當天，則是要擔心別人的身材。我的意思是，你應該分析你的對手，並根據他們的外形和行爲採取行動。我爲此作足了準備。如果有人想出了一個姿勢，我就能用另一個姿勢回敬。我知道什麼時候該在評審面前認眞擺姿勢，這就是勝負的關鍵。在觀衆面前擺姿勢就沒那麼重要，因爲這種表演就跟一場芭蕾舞沒兩樣，你只要跑完流程就好，沒有競爭的問題。然而，無論是預審或表演，還是都要認眞看待，只是在評審面前，你最好不要做沒有意義的動作。

我的其中一個優勢就是身體，我的體型相當魁梧，比起其他健美選手更引人注目，這是因爲我和雷格．帕克都有的一個共同特徵。在放鬆站立時，我的身體看起來非常對稱，肩膀不會太寬、太方，也不像大多數健美選手一樣，手臂上太多肌肉，導致雙臂好像跟軀幹分離，看起來相當突兀。就算放鬆站著的狀態下看起來不那麼雄壯威武，我也不太在意。我的身體充滿肌肉，卻不會有怪異、臃腫的感覺。我也不想把自己練得太誇張，搞得全身都是僵硬巨大的肌肉。然而，一旦我擺出姿勢，整個身體就會產生天翻地覆的改變。我的身體會像手風琴一樣打開，我的肌肉線條也會湧現。

在放鬆與緊繃的狀態之間，我的肌肉尺寸有驚人的差距。不出力、自然垂下時，我的手臂大概有 48 公分。一用力，雙臂就能膨脹到 56 公分。我的胸肌也一樣。我可以讓我的胸肌瞬間膨大，大家看到都會目瞪口呆，因爲他們不明白這樣巨大的肌肉從何而來。我的大腿看起來也不太粗壯，但我一屈曲出力，肌肉就會爆炸開來。這樣的肌肉是多次數、低負荷的鍛鍊帶來的成果。如果你都做大重量訓練，就會看起來像佛朗哥．哥倫布，碩大的肌肉永遠都掛在那兒。這樣一來，擺出姿勢的時候就沒那麼讓人驚訝。所以，我個人不嚮往這種體態。我個人更喜歡戲劇性的身體，也就是表演者的身體。

在我心目中，自己已經是宇宙先生了。我的想像力已經準備好，我的身體也準備好了。我正在努力創造世界上最雄偉、最完美的身體。

我的牆上貼滿了各種清單和圖表，上面寫著所有我要注意的事情。我每天訓練前都會瀏覽一遍。備賽的工作占了一天 24 小時，我時時刻刻都在想著比賽的事。我很努力說服自己，現在我的小腿肌和二頭肌一樣重要。我花了一段時間才把這個想法牢牢地扎根，因爲多年來我的注意力一直放在二頭肌上，畢竟健壯的二頭肌就是健美中最重要的元素。

另外，我也認知到肌肉分離度的重要性。標準的訓練動作在我身上效果有限，所以我必須發想出能夠深入這些肌肉區域的訓練。所有的肌肉都必須分開，但又得一體成形。簡單來說，就是擺姿勢的時候肌肉看起來要有整體性，但肌肉之間相連的地方應該要有清楚的分界。舉例來說，胸肌和三角肌是一體的，但兩者相交處應該有一個明確的凹槽。這就是分離度。在那之前，我一直專注於肌肉的尺寸，沒有關注肌肉的分離度。後來，我努力分離肌肉，讓線條更清晰，而分離度就與身體的脂肪多寡有關。

所以，我無所不用其極地想燃燒掉肌肉之間的每一克脂肪。我像科學家一樣研究、實驗。我必須找到能把三角肌與斜方肌分開的動作，因此想出一種叫作直立划船（upward rowing）的訓練動作，當時我在海灘上用大負荷做這項訓練。我還想出另一個分離胸肌跟三角肌的動作，叫作啞鈴前平舉（front raises with dumbbells）。我也會做雙槓撐體（dips），好讓胸肌與腹肌分開。

但是，我的小腿還是不夠壯。在完成剩下的訓練之前，我會開始訓練小腿肌，這樣我就可以在機械式設備用更大的負重，眞正刺激我的肌肉。如果這樣的負荷量還不夠，我就會找健身房裡最壯的大漢坐在上面。接下來，我會屈曲我的大腿、屈曲我的小腿。每次鍛鍊之後，我都會做很多繃緊肌肉的訓練，作爲我的超級等長訓練組。我會不斷地在鏡子前擺姿勢。我還會在陽光下躺好幾個小時，好燃燒掉皮膚下的脂肪組織。

現在，每次我到外面演出，大家都會說：「阿諾，你進步太多了。你的肌肉線條好清晰。你看起來沒那麼粗獷了，肌肉的品質越來越出色。」他們看到了我的改變。我現在可以繃緊雙腿，看到自己碩大的小腿肌。我的信心和動力也大幅增加。我在長期記錄的圖表上寫下我的進步，並更加努力地鞭策自己。

最後幾週我又加緊腳步訓練，因爲我耳聞一位新競爭對手的傳言。有一位選手名爲丹尼斯・蒂尼里諾（Dennis Tinnerino），剛剛贏得美國先生，有些人還稱他爲新一任宇宙先生。於是我仔細端詳他的照片，他看起來的確很棒。不過，他的手臂還不夠壯，而且我覺得自己的背肌和胸肌更勝於他。但他的雙腿練得比我好。我已經相當努力鍛鍊，但是在短短一年之內也不可能大幅改善腿部肌肉。我覺得我的雙腿勉強可以跟他相匹敵，其他部位則能輕而易舉地贏過他。

儘管照片總是會失真，我還是把自己跟蒂尼里諾的照片仔細地對照了一番。我對自己前所未有地嚴格。每隔幾天，我就會量一次肌肉尺寸、秤體重。爲了參加比賽，我努力雕塑自己。比賽前 2 週，我在威爾斯有一場展覽。大家都對我的體態讚譽有加。但他們也買了封面是丹尼斯・蒂尼里諾的雜誌，他們不完全覺得我能奪下宇宙先生的頭銜。他們一直說：「你如果想獲勝，就得擊敗蒂尼里諾，阿諾。看看他的身材，看看他的肌肉線條。」蒂尼里諾就是我的假想敵。我不知道切特・約頓這次是否會出賽，但不重要，因爲現在我可以輕鬆擊敗他。丹尼斯・蒂尼里諾顯然是我最大的威脅。

從威爾斯回到倫敦後，有一天下午我和瑞奇・韋恩（Ricky Wayne）一起訓練。他當時住在倫敦，是英文版《健美人》（Muscle Builder）雜誌的編輯。他搖搖頭說蒂尼里諾太強、太不可思議了，並直稱我沒有機會奪冠。瑞奇的話刺傷了我。他感覺得出來我有多難過，但他只是聳聳肩，說事情就是這樣。我拒絕相信。瑞奇繼續用蒂尼里諾的身材數據說服我。肌肉雜誌上的測量結果總是很誇大，所以我不太擔心。但從照片看得出來，蒂尼里諾的身體相當完美。他簡直不可思議。

我心想：「好吧。他看起來的確有冠軍相，但我無論如何都要打敗他。」距離比賽不到 2 週，我就回到了慕尼黑。訓練得比以往都還要認真。我甚至在比賽前一天早上去健身房報到，練了 3 個小時。接著就搭飛機飛往倫敦。我在午夜抵達倫敦，並放棄了睡眠。我忙著爲比賽作好萬全準備，所以無論如何都無法入睡。另外，我也相信熬夜可以幫我消耗腰部多餘的熱量。

隔天早上 6 點，我搭電梯下樓，並走到室外。皇家酒店門前已經站滿了一群健美選手。他們可能也都緊張得睡不著。

蒂尼里諾和他的經紀人利奧．斯特恩（Leo Stern）一起從美國過來。結果經紀人把他從現場帶走，不讓我們在比賽前看到他，故意吊人胃口。

我的朋友瓦格是評審之一，他那天早上與我見了一面。他想幫助我，給我暗示、爲我加油打氣。他已經見過蒂尼里諾，覺得我們不相上下。另外，我帶了一位名叫艾伯特．布塞克（Albert Busek）的攝影師朋友一起來，我要他當間諜，去看看蒂尼里諾長什麼樣子。沒錯，我當下很不安。艾伯特說服利奧．斯特恩讓他進去休息室，幫蒂尼里諾拍一些照片。他回來的時候，我看得出來他飽受震撼。他用有些遺憾的語氣說道：「阿諾，蒂尼里諾太不可思議了。」

終於，在那天早上的預審，我見到了蒂尼里諾本人。他下來看另外兩個身高組別的比賽。那時，我們簡短地交談了一下。同時也有些暗中較勁的意味。他問我狀態如何，我說：「簡直好得不能再好！」我朝他湊近，在他耳邊說：「就是那種知道自己『會贏』的感覺。」我微笑著，讓我的身體慢慢地施力、展開。我表現得有些狂妄。但我是認真的，我就是要打敗他。

身高最高的組別預審時間是在下午 1 點。到了午餐時間，我上去小睡一會兒，直到 1 點鐘才醒來，並聽到艾伯特敲門的聲音。他對我大喊大叫，說如果我 10 分鐘內不上台，就會被取消資格。我迷迷糊糊地醒來，抓起健美三角褲跑下樓，所有選手都已經站在那裡，準備好被叫上台。我跑過去，身體感覺很不錯。全部人都站在那裡，經過充足的熱身，肌肉已經蓄勢待發，而我卻還沒進入狀況，他們也知道這一點。我看了一眼丹尼斯·蒂尼里諾，不覺得他特別厲害。他的體態很好，線條分明，但狀態還沒有達到頂峰。這是我當下的感想。

我趕緊換衣服，抹了一點油，就匆匆回到隊伍中，根本沒時間熱身。但我已經開始感受到自己在比賽中的那股自信。我站在蒂尼里諾旁邊。他就是我要打敗的人。我不想讓評審覺得我們不相上下，因而作出錯誤的判決。我聽到各種各樣的噪音，每個人都在喋喋不休地談論我們，評審們也不再要求我們擺姿勢了。真是個奇怪的時刻。我看了看對手，並準備進入競爭模式。他們的皮膚看起來都像金屬一樣發光、上滿了油，在舞台的燈光之下格外耀眼。最後，評審要求觀眾安靜，並再次開始要我們擺姿勢。全體開場結束後，就進入個人出場環節。因為按照身高順序出場，所以矮的選手會先上台。我最高，所以排在最後，排在蒂尼里諾的下一位。這代表我會擁有壓軸的優勢。太完美了，正合我意。

我注視著蒂尼里諾的一舉一動。他擺出姿勢，群衆報以掌聲。他非常專業，他在健美褲、髮型等等所有細節上都花了不少時間。但我知道自己可以超越他。我高大、輕鬆又極度自信，像貓一樣走上舞台。我感覺很好。我的身體狀態很好，肌肉繃緊，血液湧入每一條微血管。我就是覺得蒂尼里諾不可能打敗我。我在台上的表現也展現出這般企圖心。

我擺出第一個手臂姿勢後，整個比賽會場都爲之瘋狂，所有人都驚呼不已。然後，我又擺出一個背面姿勢，群衆再度譁然。我只做了 10 個動作，但通常我會擺 15-20 個姿勢，因爲我那時只想展現出我最完美的樣子，避免呈現出任何可能有缺點的地方。我做了一個展現側面與背肌的姿勢，再擺出側面胸大肌，接下來是另一個背部姿勢，然後又是一個正背面的動作，最後以側面肱二頭肌的姿勢作結。人們又是尖叫、又是吹口哨，對著我歡呼叫好。我又回到正面，做了一個雙手肱二頭肌姿勢。最終，我擺出一個最能展現發達肌肉的動作作爲結尾。每個人都不停地鼓掌、爲我瘋狂。通常在預審時不允許鼓掌，因爲可能會影響評審的判決，但人們卻按捺不住興奮的情緒。因此，我的精神爲之一振。血液湧入我身體的每個部位，我不再需要任何暖身動作來刺激我的肌肉。

最後展示的時間到了。個人展示時間結束後，評審們選出了前 6 名，他們要選手排成一排，並喊出每個選手要擺的姿勢。他們要我們做雙手肱二頭肌姿勢，我知道自己一擺出動作就打敗了所有競爭對手。然後是背面闊背肌，我也覺得自己表現得很好。接下來是側面胸大肌，我知道自己的胸肌天下無敵。最後是腹肌，但丹尼斯・蒂尼里諾的腹肌比我的更精壯、線條更分明。此外，他的小腿肌也比我出色。最後，評審讓我們做出自己最喜歡的姿勢。我過去所有的練習都派上用場了。我就站在蒂尼里諾旁邊，不斷地用眼角餘光瞄他。當他展示腹肌、大腿，我就會擺出二頭肌姿勢，若他小腿用力，我就會秀出傲人的側面胸大肌。包括蒂尼里諾在內的所有人都因我而黯然失色。大家對我的反應最爲激烈，我有印象以來，第一次感受到人們眞的在爲我尖叫，他們喊著：「阿諾！阿諾！」

後來評審特別過來稱讚我。雖然他們不能太高調，但還是給了我很多的關注。有些評審覺得我的每一塊肌肉都更勝於其他對手。由此看來，我幾乎可以肯定自己贏了。儘管如此，蒂尼里諾在某些地方還是比我厲害。但我比他更會擺姿勢，更能全面地展示自己的優勢。眞正的宇宙先生到第 2 天才會宣布。這意味著我還得等待一段時間。大家都過來告訴我，我是他們所見過最不可思議的健美選手。這些恭維的話，我當然喜歡聽。但評審們的決策才算數，我也只能靜靜地等待隔天晚上的演出。

其他健美選手和粉絲們一整天都圍著我轉。每個人都已經認定我是贏家。他們開始把我當作宇宙先生。這是我一生中最偉大的經歷之一。但這件事也令人不安。因爲我還不知道比賽的結果。我回到自己的房間，但我待不下去。於是我搭電梯到飯店大廳。人們再次圍上來祝賀我，告訴我：「別擔心，阿諾，你一定能贏。」我所能做的就只有等待，身上每一個毛孔都不想接受自己屈居第 2 名的可能性。我四處走動，讓人們稱讚我，並聆聽他們認爲我聽不到的評論。我承認，我喜歡他們稱我爲怪物。他們會交頭接耳地說：「看！是阿諾。他簡直是一頭野獸。」

第二天晚上，到了宣布決賽獲勝者、選出宇宙先生的環節，我一直努力打起精神，不想在宣布獎項時恍神。後台的氣氛非常緊張，而我也找到高個子組別的更衣室。到了演出前半小時，我開始熱身，並特別加強自己的弱點部位。我在水管上做引體向上，我一開始抓到一根燙得不得了的水管，甚至把我的手燙傷了。我用毛巾做引體向上、倒立伏地挺身、一般的伏地挺身，還在椅子之間做伏地挺身，也用毛巾做彎舉，用任何我能想到的阻力運動來活動身體。我找人壓住我的手臂，這樣我就可以做側平舉，好將血液打入三角肌，讓血液循環更順暢。我做了提踵和西斯深蹲（sissy squats），就是把背部打直往下蹲的動作，因爲我不想把大腿熱得太開，不然到台上又冷掉了。

我們就像古羅馬的角鬥士一樣。到處都是比賽油，選手們各自說著不同的語言，有法語、英語、葡萄牙語、德語、阿拉伯語。房間另一邊有人在做伸展運動，還差點把水管扯斷。我穿過房間，把水管彎曲回原位，好像我是唯一一個力氣夠大的人一樣。我感受到他們的視線。我正在展示自己的肌肉。我彷彿成了王者、唯一的勝利者。接著，一個委員把頭探進門口喊道：「好了，高個子們上台！排成一列！」我對自己說：「阿諾，你的舞台來了。」

不知爲何，在老劇院的絲絨布旁等待時，我回想起人生第 1 場比賽的經歷，也就是青少年歐洲先生大賽。我去司徒加特時沒有任何擺姿勢的經驗，從軍隊擅離職守，留著軍人的頭髮，穿著借來的健美褲，但我贏了。我驚訝地發現，自己在這麼短的時間已經走了這麼遠。

我一開始擺姿勢，就得到了英國觀衆如雷般的掌聲。我現在的工作就是表演，我本來那套比賽姿勢變成了一場芭蕾演出。我不得不回到台上再表演一次，滿足觀衆的期待。我是唯一一個必須再擺一次姿勢的人。最後，他們宣布了各個組別的優勝者。我在身高最高的組別勝出，也讓我直接成爲宇宙先生的贏家，因爲我知道自己唯一的對手就只有丹尼斯·蒂尼里諾。我贏了。

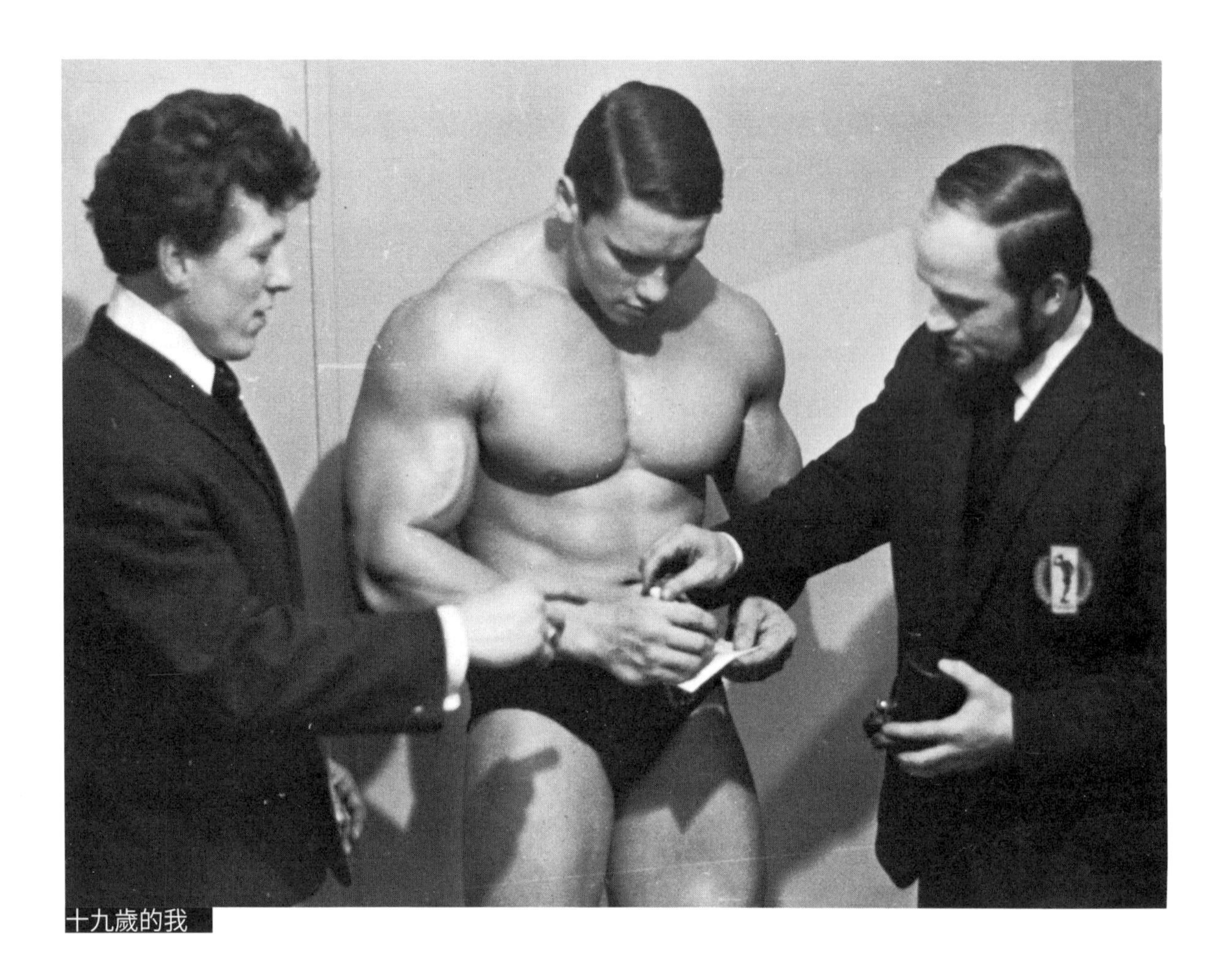
十九歲的我

所有組別的獲勝者都站在那裡，有矮、中、高3位。觀眾們都陷入瘋狂。他們再次大喊：「阿諾！阿諾！」他們的活力、熱情就像泵浦一樣打入我的身體。讓我的身體不斷成長、膨大。最後，主持人要求眾人安靜，好讓他宣布第3名、第2名以及最終的獲勝者，也就是1967年宇宙先生。

「阿 諾・史 瓦 辛 格！」

我聽到自己的名字，並走上舞台。掌聲如雷，響徹禮堂。人們大聲歡呼。我看著健美選手的陣容，對自己說：「天哪，我做到了。我打敗了他們所有人。」這一年以來，我首度允許自己承認這些對手有多厲害。現場有來自世界各地的 90 名健美選手。而我，打敗了他們所有人。當下，所有經歷就如跑馬燈般閃過我的腦海，就好像意外或臨死之前一樣，你會想像自己已經死了，或者想到家人可能會遭遇到什麼事。

宣布獲獎者之後，他們花了幾分鐘的時間頒發獎盃。我看著觀眾。他們尖叫著，鎂光燈照在我身上，我被這道如夢一般的光芒籠罩著。我想，這就是一直以來訓練的目的。一切彷彿白日夢一般，我不敢想像這樣的好事會發生在我身上。

就像面前有一個千斤之重、我無法舉起的龐然大物一般。我試著冷靜下來，思考這座獎盃的意義。我告訴自己：「現在發生的事情，現在這個當下，是你一生中最重要的時刻。」我 10 歲時曾下定決心要成爲某個領域最偉大的人，而現在，我兌現了這個承諾。如今我 20 歲了，我已經是最雄偉、最完美了。我對自己重複了一遍：阿諾．史瓦辛格，1967 年的宇宙先生。

星期日早上，我下樓吃早餐。放眼望去，現場就好像馬克思兄弟演的美國喜劇場景一樣。在餐廳裡，我看到至少有50個健美選手穿著他們那特製的寬墊肩夾克。有些人吃10顆雞蛋，有些人吃2塊牛排，有些人因爲節食只吃2顆蛋，還有一個人吃了15片吐司。我一進去，大家就開始向我招手。他們擠在我的桌子周圍。每個人都非常熱情，尤其是阿拉伯人。他們很樂見我的成功，紛紛過來跟我打招呼，親吻、擁抱我。有人從餐桌對面靠過來，說：「做得很棒，阿諾。但下一位宇宙先生會是塞爾吉奧・奧利瓦（Sergio Oliva）。」

「什麼？」

另一個人說：「不，下一個是比爾・珀爾（Bill Pearl）才對。」

他們提到健美界所有偉大的名字，這些人還在我面前，我還得越過他們才行。他們的話推翻了我原有的想法。我是宇宙先生沒錯，但我也不是。他們向我解釋道，我是宇宙先生，這點是確定的，但幾個月前也舉辦了另一場宇宙先生大賽，是國際健美聯合會（IFBB）舉辦。獲勝者是來自古巴的黑人健美選手塞爾吉奧・奧利瓦。事實上，宇宙先生一共有3個。其中一位是比爾・珀爾，他得到全國業餘健美協會（NABBA）頒發的職業宇宙先生頭銜，而我的則是NABBA的業餘宇宙先生。另一個宇

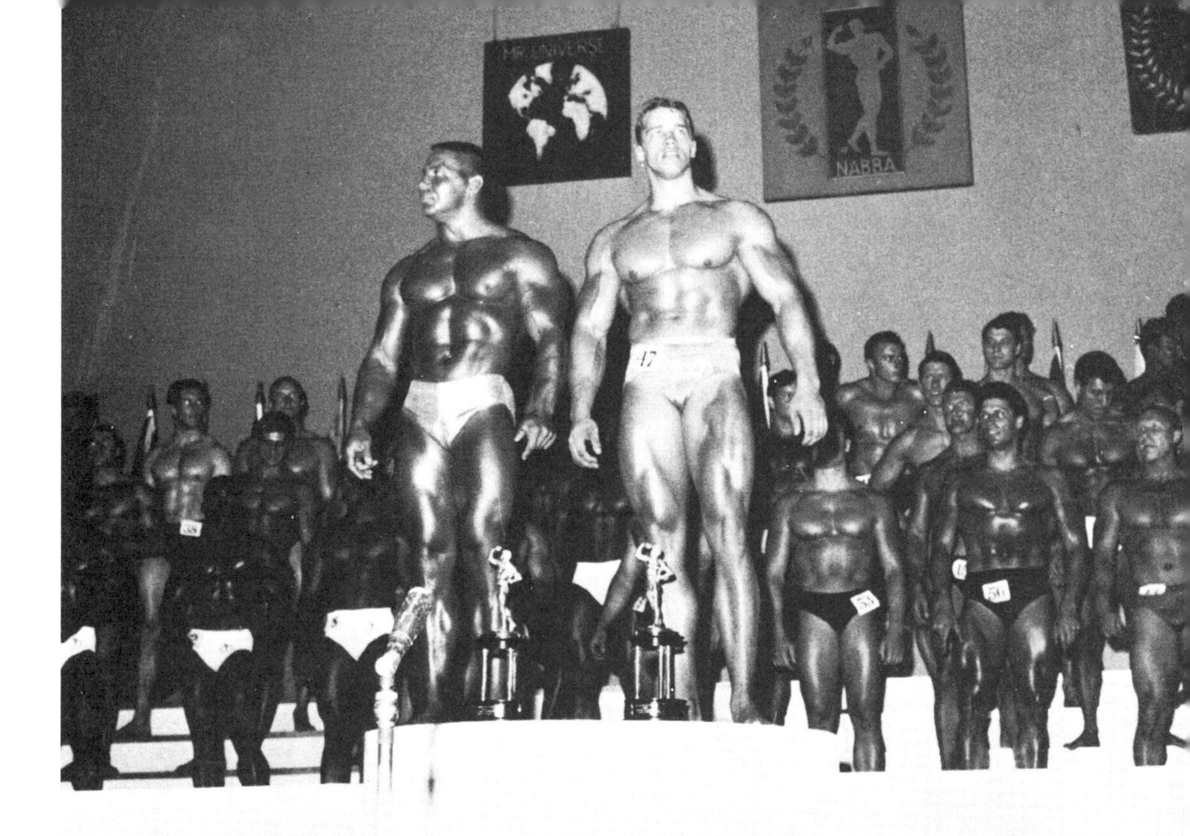

1967 年，贏得宇宙先生頭銜後，與比爾・珀爾一起站上台展示姿勢。

宙先生就是 IFBB 協會所認定的塞爾吉奧・奧利瓦。也就是說，有兩個不同的國際健美協會，也就是 NABBA 和 IFBB，前者是全國業餘健美協會，後者即國際健美聯合會。兩者都舉辦了宇宙先生大賽。此外，還有剛在紐約贏得世界先生頭銜的瑞奇・韋恩（Ricky Wayne），而塞爾吉奧・奧利瓦還贏得了奧林匹亞先生。

至少我知道一件事：我現在是世界 4 大健美選手之一。我的成就確實不凡。但我必須擊敗另外 3 個人，才能讓每個人都承認，我是王者之王。我已經實現了一個目標，那就是贏得宇宙先生的名號。但我必須繼續下去。否則我無法感到滿足。以奧運爲例，贏得奧運獎牌的人確實做了一件偉大的事情，但不代表他是世界第一。只有擊敗所有競爭對手的那刻，才配當世界第一。因爲有些競爭對手可能受傷了，或者沒辦法參加比賽，像是睡過頭錯過比賽等情況（以我的經驗來看，確實有可能發生），1972 年奧運 100 公尺預賽的烏龍就是一個經典的案例，奪冠熱門的埃迪．哈特（Eddie Hart）就因爲看錯賽程這樣荒謬的原因，而與奧運獎牌失之交臂。你可能贏得了幾個大比賽，但還是不確定自己是不是最好的。因此，如果你想要的不只是贏得比賽，而是成爲頂尖選手，那就要繼續努力下去。而這就是我的目標，是我的下一個挑戰，成爲最強的健美選手，成爲最終的贏家。我發誓要繼續堅持下去，直到世界上每個人都說：「是的，就是他。他是阿諾，他是最強的。」

但那天我簡直被眾人問得喘不過氣。他們不停問我是怎麼訓練的：「你的胸肌怎麼這麼大塊？」「爲什麼我的胸肌長不大？」「你的二頭肌怎麼這麼粗？」「阿諾，你的大腿是怎麼在短短一年內變壯這麼多？」。

幾天後我才再度見到丹尼斯．蒂尼里諾。眾所周知，他是個花花公子。總是有女孩圍繞在他身邊。而與女孩子調情玩耍似乎是他的一大樂趣，他來這裡是要玩得開心，好好瘋狂一番。宇宙先生比賽結束 1 週後，我們一起出演瓦格辦的展覽。我試著跟他聊天。我的英語已經比去年好多了，但我仍然覺得跟他交談很困難，但他對我非常友善。他一定很失望，媒體把他塑造成必勝的形象。可是，他沒有表現出覺得評審不公平的樣子。他在展覽前來找我，說我表現得很好、配得上冠軍頭銜。我問蒂尼里諾，自己該做些什麼才能變得更強。他說：「你應該要繼續鍛鍊小腿，阿諾。」他轉動右腿並屈曲用力，展現小腿肌。他的小腿眞的很漂亮，像顆小甜瓜一樣突出。

後來，我打電話向父母報喜，卻得到令人失望的回應。他們似乎很高興聽到我的近況，但在我聽來，他們好像更想從格拉茨當地的報紙上看到我完成大學學位的消息。掛斷電話後，我的心情很鬱悶。我告訴自己，這種反應是因爲他們不懂健美世界錦標賽的意義有多重大。因爲他們從來沒見過這樣的大場面。

我得承認，我確實很在意他們的態度。我覺得他們至少要知道這件事對我有多重要。他們也知道我爲此付出了多少努力。我試著不去想這件事，但沒那麼簡單。我覺得孩子們做的事都想得到父母的認可。我想我很懂我父母，也深知他們的缺點，比起了解自己，我更了解他們。我很努力忘記這件事。反正我也不在家，所以我開始尋求其他人的認可。

宇宙先生比賽幾週後，我在司徒加特辦了一場展覽，我父親來看我。看到我得到那麼多掌聲，他非常興奮。因爲這點，他才打從心底認可我。我父親應該無法想像，只因爲我是宇宙先生，人們就會對我歡呼鼓掌，也無法理解他們有多喜歡我的身體，而我在那時是世界上最強壯的健美選手之一。他只知道，有 2,000 個人特地來看我擺姿勢。他的理解範圍僅止於此。我的母親更是如此，直到很久以後，她看到我贏得 1972 年奧林匹亞先生比賽之後，才眞正意識到我的成就。

比賽結束後不久，我收到雷格．帕克的邀請，邀請我去南非，住在他家裡，辦我們當初約定好的展覽。我整個人都沉浸在奪獎的光芒當中。我的朋友們都對這件事又驚又喜。爲了準備這次展覽，我的訓練就跟往常參賽一樣嚴格。多少年來，我一直夢想著成爲雷格．帕克那樣的人。然後，突然間，我眞的幾乎和他一樣了。人們因此對我讚譽有加。他們說我們都有這種堅韌、英雄般的特質。

我待在雷格住的約翰尼斯堡。他有一座美麗、寬敞的單層豪宅，前面有

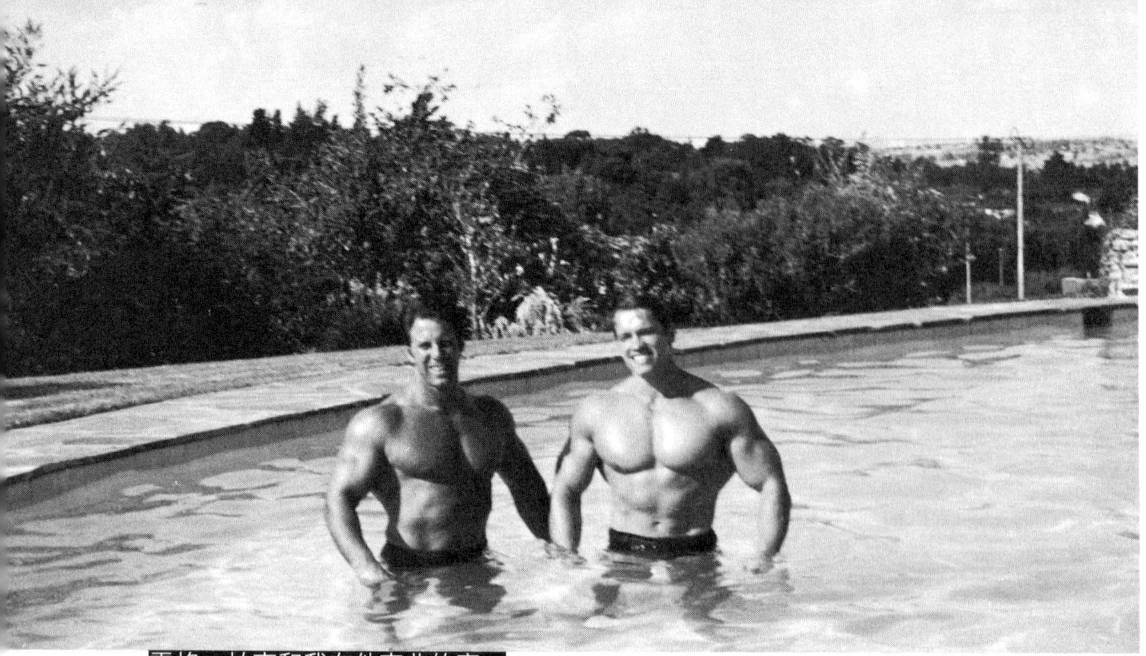

雷格・帕克和我在他南非的家。

一個奧林匹克規格的游泳池，整個房子周圍環繞著玫瑰園和數千坪的花草樹木。房子裡則充滿了來自世界各地的古董。這棟房子彷彿有一種光環，展示出這是一位明星的宅邸。他家簡直可以說是富麗堂皇。舉例來說，你只要在餐廳裡按下一個按鈕，僕人就會出現。

一開始我還不太自在，不久就習慣了。雷格和他的妻子瑪麗安娜像對待親生兒子一樣招待我。他們讓我參與所有的家庭活動，帶我去參加派對、出門看電影、享用晚餐。和他們待在一起著實讓我開了眼界，讓我知道除了無止盡的訓練之外，人生中還有多少趣事可做。我可以擁有華麗的房子、事業、家庭、美好的生活。和他們在一起，我非常滿足。對我來說，每天早上起床都見到雷格、和他待在一起這麼久、並得到他滿滿的關注，是一次獨特的經歷。

他對我並不會只說好話。我要他批評我，於是他就給了我許多建議。他也點出我的小腿不夠壯。他說自己也遇到同樣的問題，但他已經克服了。我很快就知道，他爲什麼能做到。看著他鍛鍊小腿，我簡直感到羞愧不已。我在器材上加的重量跟他比起來簡直輕如羽毛。他就這樣走上前，把重量加到 360 公斤，做了 12 下。那時我知道，我算得上是認眞訓練，但如果想達到他的高度，就得更加努力。

★★★

回到慕尼黑之後，來我的健身房報名的人更多了。會員人數達到 400 人。錢開始進來了。金錢意味著自由，也意味著更多的訓練時間。一切都逐漸步上軌道。

我也發現，贏得宇宙先生比賽並不會讓你成爲世界上最好的健美選手。在美國，我可能無法擊敗的選手還是存在。對我而言，這是一個很大的打擊。有些人曾經 2-3 度贏得宇宙先生大賽冠軍。我看我還得再贏個 2-3 次才能征服所有人。

我給自己訂了一個全年份的訓練計畫。我整天都泡在健身房瘋狂訓練，早出晚歸，全都是做一些高強度訓練。找訓練夥伴對我來說不費吹灰之力。慕尼黑的每個健美選手都想和阿諾一起訓練。他們以爲我知道一些訓練祕訣。我們做了很多強迫次數，用這種眞正的折磨讓自己超越了忍受痛苦的極限。我們也吃了很多飯。每次運動後，我們都會去酒館，每人都吞掉一整隻雞和好幾杯啤酒。這就是我們的晚餐。在訓練現場，我努力刺激自己的想像力，想方設法嘗試超越其他人。如果有人能把手臂練到 53 公分粗，我就會想辦法練到 56 公分。

我一遍又一遍問著自己：「阿諾，你該怎麼做，才能變得獨一無二、舉世無雙？」

終於，我想到一個刺激肌肉肥大的點子。如果你一年以來固定做 10 組臥推或其他動作，肌肉就會逐漸習慣 10 組臥推，肌肉的生長速度便隨之減慢。因此，我每週都會帶一位訓練夥伴，帶著訓練負荷開車到鄉下。我們會限制自己一次只能練一個部位。我還記得，我們第 1 天載著 113 公斤的重物到森林裡，連續做了 3 小時的深蹲。我用這樣的重量做了 20 下，我的搭檔盡他所能地嘗試。休息沒多久，又輪到我了。結果，我們每個人各做了 55 組深蹲。最後一個小時痛苦得不得了，好似沒有盡頭一樣。但我們的鍛鍊確實奏效了。大腿像氣球一樣鼓起來。這一天，我們的大腿肌肉就過度操勞，一整週都沒辦法正常走路。連用爬著匍匐前進都有困難。55 組的強度太高了，我們的雙腿從未經歷過這麼痛苦的訓練。我們的大腿都變粗 0.3-0.6 公分，簡直是爆炸性的成長，在極高的負荷下，我們的肌肉除了變得更大以外別無他法。

後來，我們把這種訓練變成日常。我們會帶一些女孩子來幫我們做飯。我們在戶外生了一堆火，把整個訓練變成了一場小比賽。我們練得非常認眞，但也很愉快。魔鬼訓練結束後，我們會喝葡萄酒和啤酒，喝得酩酊大醉，然後像 19、20 世紀初的老派舉重選手一樣繼續比賽。有時候，我們幾乎陷入瘋狂。我們會乘著酒興再次舉起重物，但因爲酒精的作用，力氣不像原本那麼大，重物就這樣掉下來砸在頭上。我們也會把重物放在胸口，但是怎麼舉都舉不起來，要有其他人幫忙才得以脫身。我們很享受那段時光。我們會圍坐在爐火邊烤羊肉串、做愛。在這趟旅行中，我們是角鬥士，是雄性動物。我們在大自然中赤身裸體，享用著吃不完的美食、美酒和女人，我們像野獸一樣狼吞虎嚥，像野獸一樣行動。我們很喜歡這個活動，所以每週都會舉辦這個森林訓練大會，吃新鮮的肉、喝酒、盡情鍛鍊。

做喜歡的事情很重要，我們也享受其中。我們玩得很開心，同時也做了非常了不起的鍛鍊。我們沐浴在森林的新鮮空氣中，用力地折磨自己的身體。我們跟彼此單挑、經歷了很多痛苦、汗水。我們會深蹲到一半抽筋、痛得在地上打滾，並嘗試按摩、治療。那是我第一次知道，痛苦可以變成快樂。我們從痛苦中受益。我們正在突破疼痛的極限、刺激肌肉爆發。這種痛苦是好的，因爲我們成長了。

從痛苦中長大的感覺眞是太棒了。突然間我開始期待魔鬼訓練，把它當作一件令人愉快的事。我們把痛苦的鍛鍊變成了一次次愉快的旅行。那時，我沒辦法跟任何人分享我們的訓練，因爲我知道大家會說我是個怪人、受虐狂。事實並非如此，我只是將痛苦轉化爲快樂，並不是在享受痛苦本身，而是因爲痛苦意味著成長。我們還會互相吹噓、聊著我們的訓練有多痛苦。

每個週末我們都會做一樣的事情，臥推、划船、飛鳥，用訓練轟炸我們的身體，給肌肉一些有別於平時的刺激。我的原則就是：要給身體驚喜。不要總是按照身體所習慣的方式訓練。這是一種促進肌肉生長的新方法。我看到這種訓練在我身上奏效，我開始對外宣揚，把這套訓練當成一種健身方法。

我會用分部式訓練、魔鬼訓練、願意承受那麼大的痛苦都是有理由的，因爲我想要更大、品質更好的肌肉。這些訓練都不是從別人身上學來的，而是我自己的想法，完全原創、不假他人之手，是我爲自己的身體設計的。我相信其他偉大的健美選手，以及任何想要在某個領域中出人頭地的人都做過同樣的事情。你首先關心的一定得是自己。你必須發明各種方法，讓自己超越顚峰。舉例來說，我訓練的前 3 年，在做啞鈴彎舉的時候，本來是把手腕伸直，並感受到二頭肌在用力。但是我後來稍微轉動了一點手腕，就發現二頭肌的感受更加強烈，我感覺到手肘一帶有一些過去沒訓練到的肌群都因此得到刺激。我問我的醫生朋友，爲什麼這樣的動作會有更強烈的感受，他說二頭肌的作用不僅是抬起前臂、讓手肘彎曲，也會幫助手腕轉動。如果二頭肌也有轉動手腕的作用，那我爲什麼不利用這點，讓啞鈴訓練的強度增加呢？所以我把啞鈴的某一側加重，使兩邊的重量失去平衡，這樣一來，我立刻就能感覺到自己的二頭肌施力保持平衡。痠痛的感受非常強烈。我從沒有在書籍和雜誌裡看到這個方法。我想要成長得更快，變得更特別，所以才眞正下定決心，要自己發明新的鍛鍊方法。

慕尼黑的生活一如既往地瘋狂。我們訓練得很認眞、很痛苦，但我們也很開心。我們喝了一堆酒，跑了一堆派對。眞是一段快樂、美好的時光。我還很年輕，是一顆冉冉上升的新星。在慕尼黑，大家都把我當作怪胎名人來看待，他們都叫我肌肉男阿諾。我爲自己的成就感到自豪，但不僅只於此，我要讓大家知道這只是一個開始。沒有幾個人能反駁我。我認爲自己能夠幫助健美運動擺脫汙名，不再讓大衆覺得健美是奇怪、偏門的運動。

每年春天，慕尼黑都會辦舉石比賽。這項賽事已連續舉辦長達 10 年，在體育界享有盛名。選手會站在 2 個看起來像椅子的腳踏板上，握著金屬把手，將石頭拉到兩腿之間。這塊石頭重約 508 德國磅（約 250 公斤）。禮堂牆上的電子秤會顯示你把石頭舉得多高。比賽前不能熱身，只能直接舉起那顆石頭，抬得越高越好。那一年我參加了比賽，以打破大會紀錄之姿勝出。媒體把這件事寫進新聞裡，標題斗大地寫著「宇宙先生是德國最強壯的人」，這個說法可能是眞的，也可能不是眞的，但總而言

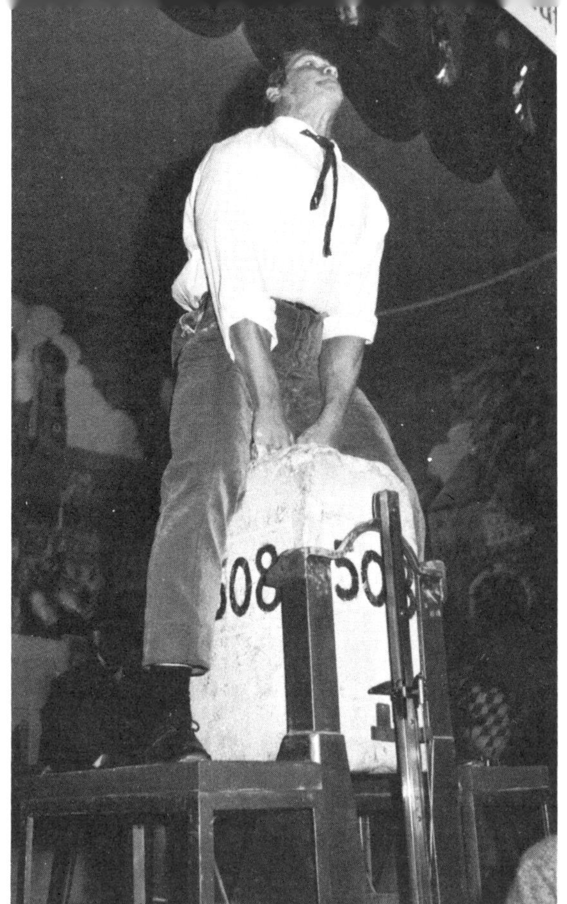

1967 年，慕尼黑的舉石大賽。

之，這樣的頭銜對健美運動有很多好處。當時的人們仍然對健美有很多誤解，認爲健美選手徒有肌肉，大而無用的肌肉，沒有任何力量。

那年秋天，我在一場舉重比賽中認識了佛朗哥．哥倫布。就他的身材而言，他是我見過最強壯的人之一。

我們成爲了朋友並開始一起運動。我喜歡和佛朗哥一起訓練，因爲他力氣非常大。他並不是天生就那麼完美。初次見到他時，他的體態甚至還沒辦法參加宇宙先生大賽。他的胸口有一道奇怪的疤痕、又有 O 型腿，在他身上我完全看不到冠軍相。但我鼓勵他，讓他踏入健美界，成爲一位擁有美麗、壯碩體格的健美冠軍，而不僅僅是健力冠軍。我這麼做是因爲在佛朗哥身上看到了一些東西，那就是他令人難以置信的意志力。他會用 130 公斤或 180 公斤的重量深蹲，重複次數多達 8 次。然後有一天，他突然連蹲一下都沒辦法。我當下想著自己必須幫助他，結果讓我簡直不敢相信。佛朗哥本來在舉重方面就贏過我。現在，我卻看到了擊敗他的機會，所以我說：「我跟你賭 20 馬克，我能比你做更多下！」

他看了我一眼，答道：「沒問題，阿諾。」結果，他把槓鈴從深蹲架上舉起來，平穩、順暢地蹲了 10 下。

他的狀態突然回復，甚至超過以往的水準，這件事在我腦海裡盤旋了好幾天。佛朗哥爲何能如此快速地調整狀態？顯然，5 分鐘之內，他的身體不可能有任何變化。唯一改變的是他的想法。佛朗哥設定了一個近期目標：「我想擊敗阿諾。大家都在看著。我的尊嚴受到威脅了。所以我現在必須打敗他。20 馬克也不少，可以吃一頓大餐了。」他訂定了這些小目標。他告訴自己必須蹲 10 次。結果，他做到了。他像活塞一樣上下移動著，順暢無阻。以他當下的狀態看來，他甚至可以再多做 2 下。

在佛朗哥身上看到這點之後，我就深信他可以一路走下去。我也深信，他可以陪著我承受未來一整年的殘酷訓練。我們建立了完美的夥伴關係。佛朗哥看著我的訓練，自己也開始成長。我說服他參加比賽。後來，他贏得了第 4 名獎盃，並隨後抱回第 3 名和第 2 名獎盃。1968 年，他在歐洲先生比賽中獲得所處身高組別的冠軍。同年，他在宇宙先生競賽中獲得所屬身高組別的第 2 名。佛朗哥的成績給了他足夠的信心，讓他成爲一名認眞的健美選手，並爲此奉獻一生。由於他的態度非常積極，所以奇蹟也降臨在他身上。他跟我一樣，都想要成爲最好、最強的健美人。

重點就是，我越來越了解心靈的運作方式、了解心志對身體的影響力。這意味著你要與自己的肌肉有完善的溝通，去感受鍛鍊隔天的肌肉發生了什麼事。最重要的是，我的思想始終與我的身體保持聯繫，我會一直去感覺我的肌肉，我總是會在鍛鍊前盤點一遍自己全身上下的肌群。我會讓肌肉用力、繃緊，了解它們的狀況。這個方法不僅對訓練有益，而且就像冥想一樣有各種奇效。訓練時，我會把自己的思緒鎖定在肌肉上頭，就好像我把腦袋移植到了肌肉組織裡面一樣。我彷彿可以用意志力把血液輸送到肌肉裡。

我用這種定期盤點的方式，把這種腦內活動變成我的日常訓練之一。我的身體現在感覺如何？我會這樣問自己。我的胸部感覺如何？我做頸後肩推練到了什麼？重複 10 次比起 5 次多了什麼收穫？我的三頭肌怎麼樣？盲目地像跑流程般訓練並沒有任何好處。動作本身沒有任何意義。你必須意識到自己身上發生了什麼事。你必須對訓練的結果抱持著渴望的心態。

其他健美選手們就像蒼蠅一般在我身邊繞來繞去，因爲他們覺得跟我做一樣的訓練就能得到跟我一樣的肌肉。但他們後來都離開了，帶走的只有疲憊不堪的身體，沒有其他成果。他們沒有爲贏得冠軍的激烈訓練作好心理準備，他們沒有認眞思考這件事。我確實知道訓練的祕訣，那就是訓練時要集中注意力。不要讓其他想法潛入你的腦海中。

那年，全神貫注地開啟每一天的訓練就是我的日常。我會設計自己的課表，思考每一個動作怎麼發力，構想我的肌肉會怎麼反應。一切都在我計畫之中。我會監控自己、想像自己會有何感受。我的精神完全投入其中，沒有絲毫動搖。

每當我到健身房，就會擺脫腦海中所有鍛鍊以外的想法。我會仔細調整、檢查自己的身體，就好像它是我即將演奏的樂器一樣。我在更衣室裡會思考訓練的事，關注身體的每個部位，想好我要做什麼，想好要怎麼喚醒我的肌肉。我會專注於整個過程和結果，直到我要解決的問題都一一消失。我知道，如果我爲錢或爲情所困、讓自己在做臥推時思考這些外務，進步幅度就非常有限。有些人每次組間休息都在看報紙，結果他們的表現總是很糟糕。這些人當中有幾個已經訓練非常多年了，但看起來還是手無縛雞之力。好像在白忙一場。

在奧地利的前 3 年，我別無選擇，只能專注於我的肌肉。我在一個沒有什麼誘惑的小鎮長大，自己也沒有什麼特殊障礙要解決。但慕尼黑不同。那裡的生活步調很快。機會不斷湧現。約會、旅行從未間斷。我很快就發現，如果我允許這些事情進入我的生活，可能導致自己無法全神貫注於健美運動中。我發現自己一直在想著約會的事，也發現這對我的訓練影響有多大。我無法輕鬆完成臥推，而且負荷感覺比原本更沉重。

就在那時，我開始認眞分析，關注自己的身體、保有積極的態度是一件多麼重要的事。我問自己：爲什麼是你，阿諾？你只經歷過 5 年的訓練，憑什麼贏得宇宙先生？其他人也問了我同樣的問題。我開始審視自己和其他健美運動員之間的差異。最大的區別是，大多數健美運動員並不認爲**自己會成為贏家**。他們從來不讓自己這樣想。我會聽到他們在訓練時抱怨：「哦，不，我不想再做 1 組！」健身房裡的負面能量強得不可思議。我觀察到，大多數人無法取得驚人的進步，都是因爲他們對自己從來沒有信心。他們對夢想中的體態有個模糊的想像，但他們始終懷疑自己能否實現。這個想法毀了他們。我一直相信，如果你的訓練毫無目標，那就是在浪費你的努力。最終，這群人還是沒有像我一樣實踐、付出，因爲他們覺得自己沒有機會實現理想。當然，從這個前提來看，他們根本沒有清晰的理想可言。

我不只分析了健美運動。我還和舉重冠軍聊過這件事，他們告訴我同樣的事情：關鍵就是你的心志。我從舉重經驗中學到，你要站在槓鈴前面對它說話，你必須跟槓鈴「溝通」：「你這個王八蛋，不管你有多重，我都要把你從我胸口扯下來、把你甩到我的頭上！我就是那個要舉起你的人。我要成爲你的主人。」你必須說服自己。你要告訴自己，你將成爲英雄。你在碰到那根槓之前，就要想像自己已經完成了舉重動作。對舉重運動員來說，這種正向的喊話是永遠不會停止的。這就是爲什麼舉重賽事會加入一條新規則：各次嘗試之間只能暫停 3 分鐘。如果可以的話，有些選手會在那裡站 1 個小時之久，好爲舉起龐大的負荷作好心理準備。但這就是他們征服巨大重量的方式。如果他們在精神上舉得起眼前的槓鈴，那麼毫無疑問地，他們也能用自己的身體舉起它。沒有第二種辦法，因爲他們已經做了所有訓練，他們的身體已經準備好了，剩下能加強的只有自己的意志。你的心志必須貫徹到底。如果有一個人站在那裡，有一瞬間的念頭覺得「也許我舉不起來」，一切就功虧一簣了，因爲最後他絕對舉不起來。有一個實例可以證明我的說法：很多年來舉重運動員舉起的重量都沒辦法超過 500 磅，也就是 226 公斤。沒有人做得到。他們舉得起 499.5 磅，卻永遠舉不起 500 磅。原因就在於這種多年來一直存在、據說無法克服的心理障礙。他們站在重物前就會想到：「從來沒有人舉起過 500 磅。爲什麼我做得到？」1970 年，俄羅斯的阿列克謝夫（Alexiev）舉起了 501 磅。他打破了那道牆。1 個月後，又有 3-4 個人成功舉起 500 磅。爲什麼？因爲他們開始相信這件事是可能的。比利時的雷迪格（Reddig）做到了。美國的肯・彭特拉（Ken Pentera）也舉起超過 500 磅。一個月後，又有另一個俄羅斯人做到。現在，最高紀錄已經達到 564 磅，也就是 256 公斤。人的身體其實沒有變化。畢竟 10 年的時間，人類的身體怎麼可能發生巨變？所以身體是一樣的。但心境變了。打破紀錄並不是一件不可能的任務，一旦你打從心底相信這件事，你就能做到。

★★★

1968 年，競爭非常激烈。我每天都會練 2 次，一次 2-3 個小時。我也得到一所商學院的錄取，試著把高中畢業後的學業補齊。如果沒有訓練或顧健身房，我就會去上課或念書。我的活力和動力多得令人難以置信。我貪得無厭，勢不可擋。我的朋友們看到我都直搖頭。他們說：「阿諾，你瘋了。你會把自己累壞的。慢下來吧。」我對他們的擔心不以爲然，反而更加努力鞭策自己。

我本著同樣的精神來到倫敦參賽。我絕對是贏家。我知道。我走起路來的感覺就好像自己已經贏得了冠軍，就好像我百分之百會獲勝，第 2 名的人遠遠落後於我。我充滿了自信。當然，我贏了。沒有其他可能性。

我贏得了第 2 個宇宙先生頭銜，也就是 NABBA 協會頒發的職業宇宙先生，一個全新的世界爲我敞開。後來，喬・韋德（Joe Weider）聯繫了我，他是《健美人》和《美國先生》雜誌的出版者，也是營養品公司威德的老闆，其商品供應著整個健美界。因爲我在電話中曾經說自己對其他宇宙先生的賽事很感興趣，所以他問我願不願意來美國參加在佛州邁阿密舉行的 IFBB 宇宙先生大賽。他說我有機會在美國待幾個月，在加州訓練一陣子。

一切似乎相當順遂。這是我一直以來的夢想，那就是去美國，以及和美國健美選手一起訓練。我想向他們學習，獲得更多資訊，最終打敗他們。當時我還不太了解健美運動中的營養和藥物。美國人長期以來都是科學健美的專家。那時的美國也培養出世界上大多數的頂尖健美選手。既然比例這麼高，我想一定有原因。也許是因爲他們的科技更先進，也有可能是因爲他們的食物、藥物品質更好、效益更高。如果這些原因都不對，那也有可能是因爲好的環境造就更多的菁英，就像他們的金牌健身中心（Gold's Gym）一樣，裡頭高手雲集，在強者環伺的地方訓練理所當然會變得更強。正面的想法是會傳染的。被強者包圍可以幫助你成爲贏家。不管是什麼原因，我確信答案就在美國。

我到達佛州時仍然充滿信心。我覺得自己已經準備好了。我才剛剛在倫敦獲勝，所以血液充滿了勝利的熱情。在比賽結束後，人們立刻圍攏過來看看我的身體。美國人從未見過我，他們對我的身材大驚小怪。

當我出去擺姿勢時，周圍陷入一片奇怪的沉默，我當下很困惑。我意識到人們在研究我。我秀給他們看二頭肌。有人喘了口大氣。我能感覺他們每個人都如坐針氈。那時我突然意識到，這就是美國。我站了起來，伸展了身體的每一根肌肉纖維。衆人察覺到我的表現，紛紛歡呼起來。我聽到美國人歡呼著我的名字，感覺眞棒。

直到擺姿勢時，我才意識到這是一場多麼勢均力敵的比賽。這裡有一些我從未見過的人。弗蘭克・贊恩（Frank Zane）在中身高的組別，他的線條非常完美，姿勢也很優雅。他擺出優美的姿勢，像鬥牛士，又像舞者。他的身體似乎是雕刻家在桃花心木上用鑿子雕塑出來的。最後，主持人喊出我的名字，宣布我獲得第 2 名。我驚呆了。弗蘭克・贊恩贏得了 IFBB 宇宙先生頭銜。

我排在第 2，因爲我的線條還不夠明顯，身體還不夠完美。我只是最大的，而不是最好的。

這件事在我的心裡造成很大的陰影。我離開會場後整個人陷入崩潰的情緒。我記得，有句話一直在我腦海中揮之不去：「我離開了家鄉，在這個陌生的城市，在美國，我是一個失敗者……」我爲此哭了一整晚。我讓我所有的朋友、每個人，尤其是我自己感到失望。太可怕了。簡直像世界末日一樣。

但我一直都很有韌性。過了一天就重新振作起來。我想，我會雪恥，我要向他們展示誰才是眞正最好的。我會在美國訓練。我會利用他們的食物和知識來對付這些美國人。我也想在美國成功。

1968 年，我在宇宙先生大賽得到第 2 名。

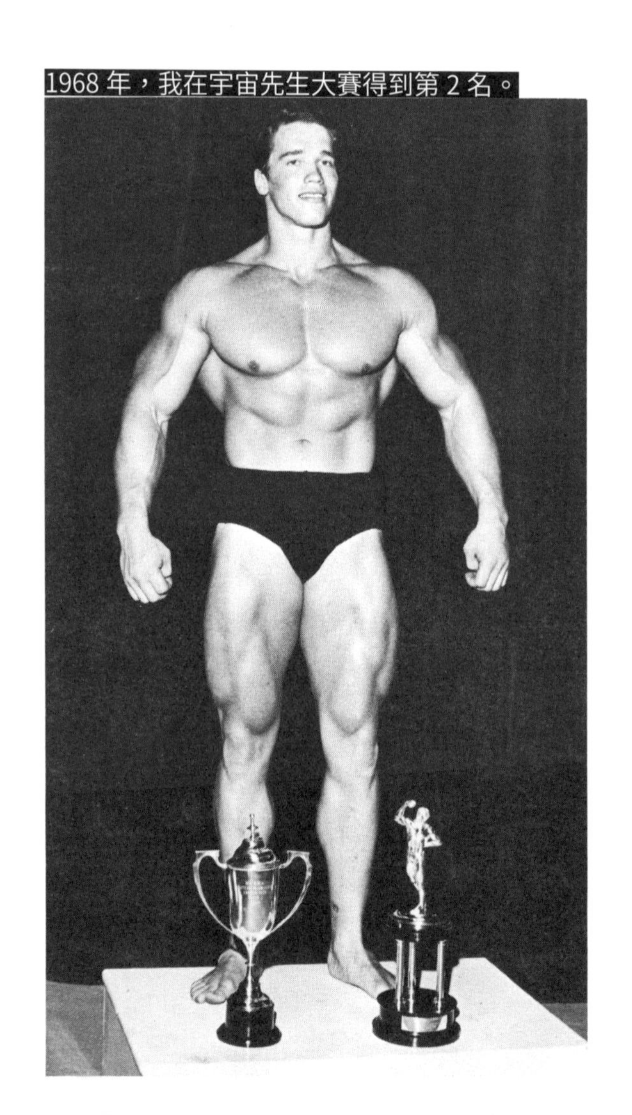

第7章 ARNOLD CHAPTER 7

我與喬．韋德達成協議，在美國待 1 年。我會把慕尼黑的健身房暫時轉交給專人管理，晚點再決定是否要繼續經營。我的願望是在這裡訓練一整年，然後擊敗美國的所有人，我知道這個願望勢在必行。同時，我也向喬承諾，要給他所有我訓練的資訊及數據。他同意提供我 1 間套房、1 輛汽車，每週還會支付我薪水，以換取我的所有資料，並享有在雜誌上自由使用我的照片的權利。對我而言，最重要的是時間，我有辦法自由地在美國待下來，每天訓練 4-5 個小時，並參加明年在紐約舉行的 IFBB 宇宙先生大賽。

韋德對我很有興趣。我的進步也非常快速。21 歲時，我的體重達到 113 公斤，三圍比健美界的任何選手還要大。他知道我想攻頂，他看到了我的潛力。我們之間的交易是雙贏的局面。

我很興奮。自從我進入健美界，就知道喬．韋德的名號。我讀過《健美人》和《美國先生》雜誌。我對於他們公司出產的槓鈴、營養品以及健美相關產品瞭若指掌。他來找我是因爲我可以幫助他。我接受了他的請求。我知道自己也能從中得利。我還有許多重要目標要達成，這個人可以幫助我實現這些目標。合作之後，我馬上就發現喬這個人有兩個面向。私底下的他非常熱情、親切、待人和善，辦公室裡的他則是個再精明不過的商人。

兩種他我都很欣賞。我也開始著迷於商業遊戲。我開始深深覺得這個產業就是個賺錢的遊戲，而且是用錢滾錢，只要有錢就能賺更多。喬·韋德是這方面的奇才，能夠在一旁看他經營公司的各種操作是我的一大收穫。但另一方面，我也很喜歡韋德處事圓滑、親切世故的那一面。每次他來我的派對，或是一起出門吃飯的時候，他都很放鬆，懂得與我們一起享受同樂。我也很喜歡看他展示他的房子或他收藏的古董和畫作。我們一起度過了許多美好的時光。另一方面，我們也曾經在商業往來上有過不愉快。不過，我從一開始就知道會這樣，而且我總是很固執、強勢。我知道他不可能把我的利益放在自己之上，這點我不怪他。在生意場上，最愚蠢的人就是會說著：「哦，他是我的朋友，他會照顧我。」我也曾在商場上受過幾次傷。在慕尼黑被別人利用之後，我就下定決心不再讓這種事發生。因此，每次談生意的時候，我都必須跟韋德一樣強硬。許多健美選手就沒那麼謹慎，他們總是很好騙，因爲他們太好收買了，總是嚷嚷著：「韋德昨天對我眞好。他買牛排給我當晚餐。所以我覺得他應該不會占我便宜。」但事實並非如此。對韋德來說，生意和友誼是兩回事，理應如此。

韋德本來就疑神疑鬼。他有時甚至覺得自己最好的朋友會想利用他。因此，要讓他在談生意的時候信任你，幾乎不可能。我對這點相當無力，因爲他常常忘記自己承諾的許多事情，而我總是得一再提醒他。我們度過了 7 年的風風雨雨。但我很自豪自己還待在他身邊。因爲我不離不棄，所以最後的結果是好的。沒有人比我和喬·韋德的關係更長久。我也不相信有人能跟他合作得更愉快。

而我們之間成功的原因是以誠爲本的態度。這是我一開始與韋德共事時就確立的原則，我對任何事情的態度也是如此，在健美、在商場皆以誠相待。我沒有在背後說過他的閒話，只會當著他的面直接說出我的感受。他有時不喜歡這樣直來直往，但從長遠來看，這樣的交流方式確實讓我們的關係更加堅固。如果我不喜歡他的某些行為，就會直截了當地告訴他。而他也和我一樣。

韋德在我的生活中扮演了重要的角色。他幫助我培養出商業頭腦，也造就了我這方面的成功。我從他身上學到了很多，我對此很感激。他幫助我留在美國，努力協助我奪下冠軍。

人們第 1 次說我身材很好是在 1969 年。5 月的《健美人》雜誌的封面是我，標題斗大地寫著「阿諾史瓦辛格：新肌肉王者」。我從 113 公斤減到了 104 公斤，這件事對我而言很稀奇，因為我總是在追求增重，想讓體型變得更大。但是，我再也無法維持那樣的體重了，因為我正在與世界上最好的健美選手進行激烈的競爭。這次我必須把身體雕琢到極致。我必須重新調整我的思維：最好的身體不會是最巨大魁梧的，而是肌肉鍛鍊至完美的狀態。輸給弗蘭克．贊恩，讓我痛苦地意識到了這件事，並開始下定決心。不過，我知道自己有一個巨大的優勢，那就是壯碩的身形，只要再把身體多餘的體重鑿下來，就能獲得精美的肌肉線條，打造出曠世巨肌，這就是我那一整年的目標。我努力地鑿啊鑿，把自己打磨、拋光，把原本的歐洲野獸雕成了我想要的藝術品。在魔鬼訓練下，我終於擁有寶石般的腹肌，這也是我第一次知道有低碳飲食這樣的東西。我從來沒有聽說過德國有這種特殊的飲食方式。我在那裡執行了新的生活方式，努力鍛鍊並成長。

待在加州那年讓我深信那裡就是健美天堂。陽光、海風和溫和的氣候非

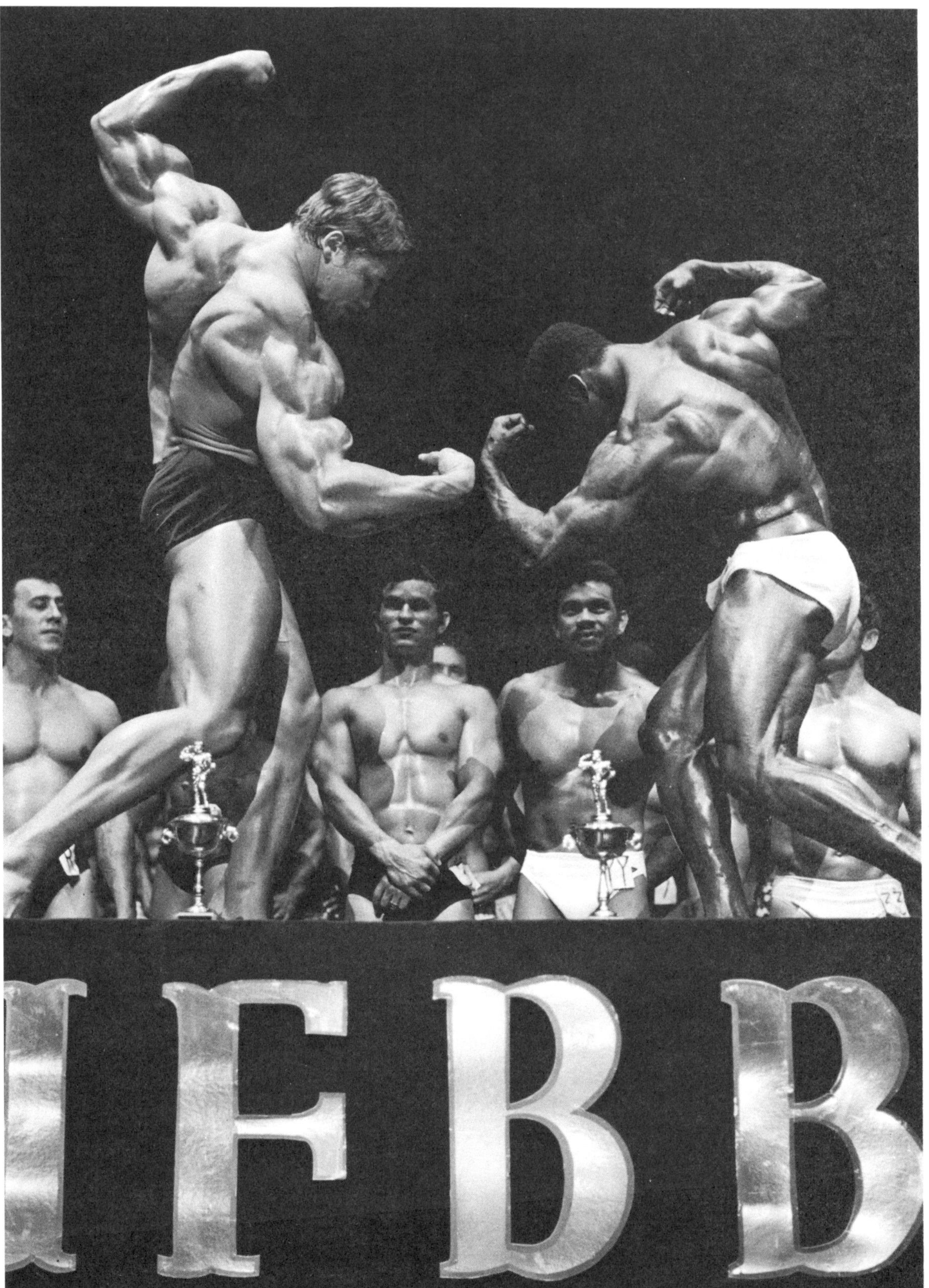

1969 年，我在人生中第 3 場宇宙先生大賽擺姿勢（此賽事由 IFBB 舉辦）。

常適合維持我這樣的身材。我喜歡金牌健身中心和那狹長、寬敞的海灘，我會在海邊跑步，然後跳進海裡游泳。金牌健身中心裡的都是頂尖健美運動員。在那裡鍛鍊總是可以激發很多靈感。在每個大賽前幾週，健身房裡的分貝都很大。大家不再聊天，而是更加認眞訓練。滑輪繩索猛力摩擦，發出嘎嘎聲響，還有鐵製槓片的清脆響亮碰撞聲、器材裡的負荷不斷升降的撞擊聲，彷彿宗教儀式聖歌的樂音一般。

那年秋天，我到紐約參加 IFBB 宇宙先生大賽時，身體已鑿出最精實的體態，輪廓分明、膚色黝黑，我覺得自己好像在發光。我看了一下競爭對手。有一個人沒出現，就是被譽爲「神話」的古巴健美選手塞爾吉奧．奧利瓦，他已經連續 2 年抱回奧林匹亞先生冠軍，是健美界公認的頂尖人物，菁英中的菁英。但他去參加同日晚上舉辦的奧林匹亞先生比

1969 年，第 4 度奪得宇宙先生頭銜（此賽事由 NABBA 舉辦）。

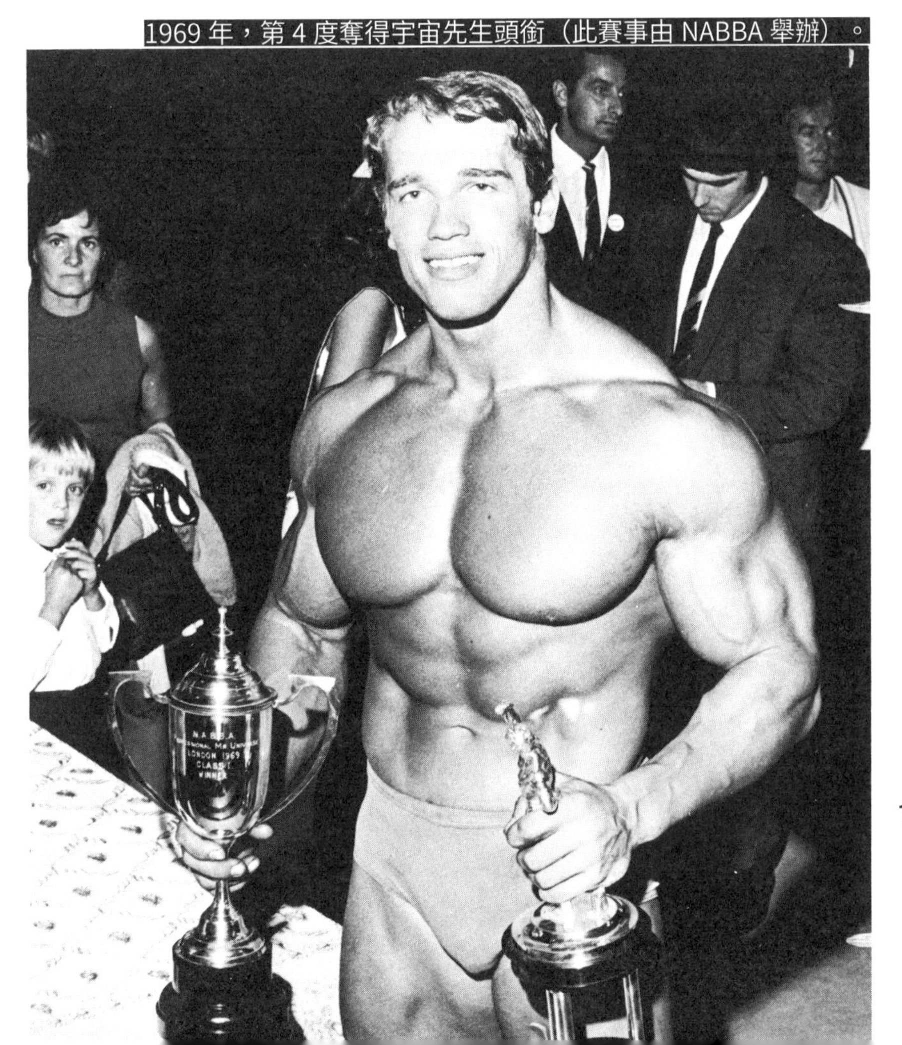

賽了，所以不在現場。這種貓捉老鼠的伎倆讓我相當惱火。我去找主辦單位，問他們我還能不能去參加奧林匹亞先生。他們同意讓我上台。我對自己說，今晚我也要把他打敗，繼續逃避競爭只是在耍猴戲而已。

最後，我輕鬆贏得了 IFBB 宇宙先生大賽。7 名評審都給我第 1 名的成績。在整個評審過程中，我有一種感覺，這個比賽只是奧林匹亞先生的前哨站。現在，我已經擊敗了世界上幾乎所有人，除了這個黑人，塞爾吉奧·奧利瓦。

頒獎一結束，我就馬上趕去參加奧林匹亞先生的比賽。我逕自走進更衣室，像是走進我家廚房一樣自在。然後，我總算見到了塞爾吉奧·奧利瓦本人。我頓時明白爲什麼大家會說他是神話。那瞬間，我好像走進一條死巷一樣，心煩意亂。他打敗了我。他是如此壯碩、如此傑出，我覺得自己可能永遠贏不了他。我承認了失敗，也覺得自己比賽的動力頓時消散。我試過了。但第一眼看到塞爾吉奧·奧利瓦，我就大爲震懾，還沒走上舞台擺姿勢，我就認定自己是第 2 名了。

有趣的是，塞爾吉奧最終只以 4：3 擊敗了我，這麼小的差距讓我非常驚訝。我還以爲自己會被剃光頭呢。

我從不喜歡承認失敗，但我得承認塞爾吉奧確實比我強。鐵錚錚的事實擺在眼前。儘管我們之間的差距可能沒有我想像的那麼大，我還是敗下陣了。這件事也給了我繼續訓練的動力，讓我再撐 1 年。再一次，我不會鬆懈，我下定決心要不眠不休地泡在健身房。我把塞爾吉奧的樣子烙印在腦海中。整整 1 年，每當我無精打采，每當我鍛鍊後失去力量，就會想起那個畫面。我要摧毀神話。

1 週後，另一個協會 NABBA 在倫敦舉行宇宙先生大賽。兩場宇宙先生相隔 1 週舉行是慣例。而我飛到倫敦，是因爲有些美國人也去參加倫敦的宇宙先生比賽。他們想擺脫我，所以才跑去比其他比賽，想藉此脫穎而出。我知道這就是我的影響力。

後來，我出其不意地在賽場上出現，擊敗了現場所有人，1 年內一舉贏得 2 個宇宙先生頭銜。我現在已經第 4 次在宇宙先生大賽奪冠了。但塞爾吉奧．奧利瓦和奧林匹亞先生的獎盃仍像一堵牆一樣擋在我面前。我必須擊敗塞爾吉奧。我告訴韋德：「我很生氣。我想再待 1 年，在美國拚命訓練，打敗塞爾吉奧。」

韋德很樂意讓我留在美國。我也說服他把佛朗哥．哥倫布帶來。做高強度訓練時，有佛朗哥在身邊對我來說很重要。佛朗哥和我在慕尼黑成了非常親密的朋友，在加州訓練的第 1 年沒有他，生活就像缺了一角。佛朗哥最擅長的是舉重。我則專攻肌肉線條的清晰度及對稱性。因此，我們一起訓練簡直是天作之合。現在，佛朗哥也很想贏得健美大賽。我們甚至比以往更加認眞，一起度過一次又一次漫長而艱苦的鍛鍊。

我所做的一切都是爲了精益求精，爲了達到極善極美的境界。我嚴格地控制飲食。也會用營養品來補充蛋白質、維生素、礦物質。我一天都花好幾個小時鍛鍊。讓自己超越痛苦的極限。我拜訪了一位加州大學洛杉磯分校（UCLA）的舞者，向他學習芭蕾舞，好讓我的姿勢更上一層樓。這位舞者教了我如何優雅地移動雙手，何時該張開手掌、何時該握拳。我們討論了握緊的拳頭跟張開的手掌分別代表什麼意涵，也思考了如何用手當作信號，以最有效益的方式移動雙手。比如說，如果手是畫圓的動作就要張開手掌，如果你要把手往下擺就要握緊拳頭。這些方式都能讓姿勢更加優雅。如果我這樣的彪形大漢展現出優雅的一面，大家就會有強烈的反差感。這就是爲什麼我在舞台上擺姿勢、移動要加入這種流暢、優雅、像貓一樣的動作，因爲這樣的對比會讓觀衆有驚喜的感覺。評審看到這點無疑會給予正面評價。

★★★

由於某些原因，1970 年各大賽事的順序不太一樣。NABBA 宇宙先生比 IFBB 宇宙先生和奧林匹亞先生早 1 週在倫敦舉行。所以我先去了倫敦，並經歷了我一生中從未有過的震撼。我的競爭對手之一是我的偶像雷格．帕克。在健美界打滾二十多年後，他復出訓練了 1 年，捲土重來。

我簡直不敢相信。我正在與我的偶像同場較勁，我的臥室裡掛滿了他的照片，我一直以來都是按照他的原則來訓練的。想到這裡，我就有一種奇怪、不眞實的感覺。我對自己說，你有兩種可能：一是打敗雷格，毀掉自己的偶像，而且你成功的機會很大，二是離開倫敦，根本不參加比賽。我覺得離開就太愚蠢了。與雷格競爭、打敗他、獲勝，這件事對我的自尊是好的，對整個健美界也是好的。我們都是競爭對手、運動員，都賭上了自己的尊嚴。我並不覺得這次比賽結果是把雷格．帕克踩在腳下，而是能站到他身邊，代表我經歷長久訓練後終於能與他平起平坐。

我走上舞台，並毫無懸念地打敗了他。他排名第 2，戴夫．德雷珀排第 3。這是宇宙先生有史以來競爭最激烈的一次。除了激烈以外沒什麼好說的。每個人都到倫敦參加這場盛會，雷格．帕克、戴夫．德雷珀、博耶．科伊（Boyer Coe）、丹尼斯．蒂尼里諾等等大人物都來到現場。

隔了一天，在俄亥俄州哥倫布市又有世界先生大賽。於是，所有符合資

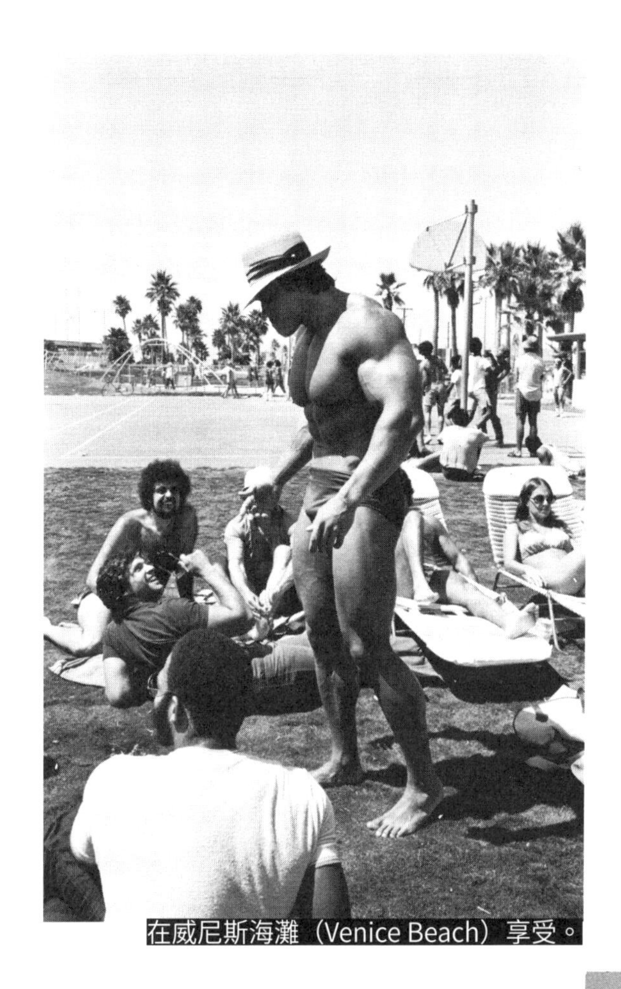
在威尼斯海灘（Venice Beach）享受。

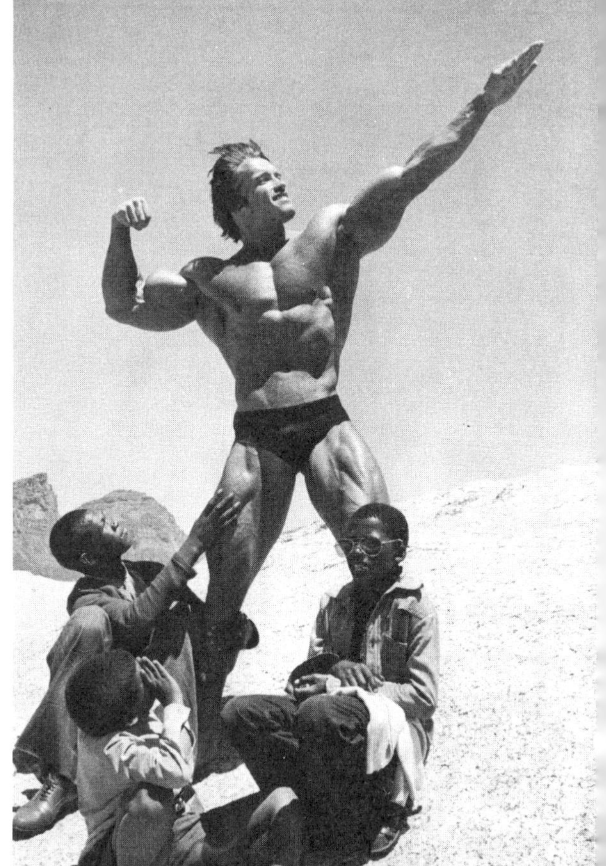

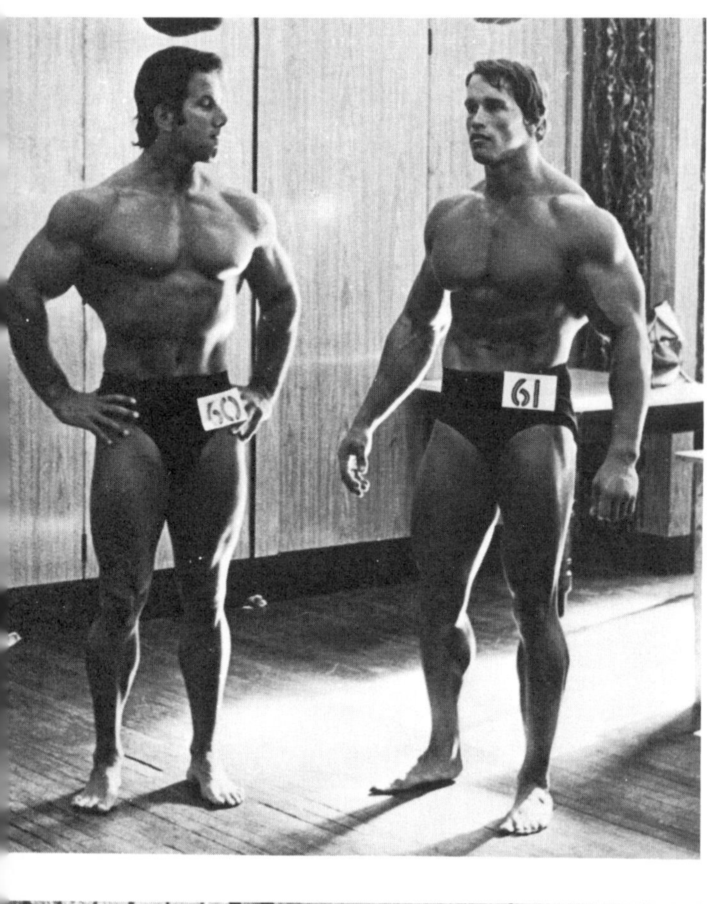

1970 年，在 NABBA 所舉辦的宇宙先生大賽與雷格・帕克較勁。

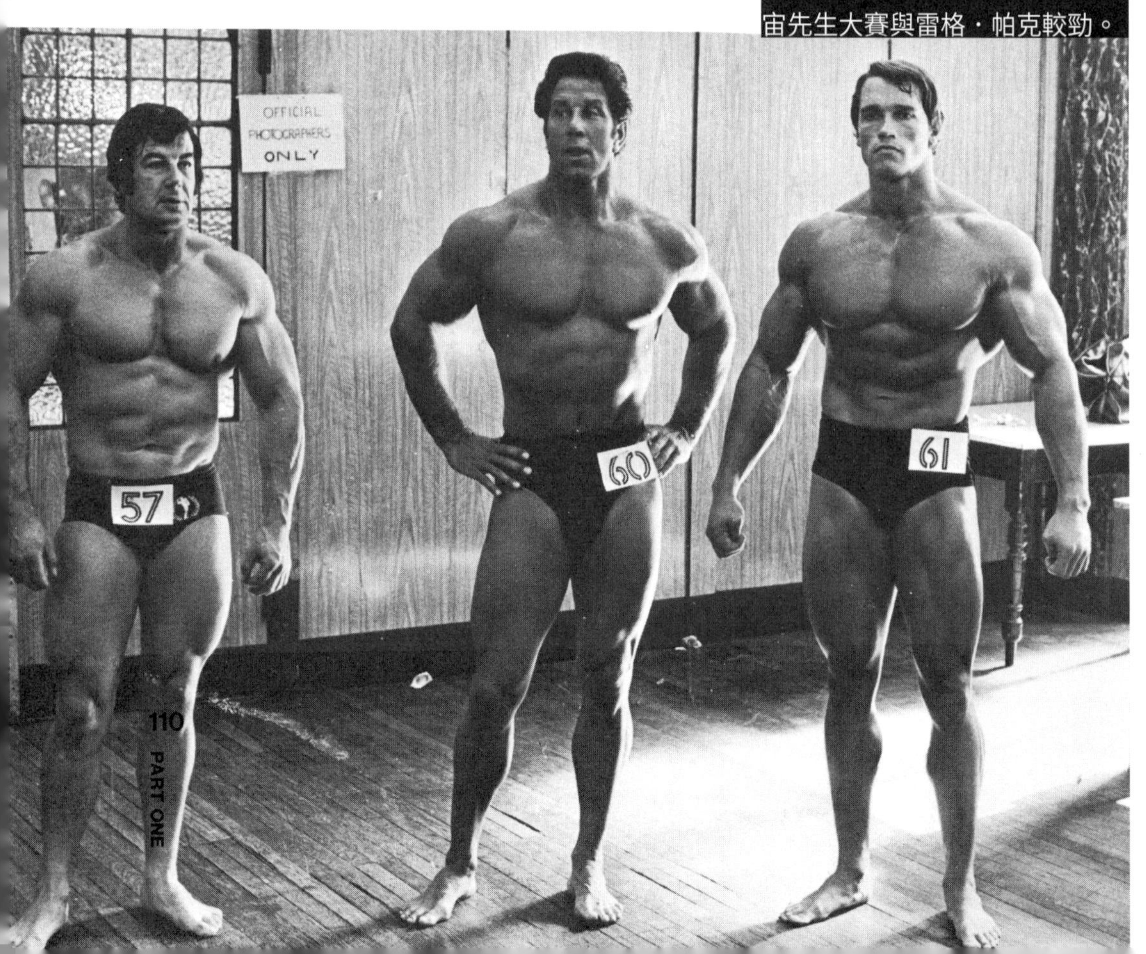

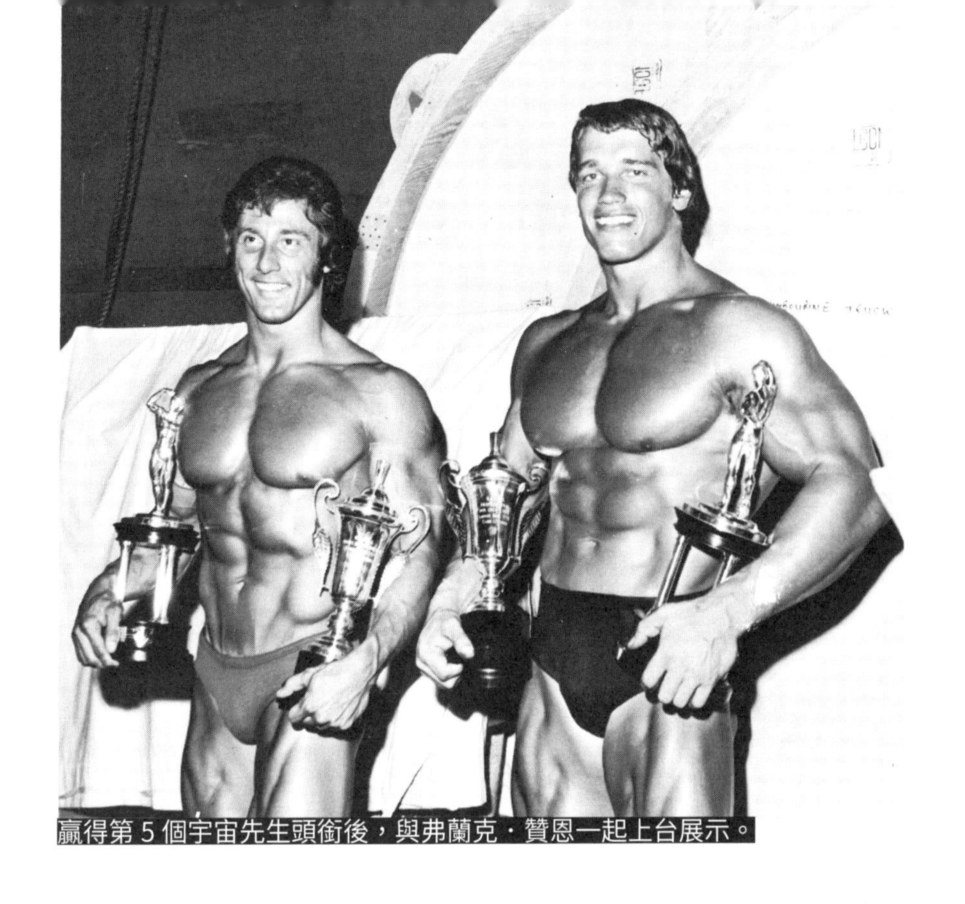
贏得第 5 個宇宙先生頭銜後，與弗蘭克．贊恩一起上台展示。

格的參賽者馬上又飛往紐約。主辦單位用私人飛機接我們到美國，以確保我們準時到達哥倫布。結果，另一個破天荒的消息就是塞爾吉奧．奧利瓦也在場。我沒料到他會來。我以爲自己會輕鬆贏得世界先生，然後

繼續參加 2 週後在紐約舉行的奧林匹亞先生比賽，並在那時對上塞爾吉奧。因此那時的我還不確定自己是否準備好了。但在擊敗雷格．帕克還有所有其他「前宇宙先生」之後，我全身充滿了自信，覺得自己已經步上正軌。我的士氣大增，我勢在必行。我告訴自己：「現在是時候了，阿諾。去你的，塞爾吉奧。你再也擋不住我了，今天我就要取代你。」

我們讓肌肉充血並繃緊，預備好要上台了。我一直盯著塞爾吉奧，在鏡子裡較勁。我沒有再像去年一樣明顯遜色於他。塞爾吉奧看起來狀態不

錯。他的身體是那種腰部以上永遠都能成長變大的身材。但我的線條更漂亮、更加完美。一切都恰到好處，我的肌肉分離度、清晰的肌肉線條、不可一世的自信都讓我更加勝券在握。我和主持人一起上台，贏得了熱烈的掌聲。我不知道這些掌聲是打哪來的。簡直是個大驚喜。俄亥俄州？我都不知道自己在俄亥俄州有這麼多粉絲。隨著掌聲越加熱烈，我的憂慮也煙消雲散。

我的壓力非常大，大到快要把預審和表演搞混了。當下所有外在因素都把我的狀態推向極致。我感覺自己又變得更高、更大、肌肉更發達、體態更優雅。我感覺自己彷彿走出身體之外看到自己的模樣。我從未感受過如此強烈的競爭戰火。我很高興這一年能跟佛朗哥一起完成超高強度的訓練。否則我的體力絕對無法在擺姿勢時撐到最後。觀衆們感覺起來很遠。因爲我把視野固定在台上，我的眼裡只看得到自己和塞爾吉奧。

主持人清了清嗓子，翻了翻手上那疊文件。他宣布：「第 3 名，戴夫．德雷珀。」

觀衆陷入沉默。「第 2 名……」「塞爾吉奧．奥利瓦。」我聽到塞爾吉奥在我耳邊罵道：「噢，他媽的！」

然後，觀衆們的歡呼又來了：「阿諾！阿諾！」我贏了。就在一瞬間，我踏出了最後一步。我征服了世界上每一位偉大的健美選手。

我討厭塞爾吉奥的態度。我知道失敗很難受，但他不該如此輸不起。我看著他，心想：「去年你打敗了我，塞爾吉奥。今晚我贏了你，2 週後我會再次讓你成爲我的手下敗將。」這件事讓我更有動力去紐約了。

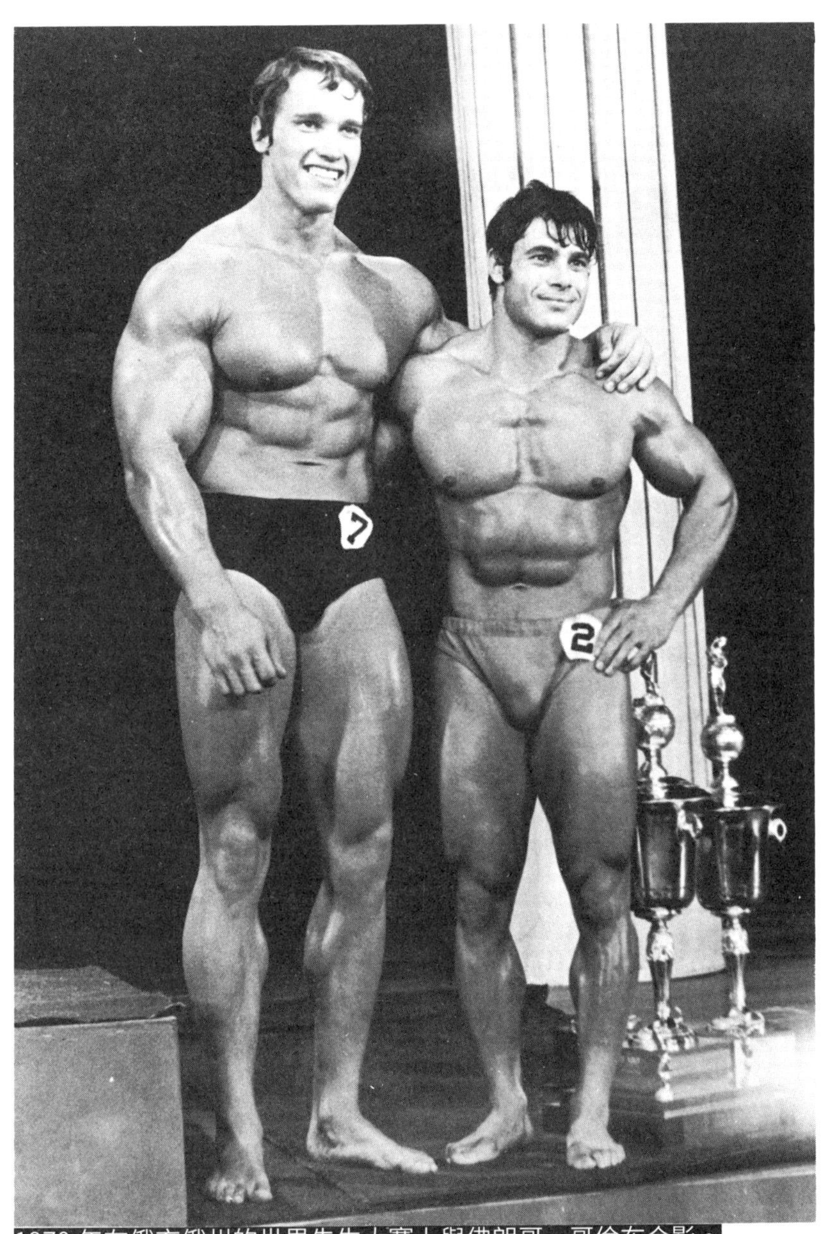

1970 年在俄亥俄州的世界先生大賽上與佛朗哥・哥倫布合影。

★★★

這場名爲「奧林匹亞先生」的比賽被譽爲本世紀的健美大戰。我在俄亥俄州贏得了宇宙先生頭銜，但我們之間只有毫釐之差，在健身房鍛鍊個2週可能就有機會扭轉結局。在紐約，我們都有各自的支持者。這場比賽是塞爾吉奧和我兩個人之間的戰爭。

到那時我才知道，原來健美賽事的觀衆裡有這麼多瘋狂粉絲。我有一群死忠支持者。不管走到哪裡，都會有人聚集過來摸我的身體。越是接近比賽時間，他們就越激動。一切都太瘋狂了。一開始他們要我簽名，然後是要我穿一些奇裝異服。他們的要求變得越來越奇怪。我還聽說，有人出價一百美元買一小撮我的頭髮、五百美元買我的健美褲。

在更衣室裡，塞爾吉奧已經充血暖身準備完畢。我一直盯著他看，一動也不動，只是看著他。我用眼睛注視著他的每一個動作。我發現，他動作到一半會停下來我在做什麼，看我脫下衣服了沒。我知道他會受到影響。比賽前最後兩分鐘，我穿上健美褲、幫自己塗上油。現場熱烈到需要警察來維持秩序，阻止瘋狂粉絲衝上舞台。觀衆們已經進入暴走模式。有些人尖叫著：「塞爾吉奧！」但是，「阿諾！」的歡呼聲也不遑多讓，馬上淹沒另一個陣營的嘶吼。他們互相較勁、絲毫不肯示弱。他們舉著照片、揮舞著看板，想要爬上舞台，卻被工作人員和警察推倒在地、遭到強烈警告。

主持人宣布冠軍頭銜、頒獎女郎遞給我獎盃、我把那冰冷的銀碗緊貼在肚子上的那一刻，我就知道自己已經在健美界盡己所能、站上顛峰了。從那時起，我不再是挑戰者，我要做的就只有捍衛我的頭銜了，一切產生天翻地覆的變化。我把這裡整頓了一番。就是這樣。這就是我說的金三角：2 週內，我去了 3 個城市，擊敗了健美界所有人、每一個強大的競爭者。我就是金剛。奧林匹亞先生大賽的規模堪稱健美界的超級盃。我一直很喜歡獲勝的興奮感，但我最喜歡的其實是競爭當下的刺激。在我看來，我已經在健美界中留下了自己的印記。我知道還有其他競爭、其他世界等著我去征服。我已經開始做生意了，也在努力打入演藝圈。上了表演課之後，我開啟了一個全新的空間，那就是我自己。我學到一件事，就是回顧、分析我是誰，以及我做了什麼。

就像我一直建構自己的身體一樣，我想要創造一個屬於自己的帝國。因爲我有商學背景，也有喬・韋德教我的實務經驗，所以我覺得自己有能力開創一番事業。我推出一系列郵購訓練課程，幫助我教導全世界成千

1970 年贏得奧林匹亞先生頭銜，由左至右分別為：瑞奇・韋恩、戴夫・德雷珀、喬・韋德、我、邁克・卡茨（Mike Katz），最前面的則是佛朗哥・哥倫布。

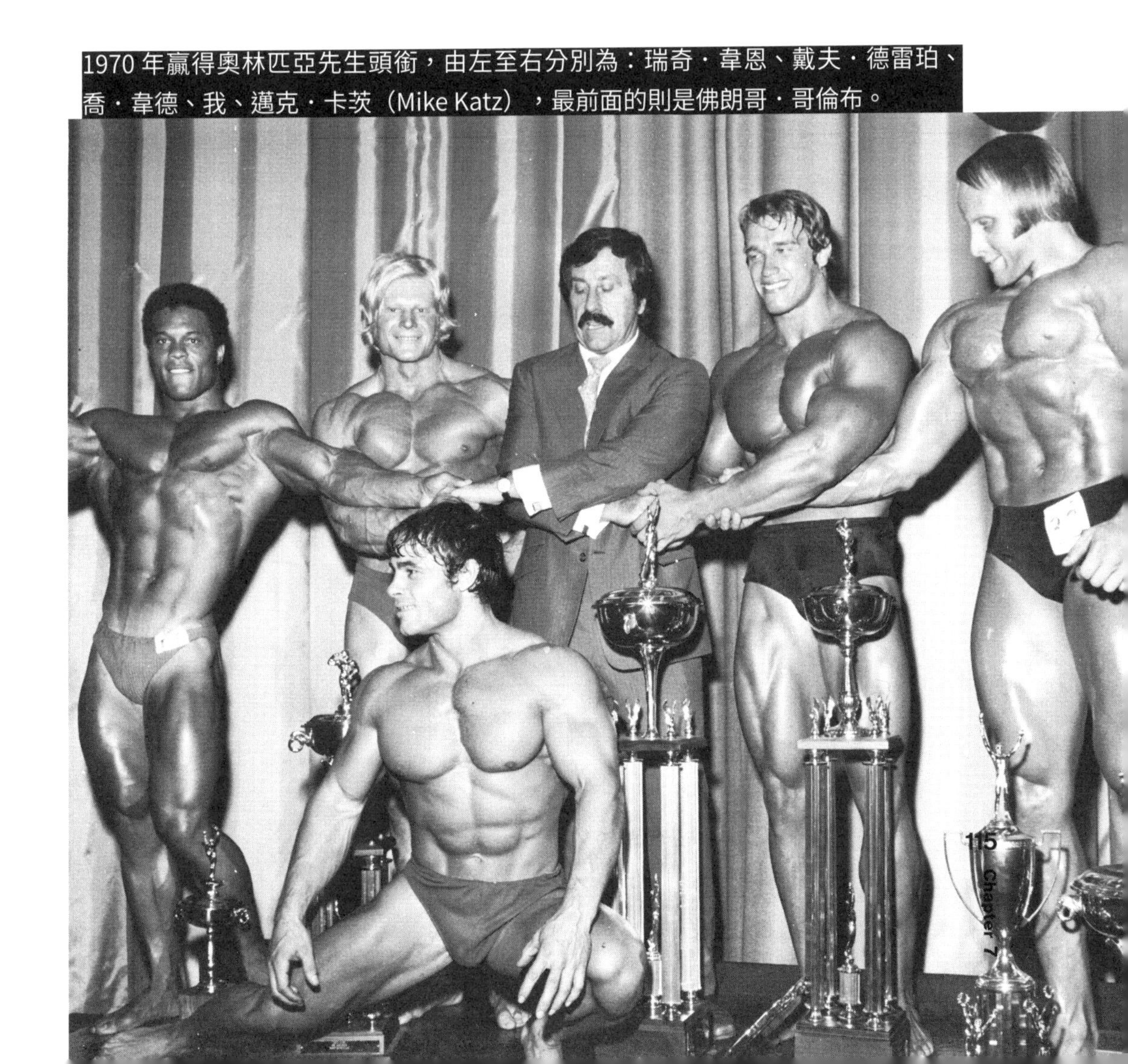

上萬個健美選手。我賣相簿、T 恤、健美褲、個人化的健身課表。我在世界各地舉辦研討會，足跡遍及日本、澳洲、南非、荷蘭、比利時、德國、奧地利、義大利、法國、芬蘭、西班牙、加拿大、墨西哥和美國。我在美國則致力於推廣健美賽事。爲了維持我的地位，不斷成長，我也繼續捍衛我的頭銜。最終，我希望每個舉重過的人都能把槓鈴跟我的名字連結起來。把槓鈴握到手上那刻，我希望他能想到「阿諾」。

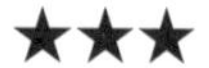

我認爲自己在健美訓練下培養出最重要的東西是我的人格特質、自信和風格。如果你擁有如此發達壯碩的身體、全身散發出自信，就會有人向你屈服，想要站在你這邊，想要爲你做事。小時候，我和每個孩子一樣缺乏安全感。但我把自己變成一個強大、獨特的人，發現自己可以做好一件事之後，自信就自然而然地來到了我的身邊。我也因此撫平了原本的不安全感。

我相信你待在健身房會克服許多挫折，克服一些你甚至沒有意識到的事情。我發現自己運動得越多，暴力行爲就越少。訓練消除了緊張、焦慮的情緒，教會了我如何放鬆。每次完成高強度菜單，我都會很有成就感，覺得自己像個新生兒一般。我發現，自己有力量繼續前進，能夠自信滿滿地在其他領域擴張自己的版圖。後來，我的心情低落了一段時間，但並沒有絕望、焦慮那麼嚴重。每天，我都看著人們忙碌奔走、躍躍欲試地想完成目標，卻得壓抑著自我，無法找到任何宣洩的途徑。如果我不在健身房發洩我的鬱悶，我可能也會這樣。我了解到，幾乎所有困難的事情或挑戰，都需要時間、耐心和努力，就像是長期努力鍛鍊，直到臥推可以做到 136 公斤的過程一樣。學習這些事給了我很多正能量，讓我能夠在未來應用於生活中。

我教會了自己紀律，最嚴格的那種紀律。我也教自己如何完全掌控身體，如何控制每一塊肌肉。我可以將這種紀律應用到日常生活中。我在表演、上學時也用紀律鞭策自己。每當我不想讀書時，就會回想起成爲宇宙先生所需的犧牲和努力，然後，我就能再度全身心投入學習當中。

健身改變了我整個人。如果我沒有嘗試重訓，只是在某個地方上班，過著庸庸碌碌的生活，我想我現在會是完全不同的存在。健美讓我充滿信心和尊嚴，也給了我無限的正面能量。我可以把我的成功應用到每一件事上。成功的另一個重要關鍵就是體型，人們更願意聽大塊頭的話；你的身材越魁梧，看起來越有氣勢，別人就越會傾聽你，你就越能推銷自己或其他東西。在商學院，我讀過一份研究，裡面提到美國許多大公司都會僱用超過特定身高和體重的業務員。因爲研究證明，身材高大的業務員更能讓人留下好印象。他們更有說服力。是眞的。同樣的事情也在我身上驗證，我發現自己比起矮個子更能說服別人。

只要我想做，沒有什麼達不到的。我回顧自己是如何訓練、成功，然後將這些方法應用到其他事情上。在演戲方面，我決心要消除我的口音，就像我把瘦弱的小腿練壯一樣。做生意也是如此。我下定決心要賺到數百萬美元，絕不會失敗。在我的腦海中，自己已經賺了數百萬，現在只剩下走完過程，讓這件事在現實中發生。

健康的身體能帶給你的最大好處就是你能一直維持健康。小時候我經常生病。就算長大一些，我還是每年都有一段時間因重感冒而臥病在床。自從開始健身之後，過去的 14 年間，我只生過 2-3 次病，而且都是輕微的感冒。我讓自己的身體和心靈進行完美的溝通，我完全掌控了我的身體。我的身體也以正面的方式回應我，幫助我對抗疾病。我的身體就像一個極其準確的鐘，每 5 年只會差上 1 秒。這就是我對自己身體的感受。一切都運作得如此完美。我也很少看到其他健美選手生病。健美人比較不會有心臟病，因爲血液可以用力地打入血管，幫助血管保持暢通。訓練時，血液會流經肌肉，所以每次訓練都會鍛鍊到心臟。我的血液循環好得不得了。

這些年來，儘管我見過的女人不在少數，但我都專注於激烈的競爭，避免任何親密關係成爲我的絆腳石。後來，1969 年，我遇見了一個改變我整個想法的女孩。她的名字是芭芭拉，是聖塔莫尼卡祖奇餐廳的服務生，暑假期間，她會在餐廳打工，把薪水拿來付聖地亞哥州立大學的學費。我邀她去約會，而且馬上就被她迷住了，我在其他女孩身上從來沒有過這種感覺，連我自己也不敢相信。她的存在就好像一股暖流，她就像鄰家女孩那樣純眞可愛。我們的約會也跟過去很不一樣。她帶我去見了她的父母。對此，我也無法忘懷。他們家裡的氣氛非常健康。父母跟孩子之間可以溝通。家人之間充滿愛與尊重，也會對彼此表達關切。

芭芭拉喜歡我是因爲我這個人，而不是因爲我是健美選手或是宇宙先生。事實上，她對這項運動一無所知，直到我們約會幾週之後才知道我的事蹟。我對她而言就只是個叫作阿諾的男孩，我們會約會，她會陪我練英文。她是眞心關心我，我也感受到她的愛。

後來，我們持續約會到 8 月底，她回到聖地牙哥的學校，而我回去歐洲。離開美國之後，我唯一一個想念的人就是芭芭拉。我很常跟別人談到她，甚至寫信給她，我以前從來不會這樣。我的朋友們開始取笑我說：「阿諾戀愛了。」我很驚訝，其他人竟然也能看出我有那一面。

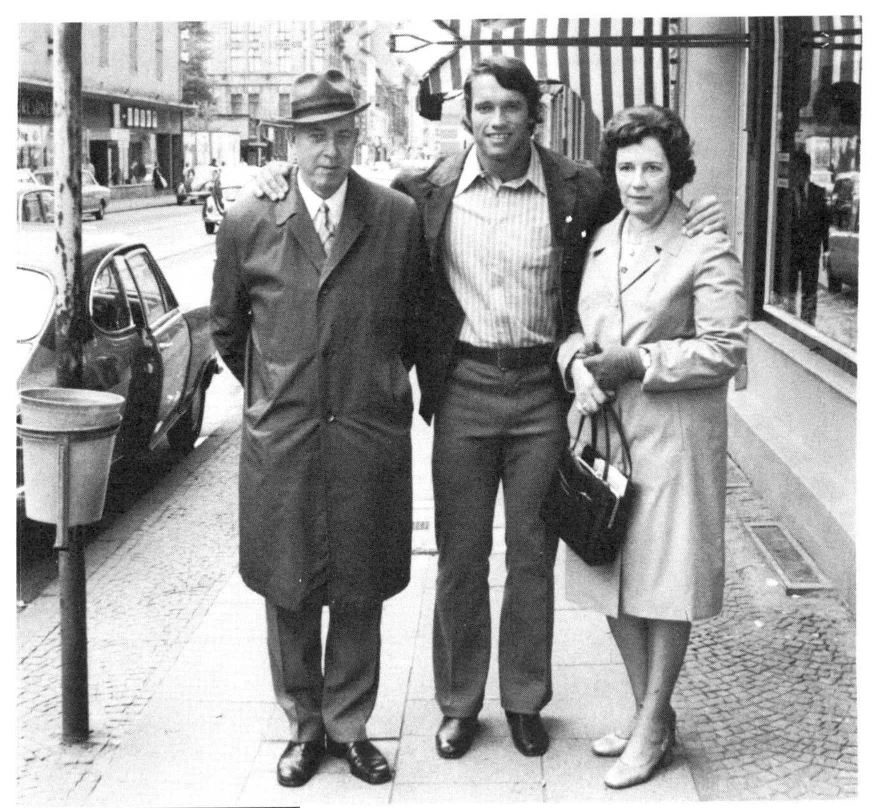
我與爸媽在慕尼黑的合照

我 10 月回到美國，但我在紐約市待到 12 月中。整趟搭飛機的過程中，我內心都充滿了複雜的情緒，我到底怎麼了？我爲什麼會一直想著她？我只知道，因爲她，我多年來一直防範的那件事情發生了。我不只是想跟她玩玩、消磨時光。其實我想和她在一起。

這對我來說是一個很特別的經驗。於是，我開始探究自己的感受，看看這究竟是怎麼回事。我會抽離自己，冷眼旁觀。我習慣用這種抽離的方式，退一步來審視自己正在做的事，進而作出評判。我一直努力對自己誠實。現在，我卻困惑不已，我發現自己想要的不僅僅是與某人的身體關係。我很喜歡這種感覺。我也覺得很幸福。我找到了一個眞正愛我，眞心關心我的人。

兩年後，她讀完大學，終於可以長住在聖塔莫尼卡，所以我們決定同居。這是她的提議，而我馬上就點頭答應了。再一次，我看到自己身上又有新的變化。我很享受一起布置住處的時光，這是一個家，而不僅僅是一個拿來睡覺、度日的地方。

漸漸地，我們的關係裡也出現衝突。事情經過基本上是這樣的：她是一個心態健全的女孩子，想要過普通、穩定的生活，但我卻恰恰相反，討厭平庸、討厭平凡。她以為我會安定下來，會慢慢達到事業的顛峰，並一直穩定下去。但這個想法在我的腦海中毫無立足之地。對我來說，生命就是不斷地追求。生命的意義不僅是存在、生存，而是要前進、提升、成就、征服。看到我從健美轉向演戲這個充滿挑戰的領域之後，我想她就意識到我們無法再一起走下去了。我到阿拉巴馬州拍攝《永不滿足》的時候，她搬到了自己的公寓。

那段時間對我來說很艱難，我在兩件重要的事之間左右爲難。我感覺有一部分的自己好像被硬生生從身體裡撕裂出去。我失去了某些美好的事物，就是我們之間的感情，這份愛曾經幫助我成爲一個完整的人。芭芭拉教會了我如何欣賞一位女性。感性上，我想留在她身邊。但理性上，我知道我們走不下去了。我想成長，想繼續前進，但這不是她想要的生活。我學會一段關係能多麼完美，也了解到愛情能夠增添人生的意義、滋養我的心靈。

我已經從健美界退役，但我並沒有離開。我只是停止參加比賽。我覺得自己比較像是健美選手的領袖。很多時候，我覺得自己像他們的母親。

他們會來找我訴苦。會寫信來告訴我他們的苦衷。每年比賽前夕，他們都問我該參加哪場賽事、該報名哪個重量級別、該穿什麼款式的健美褲、用哪款油、怎麼擺姿勢等等。他們也會問我談合約要注意什麼，以及跟健美雜誌訪談的時候要講什麼故事。

每年夏天訓練期間，我都會跟他們一起鍛鍊，並對他們產生深厚的感情。無論你和誰一起訓練，你們兩人都會變得形影不離，就好像結婚才 3 個月一樣。你們幾乎所有事情都一起做：一起外出吃飯、一起訓練、一起曬太陽、一起聊聊天、一起殺時間，也會相互切磋、激勵彼此。你們也會強烈的依賴彼此。

我總是扮演領導者，因爲我性格外向，也很有主見。此外，我也是經驗最豐富的健美運動員，最成功的那個。我已經遊歷世界各地，辦了數不清的展覽。我只輸過 3 場比賽，而且都只輸給冠軍。所以他們崇拜我。

對他們大多數人而言，我是英雄，這也是爲什麼我會照顧他們。尤其是現在，我不再參賽，轉而推廣健美賽事，所以也更有時間提拔後進。轉換跑道之後，我做的事全然不同，因爲我覺得健美人們把我視爲一個熱愛健美運動、眞正想要幫助這個運動發展的人。我努力推廣頂級賽事，像是奧林匹亞先生和宇宙先生等比賽。我希望爲健美運動帶來更多資金，並確保參賽者能獲得更多利潤分成。

我做的一切，都是幫助健美運動，成爲健美的代言人。

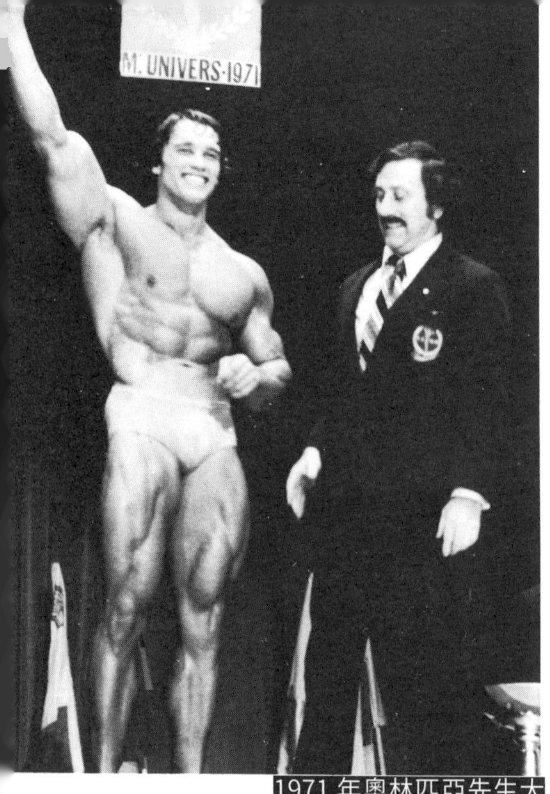

1971 年奧林匹亞先生大賽與喬・韋德的合影。

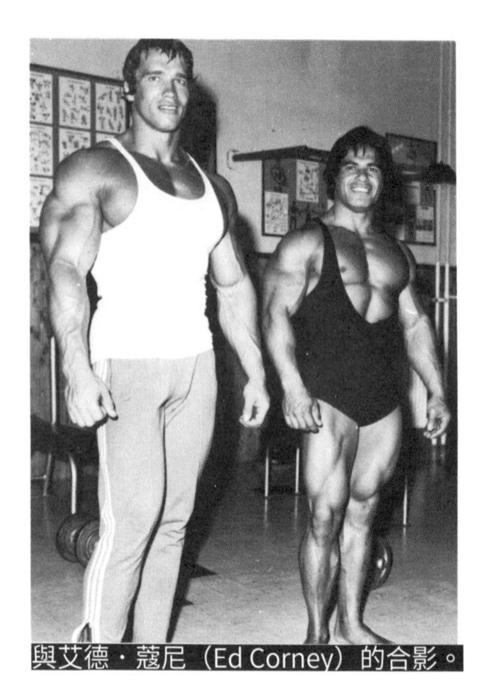
與艾德・蔻尼（Ed Corney）的合影。

與父親一起訓練。
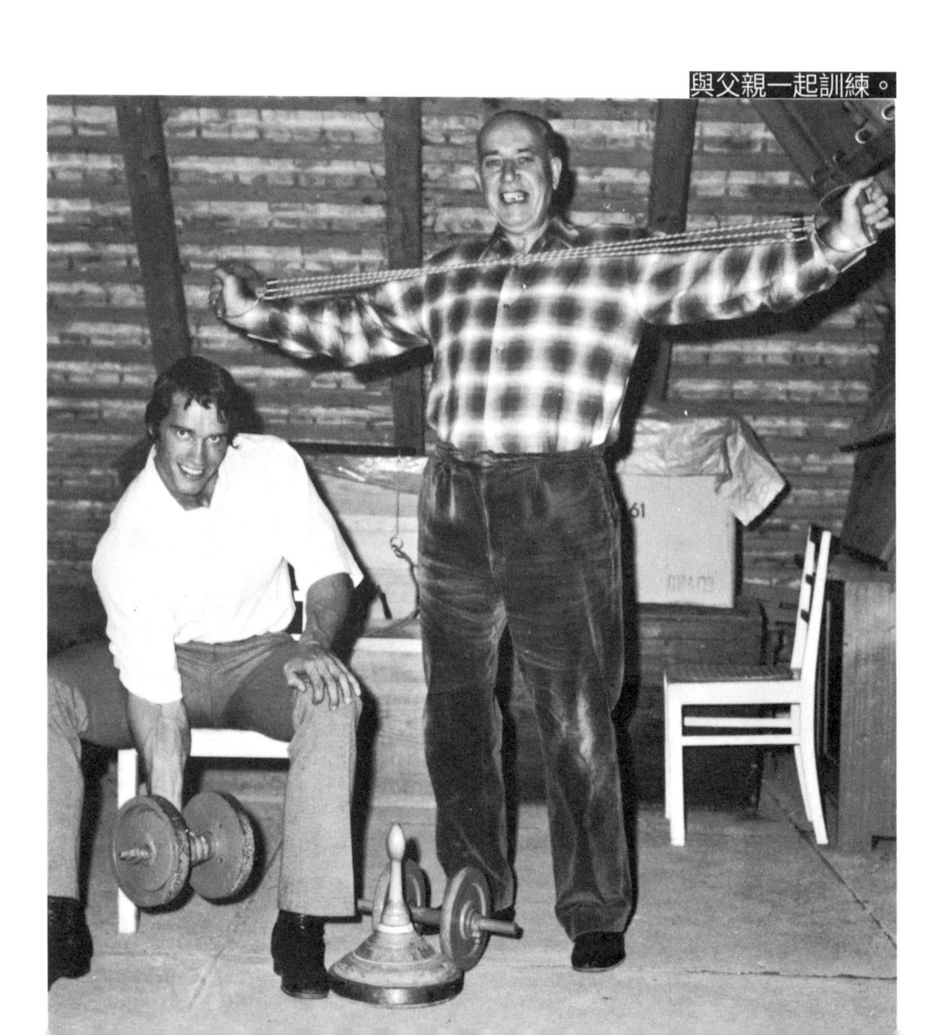

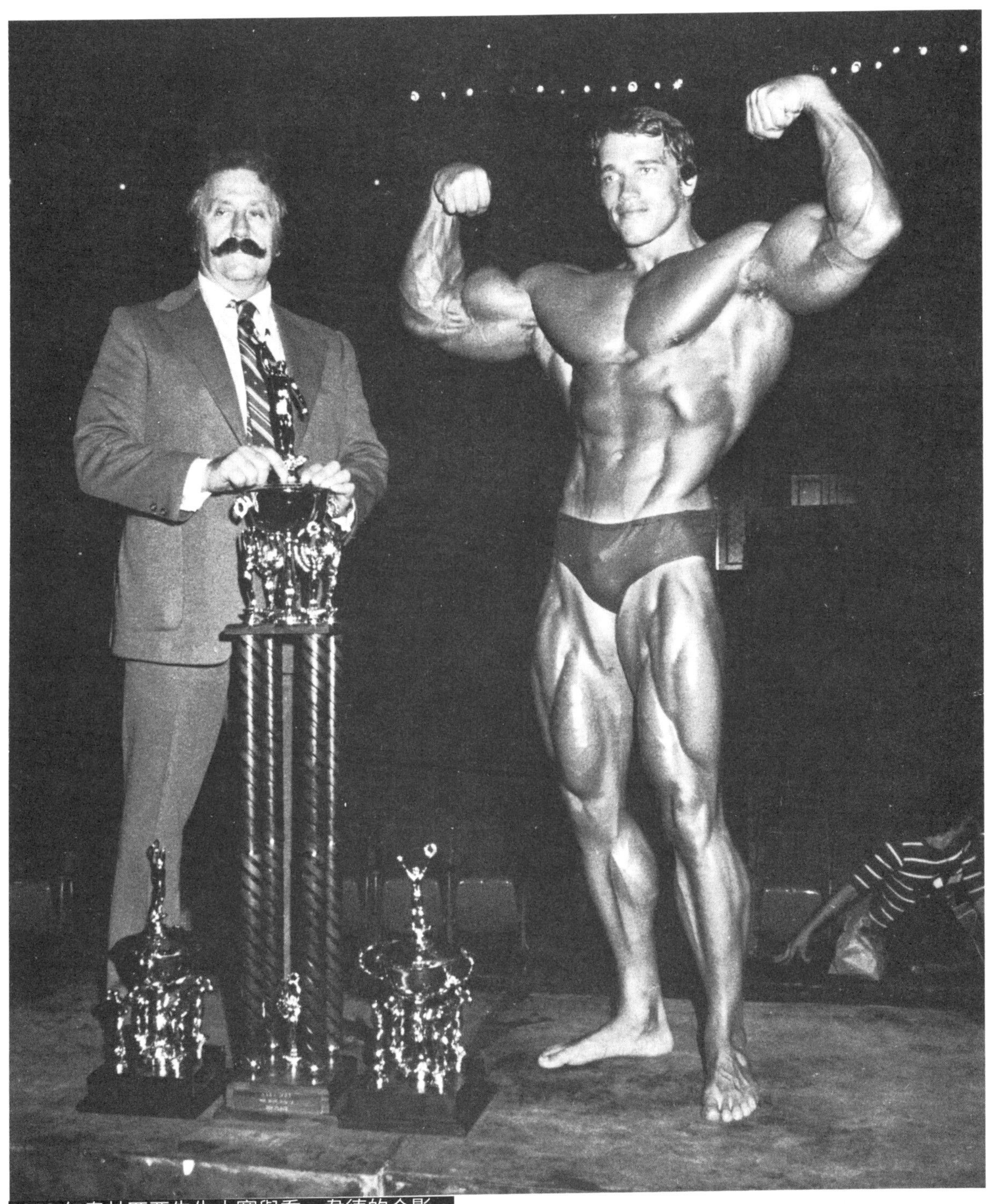

1973 年奧林匹亞先生大賽與喬・韋德的合影。

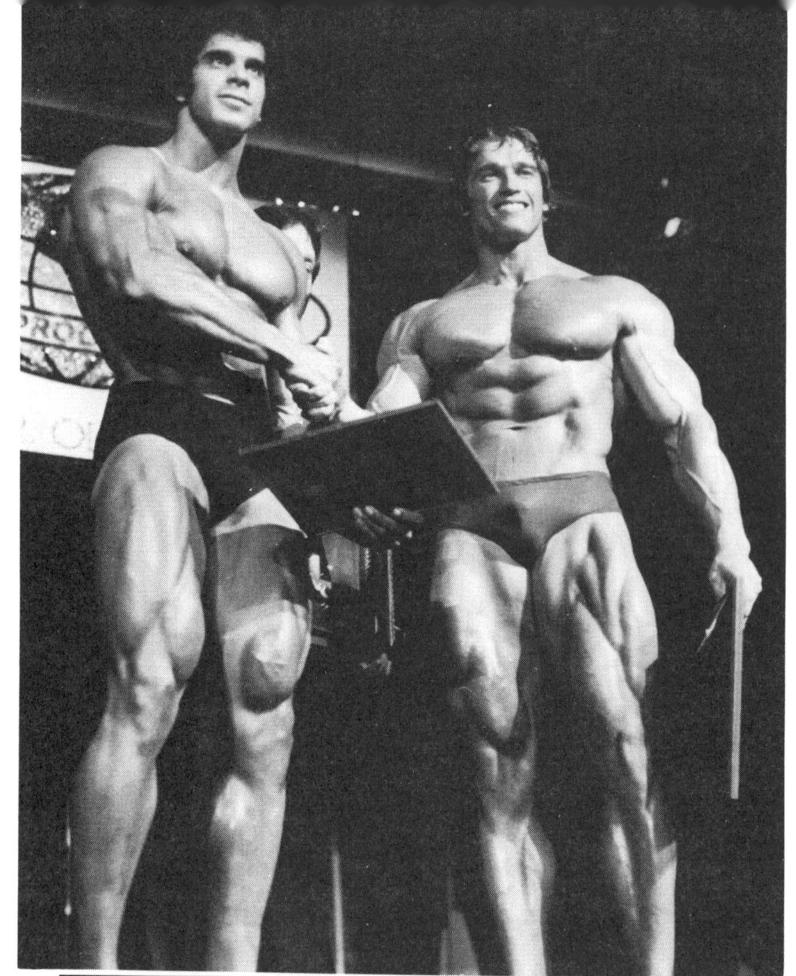

1974 年奧林匹亞先生大賽，打敗路・法瑞諾（Lou Ferrigno）。

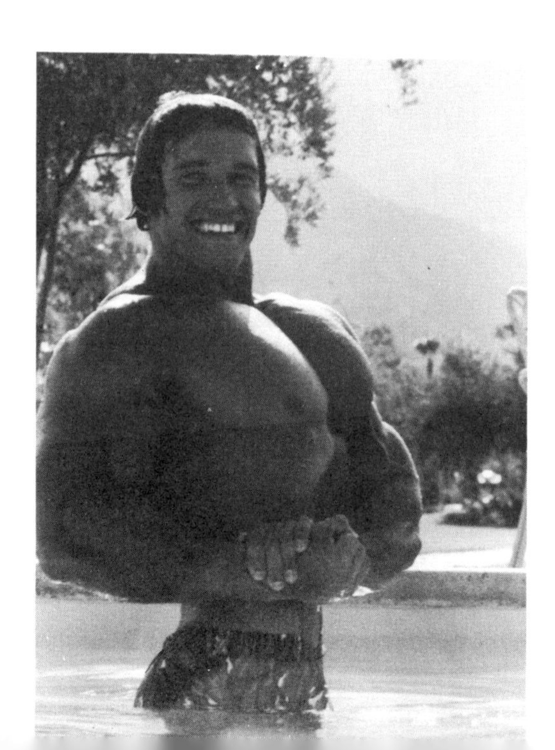

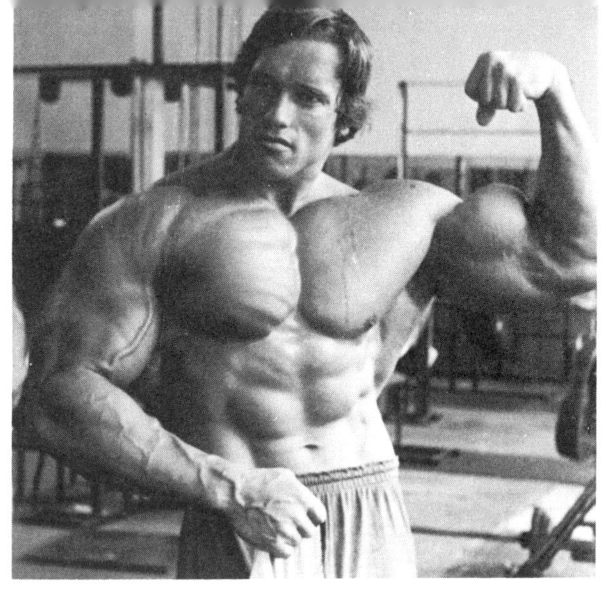

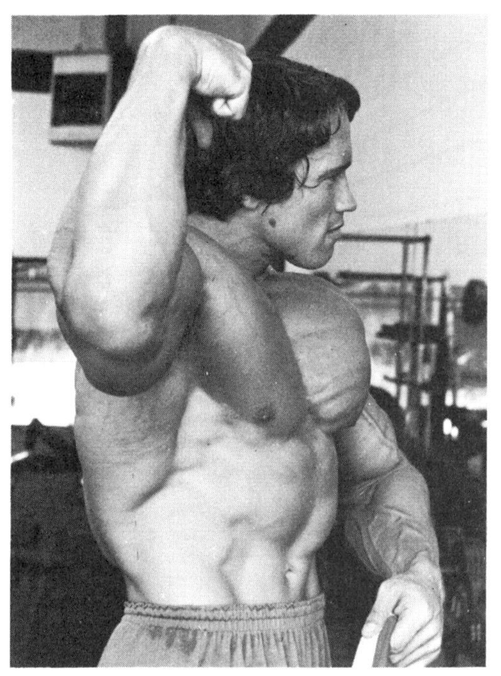

練習擺姿勢的我。

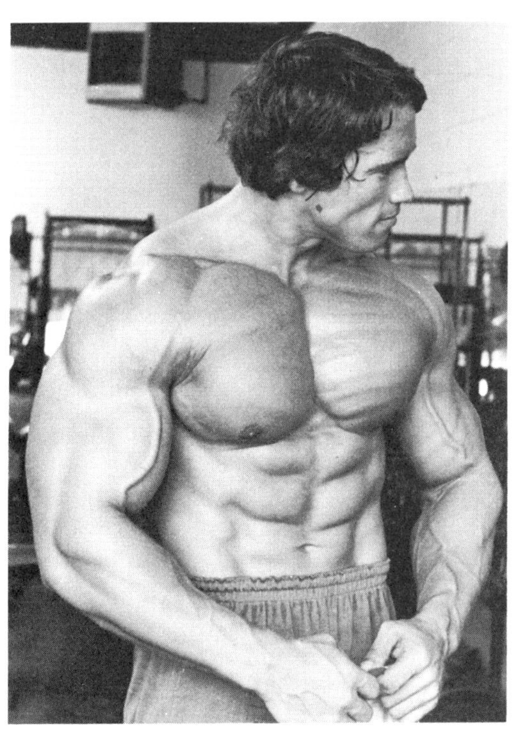

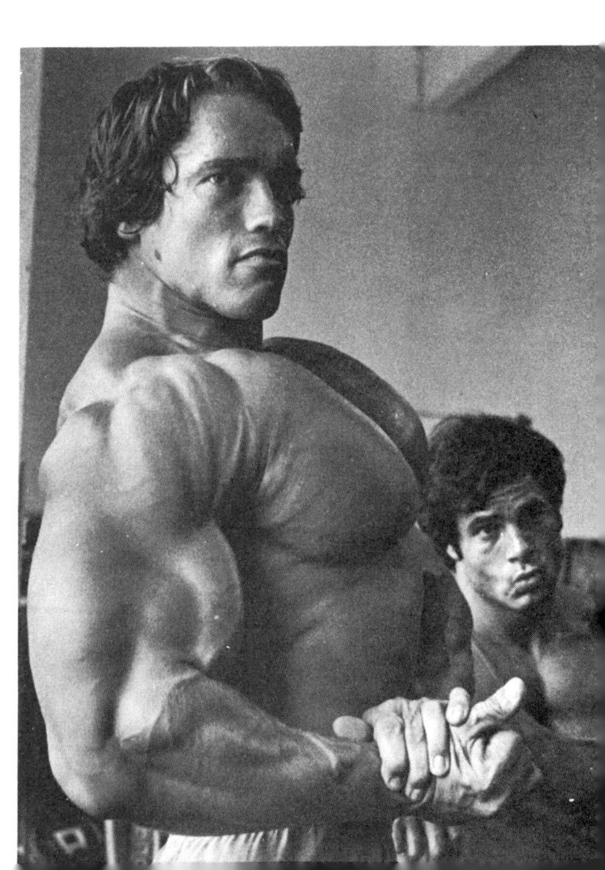

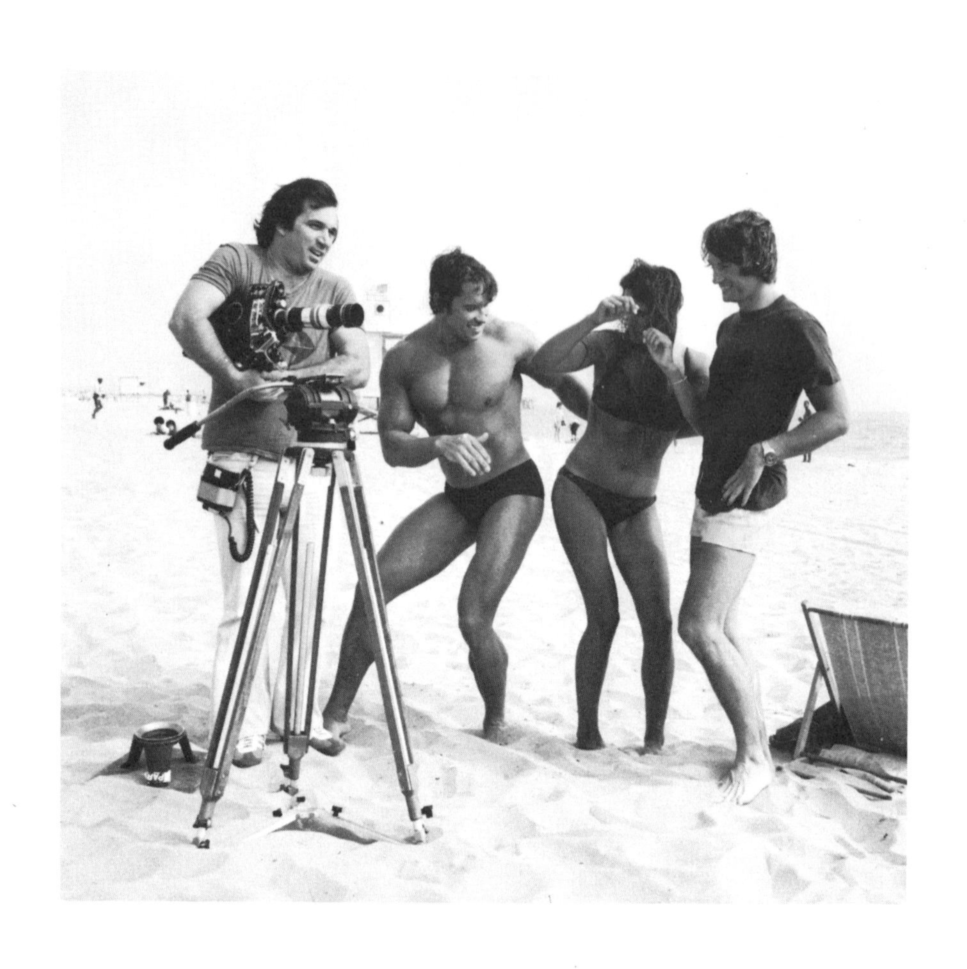

《史瓦辛格健美之路》拍攝空檔的玩樂笑鬧點滴。

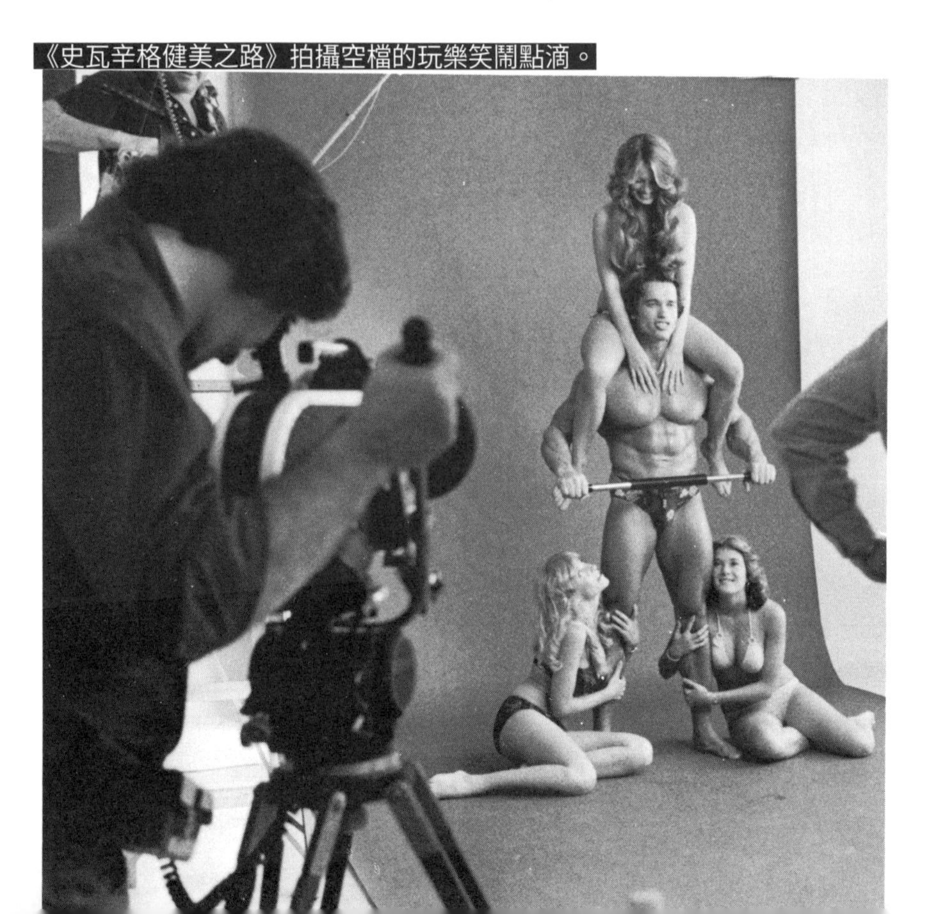

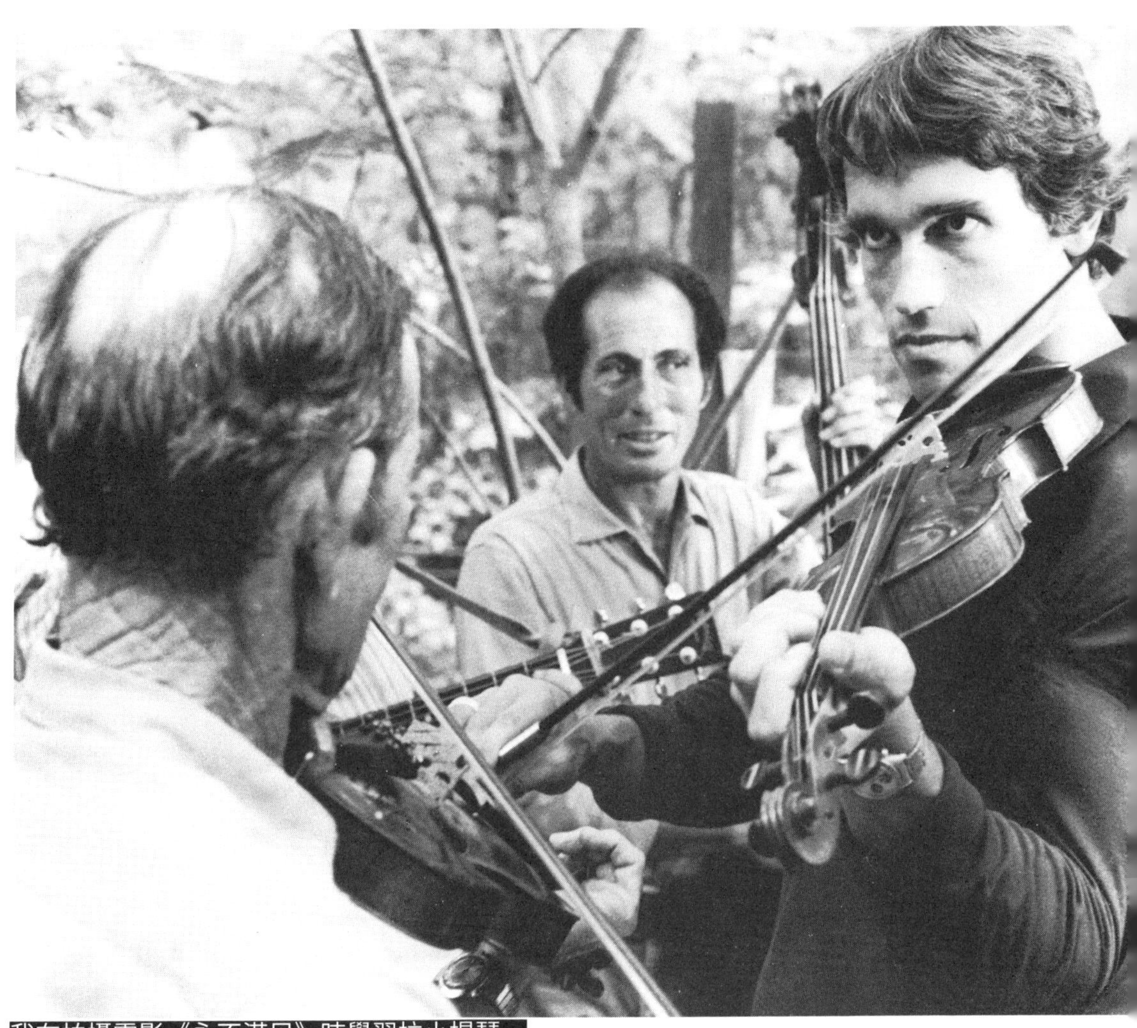

我在拍攝電影《永不滿足》時學習拉小提琴。

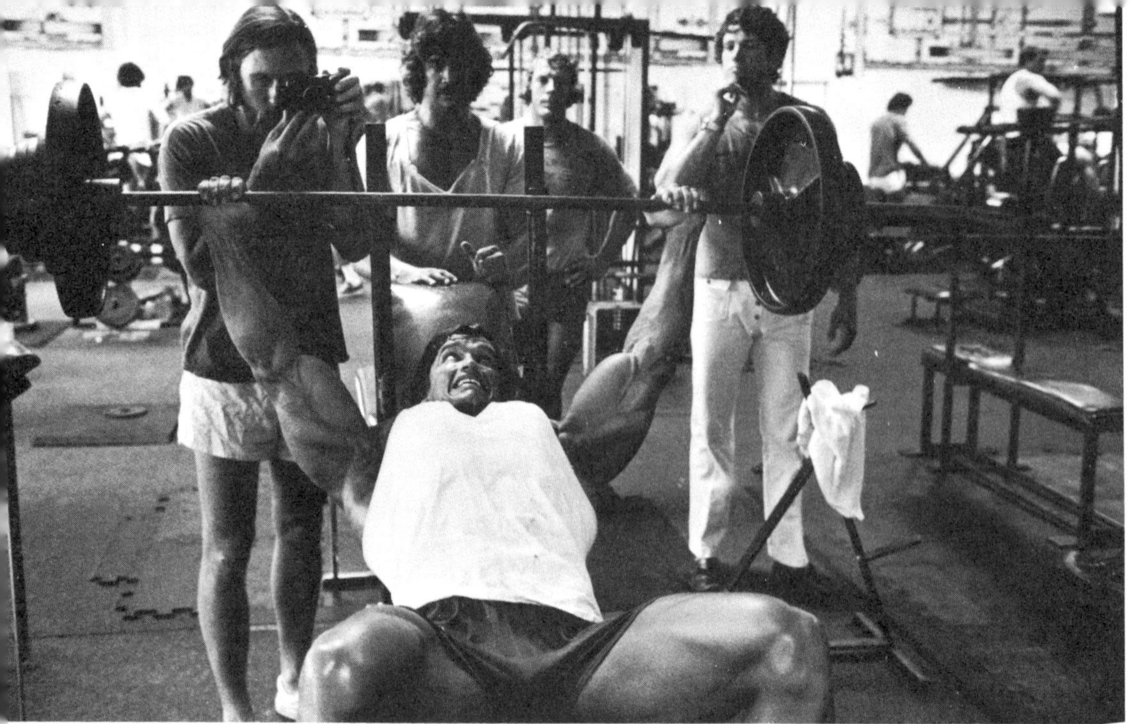

1973年，在最佳狀態下訓練。

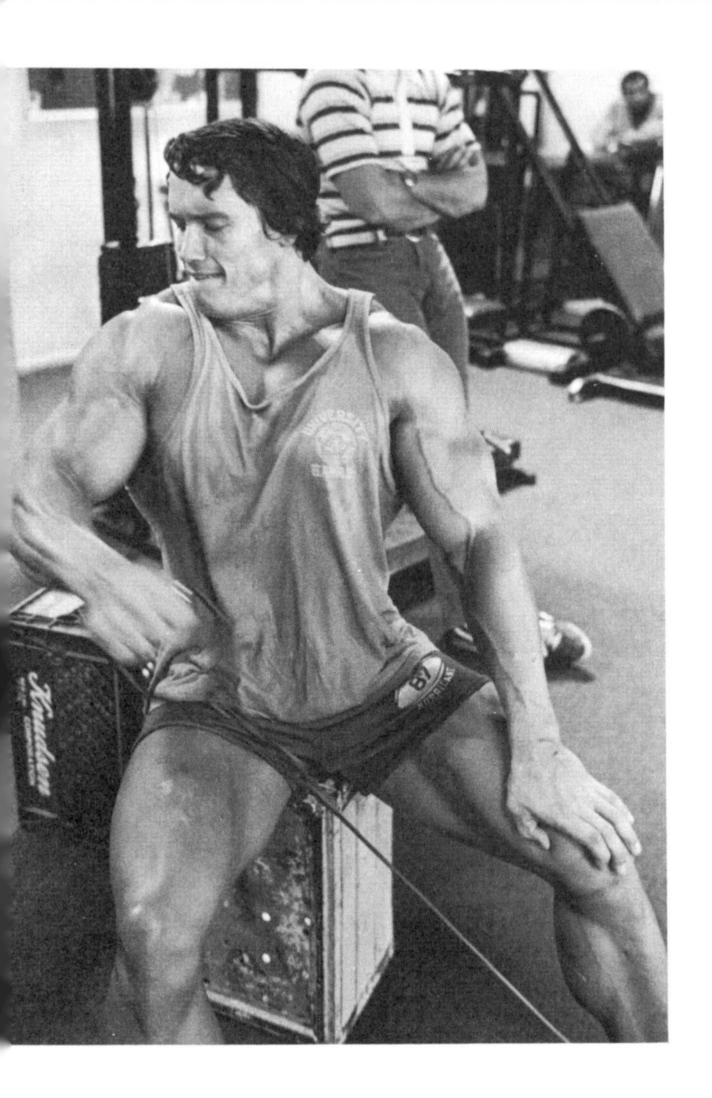

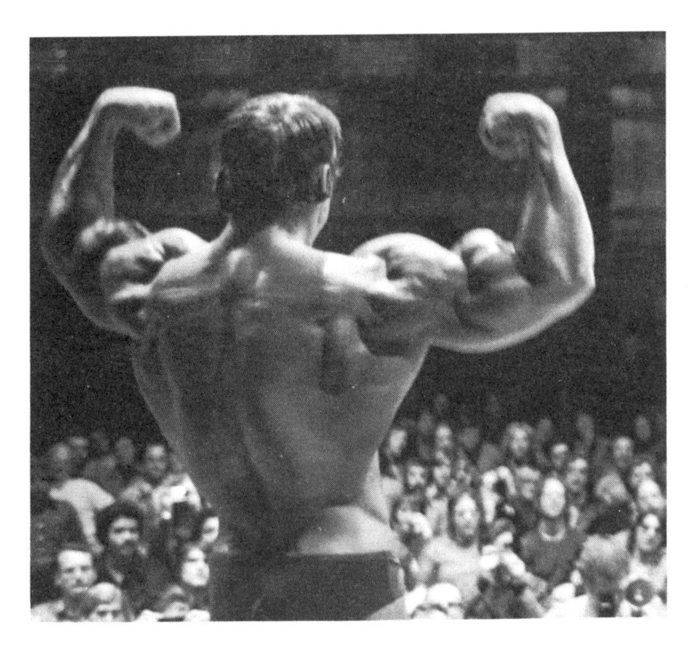

1974 年，我在奧林匹亞先生大賽預審中的姿勢。

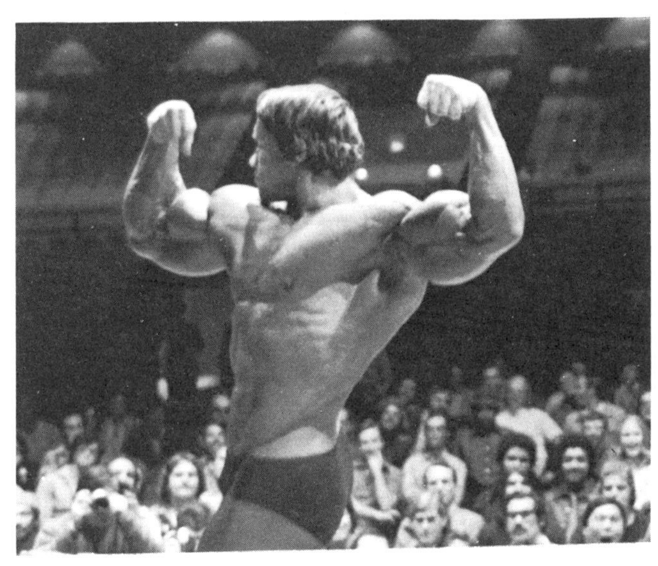

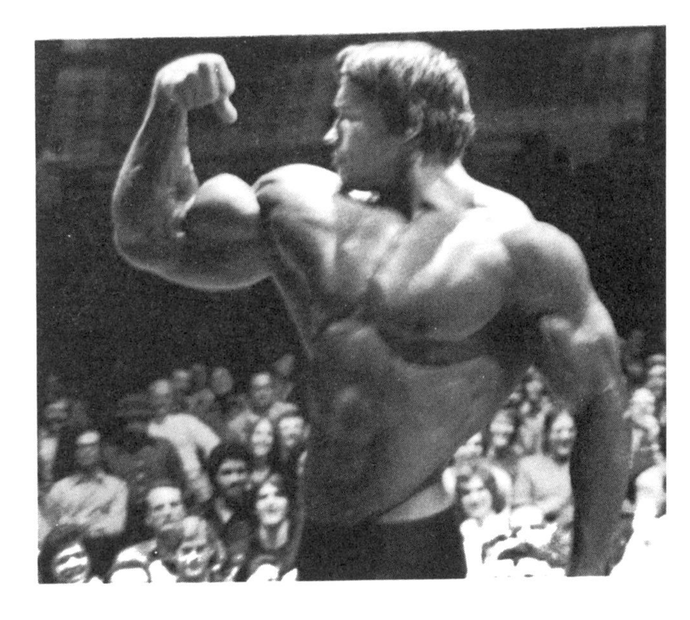

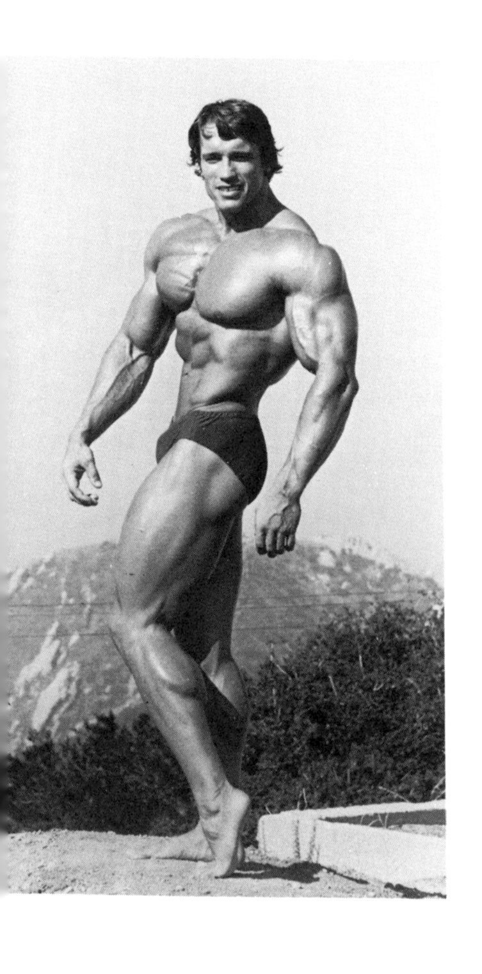

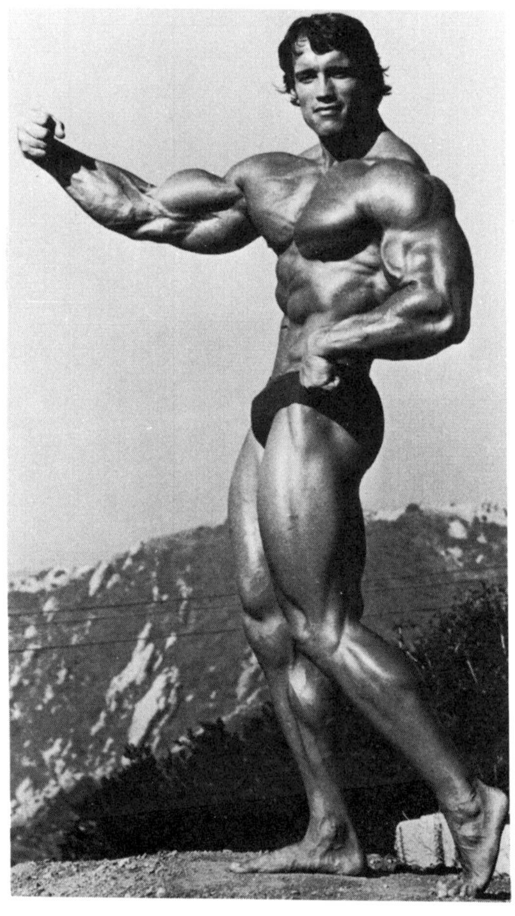

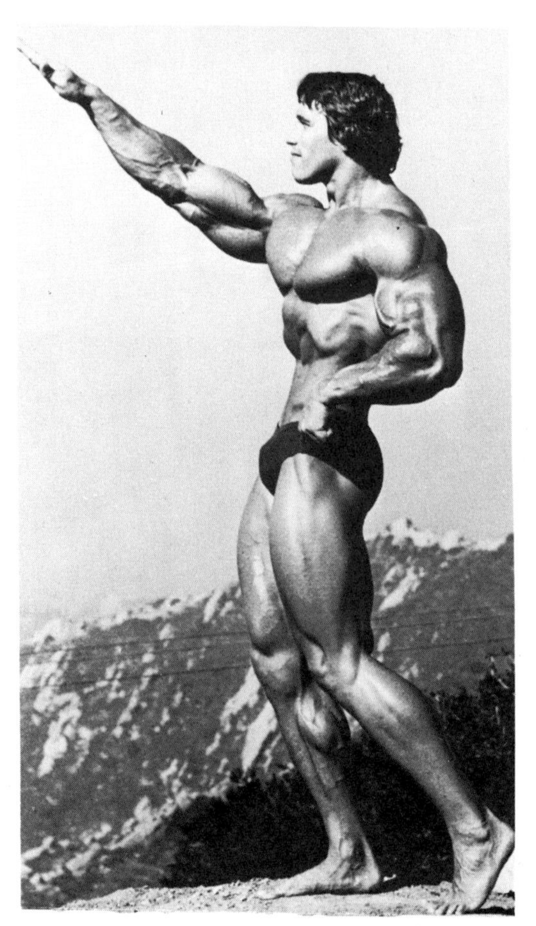

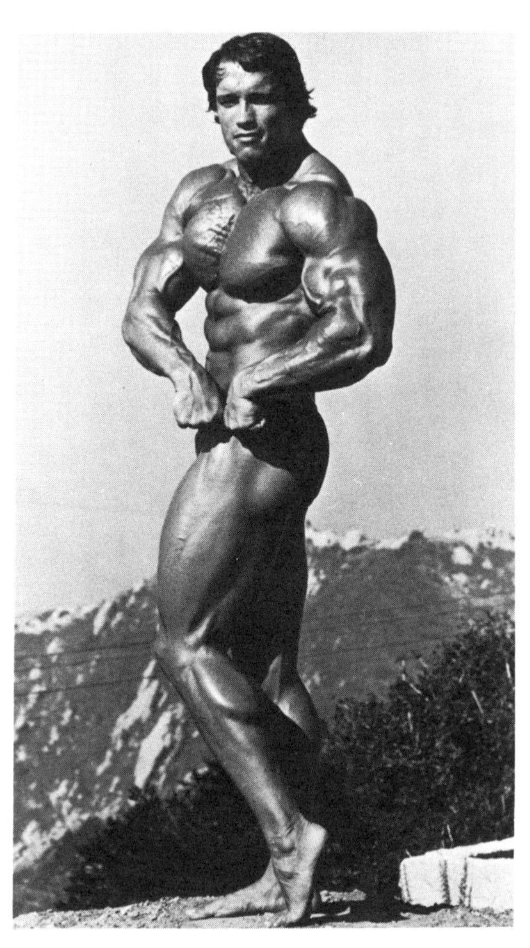

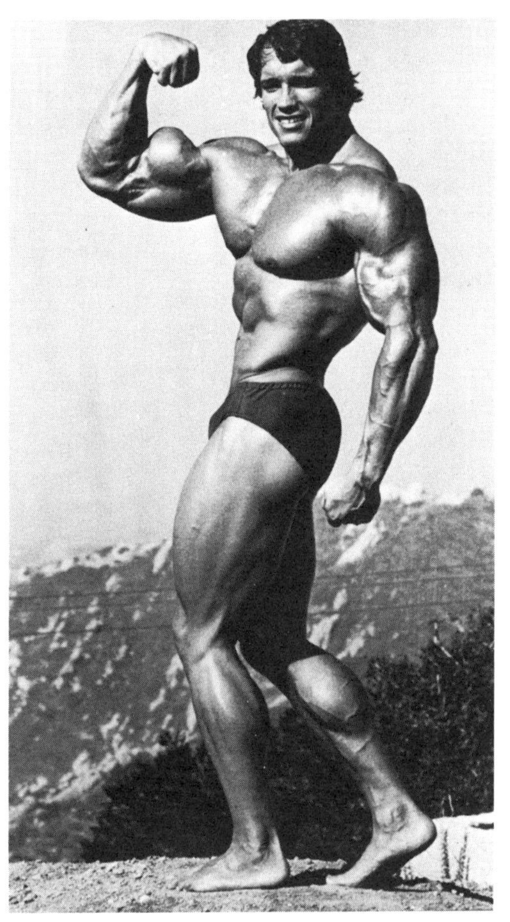

1974 年，在加州的肌肉岩（Muscle Rock）擺姿勢。過去 30 年來，許多頂尖健美選手都曾在此留影。

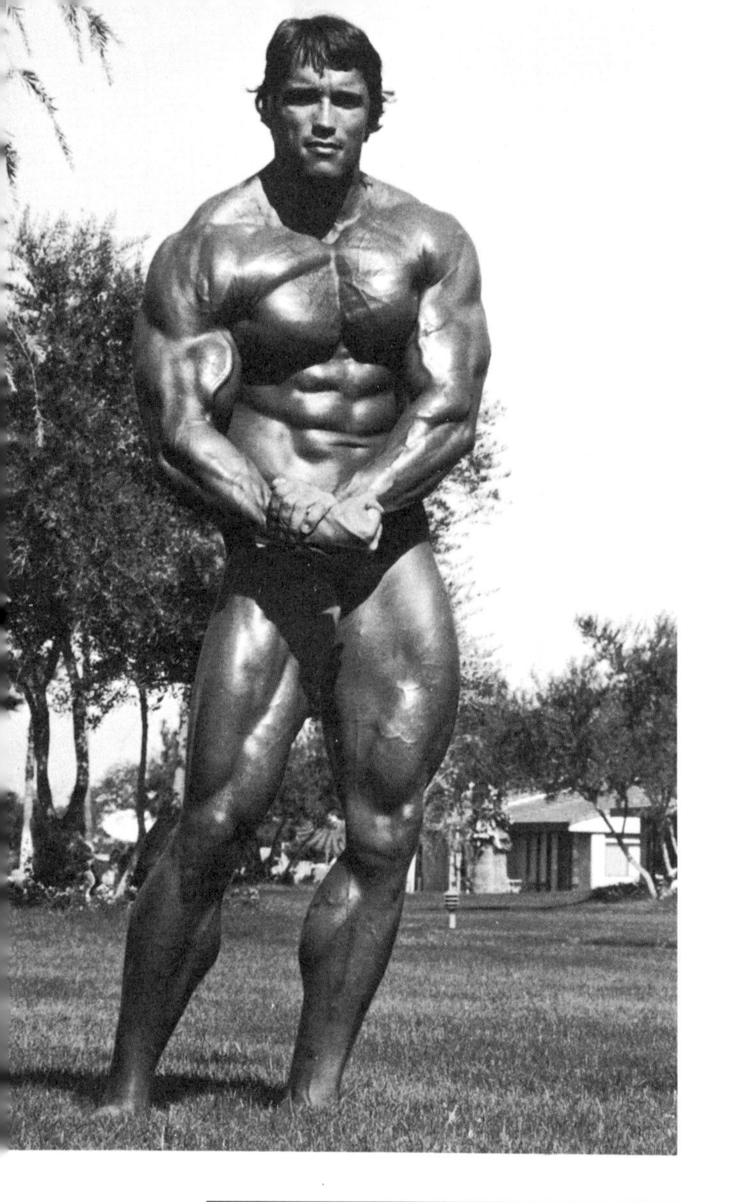

1974 年，攝於棕櫚泉（Palm Springs）。

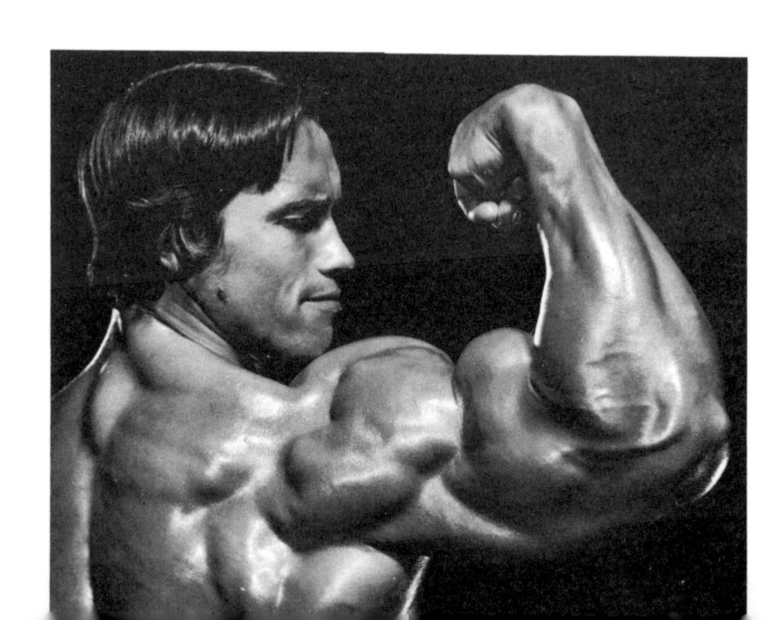

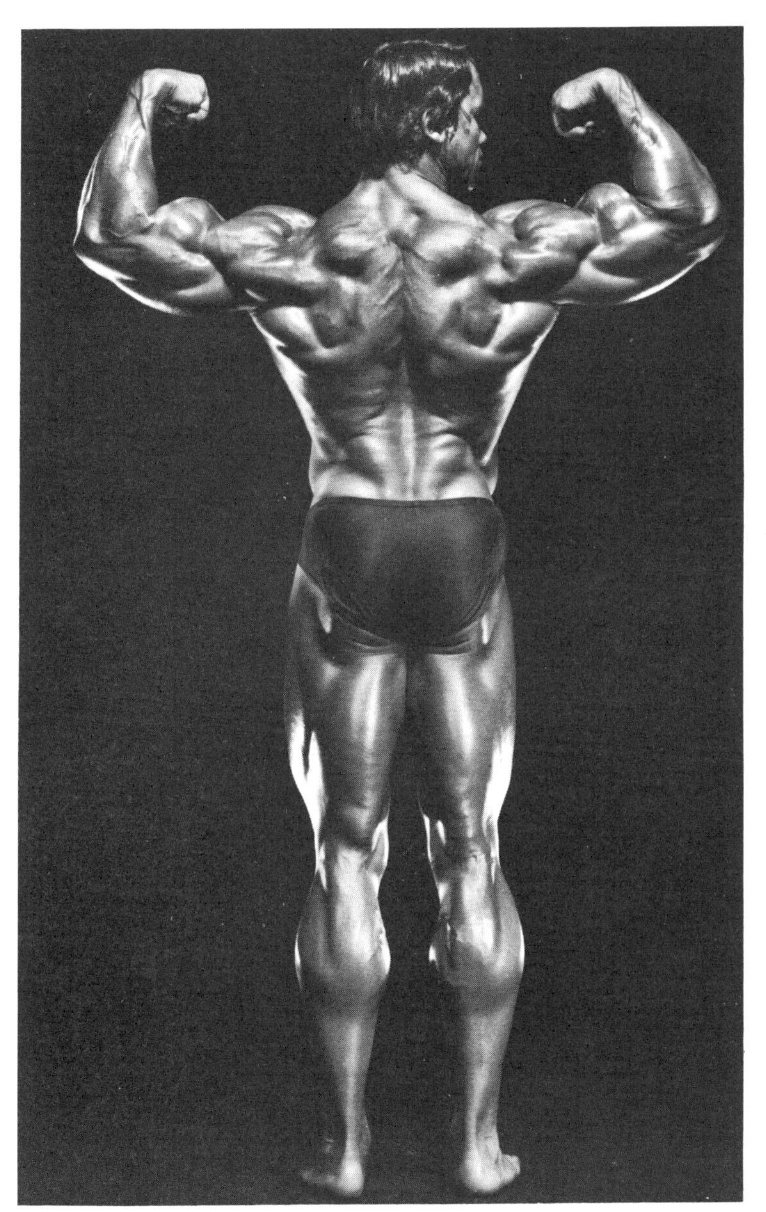

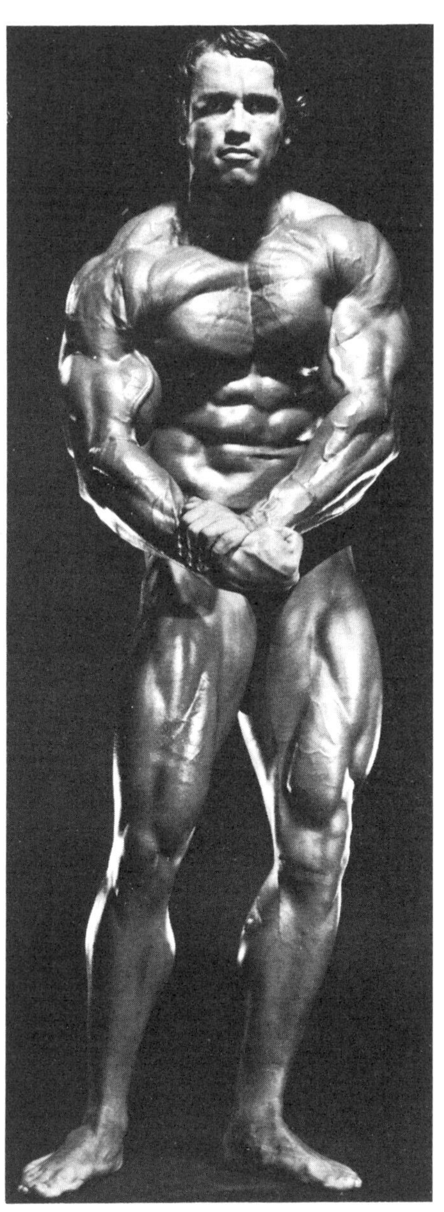

1974年，於攝影棚擺姿勢。

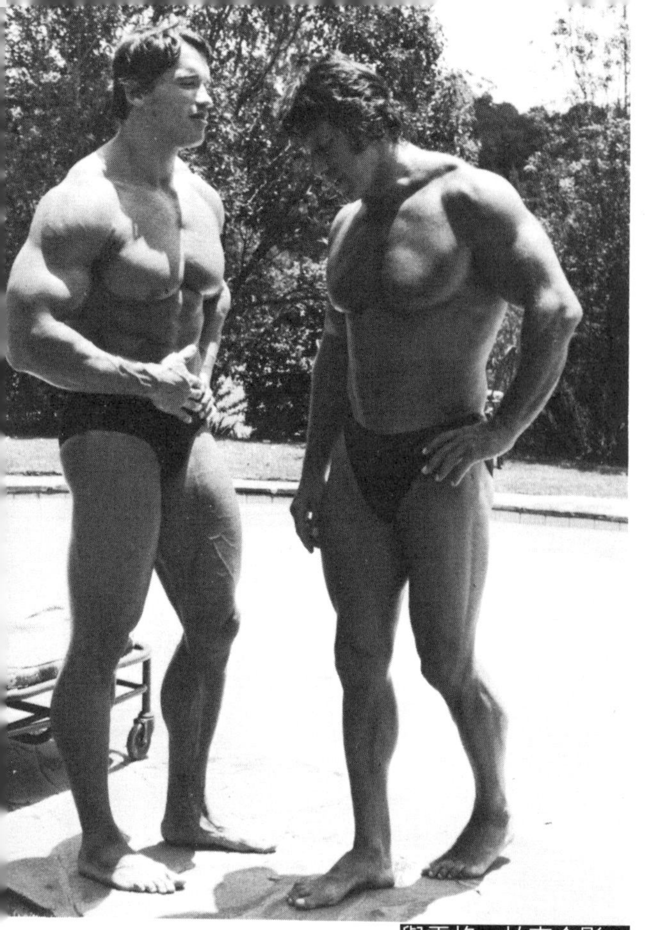

與雷格・帕克合影。

上油。

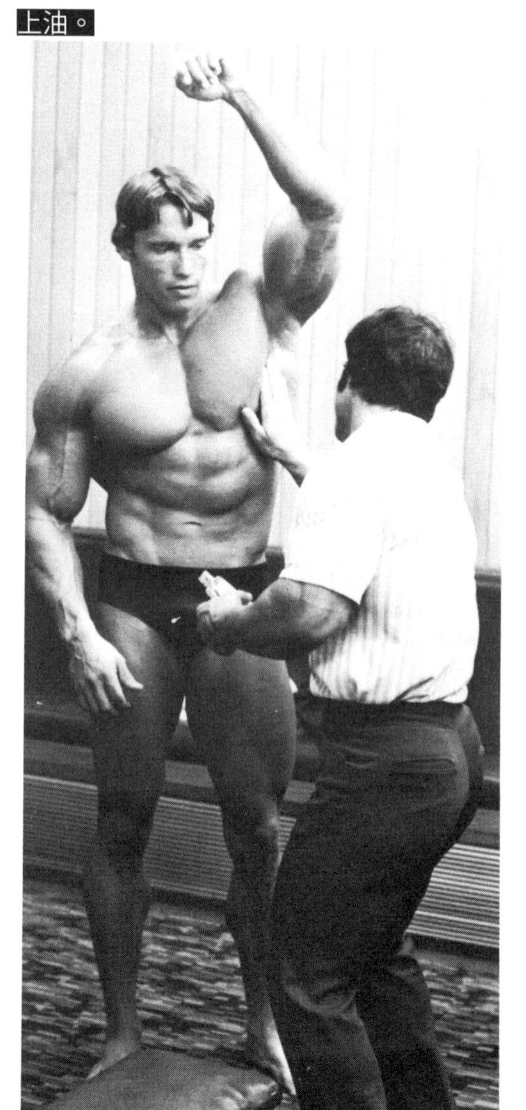

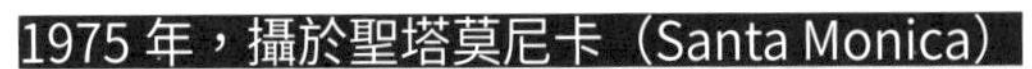

1975 年，攝於聖塔莫尼卡（Santa Monica）

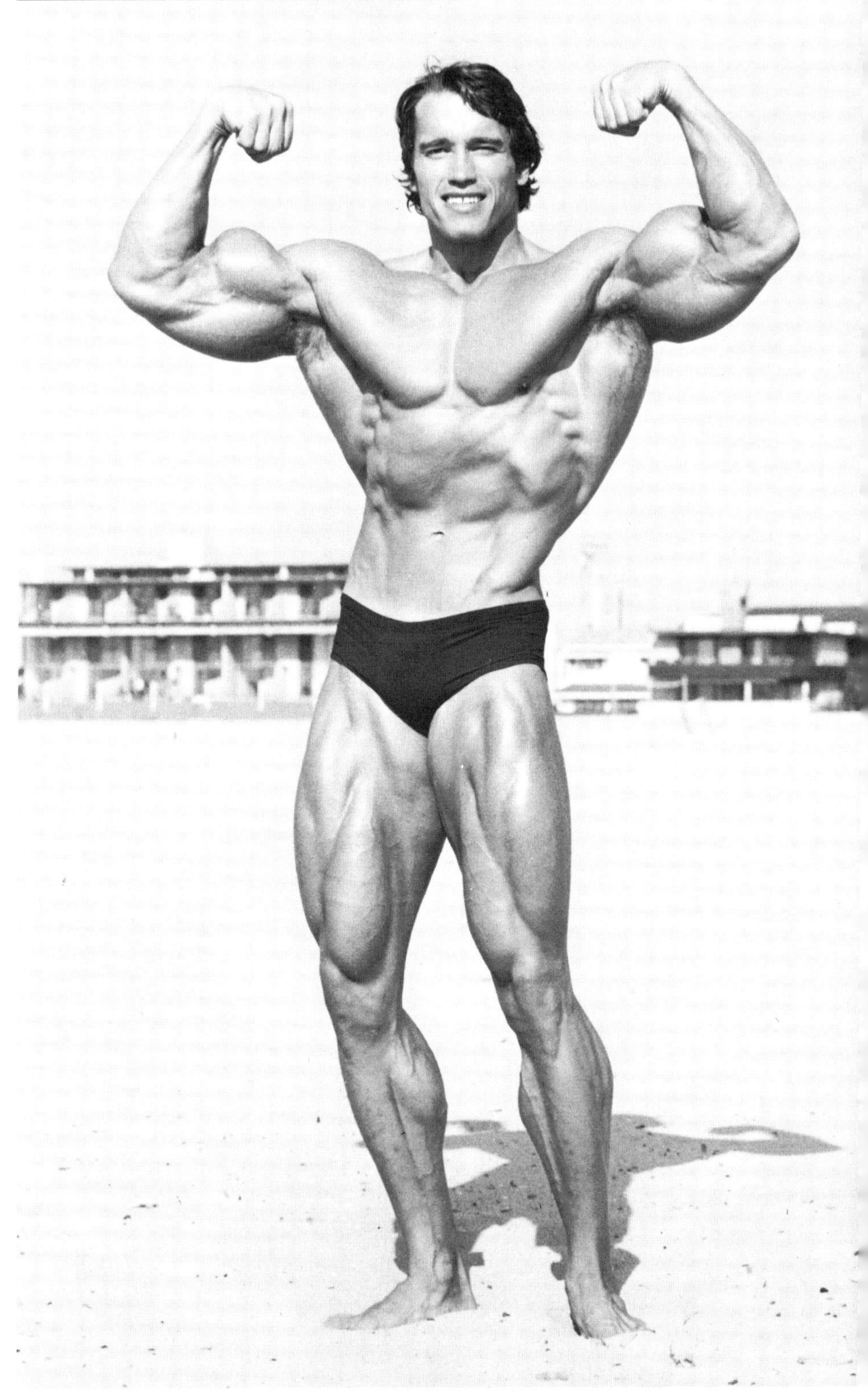

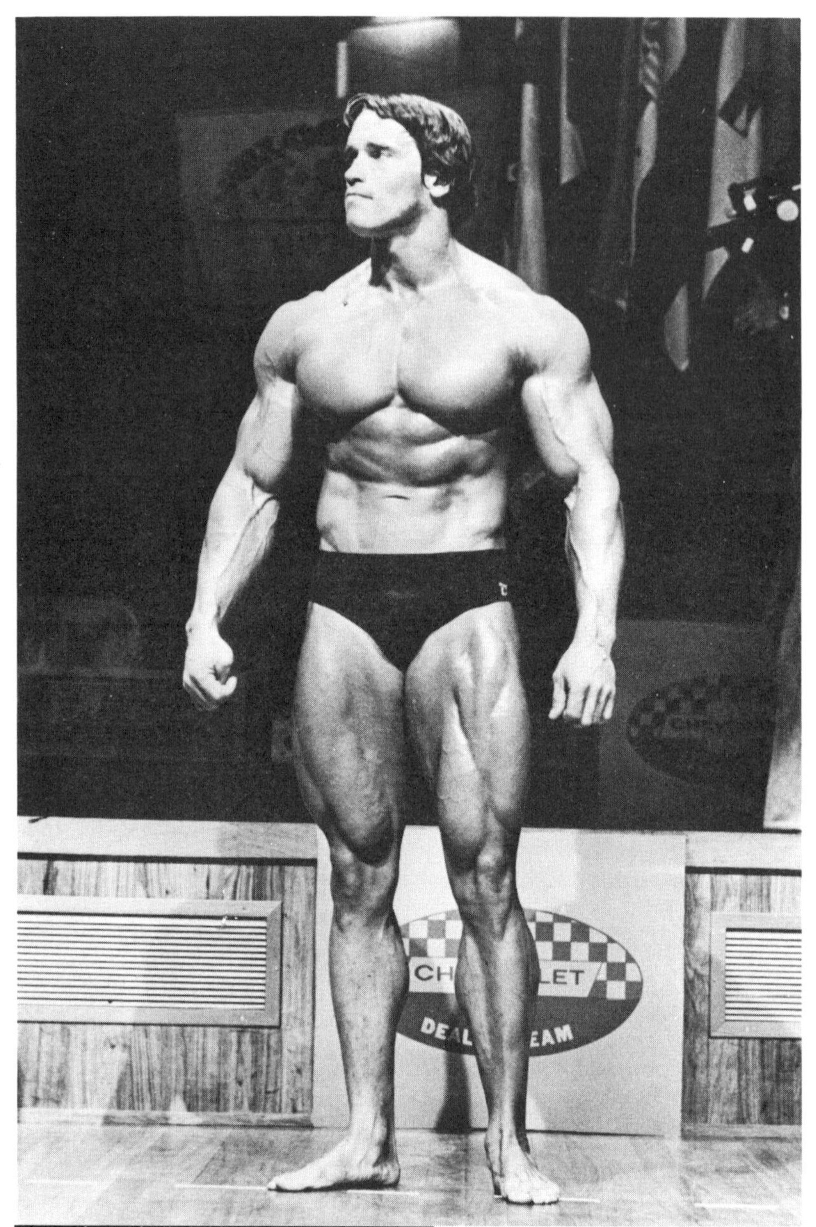

1975年，南非奧林匹亞先生的預審。

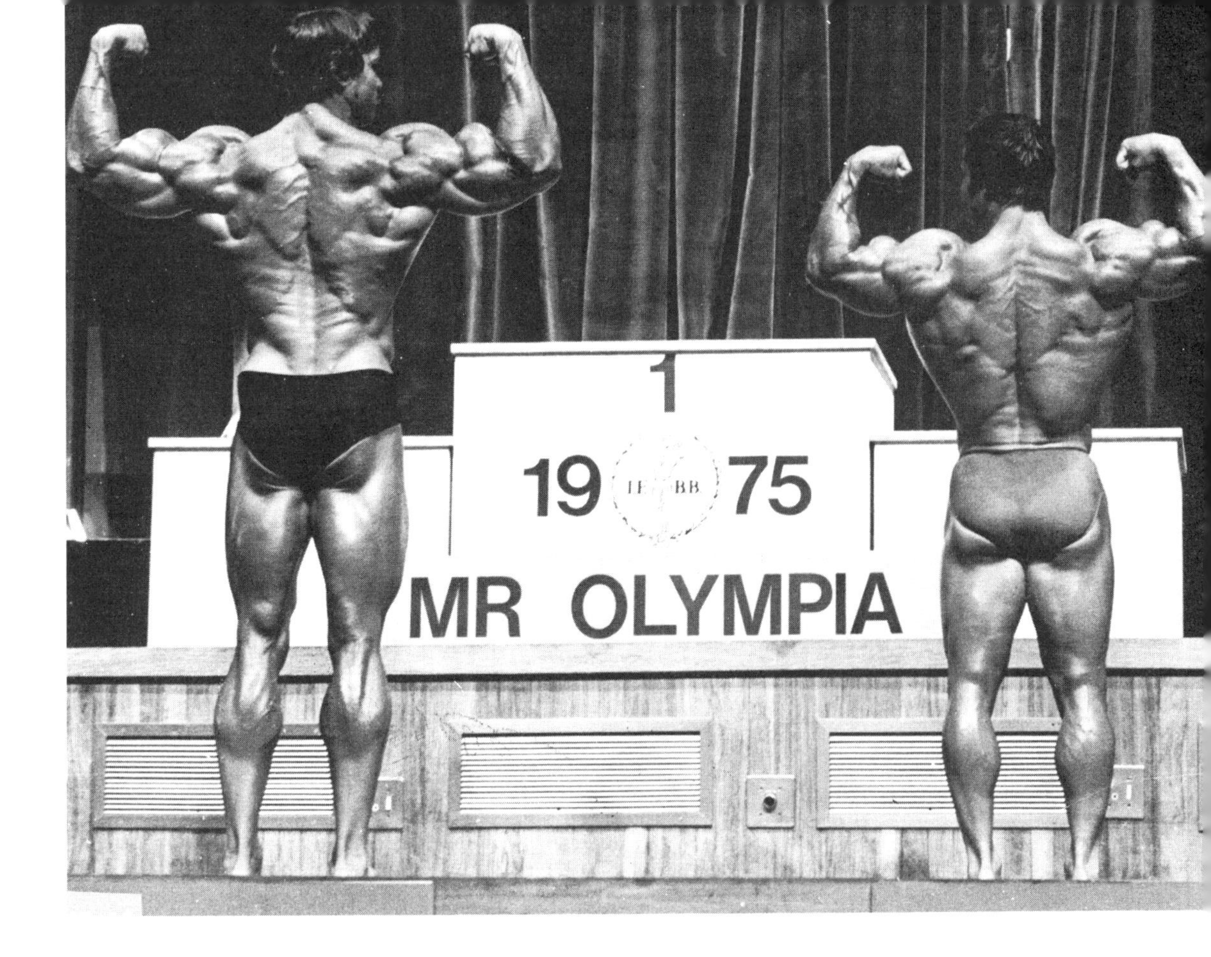

在南非與佛朗哥・哥倫布一起擺姿勢。

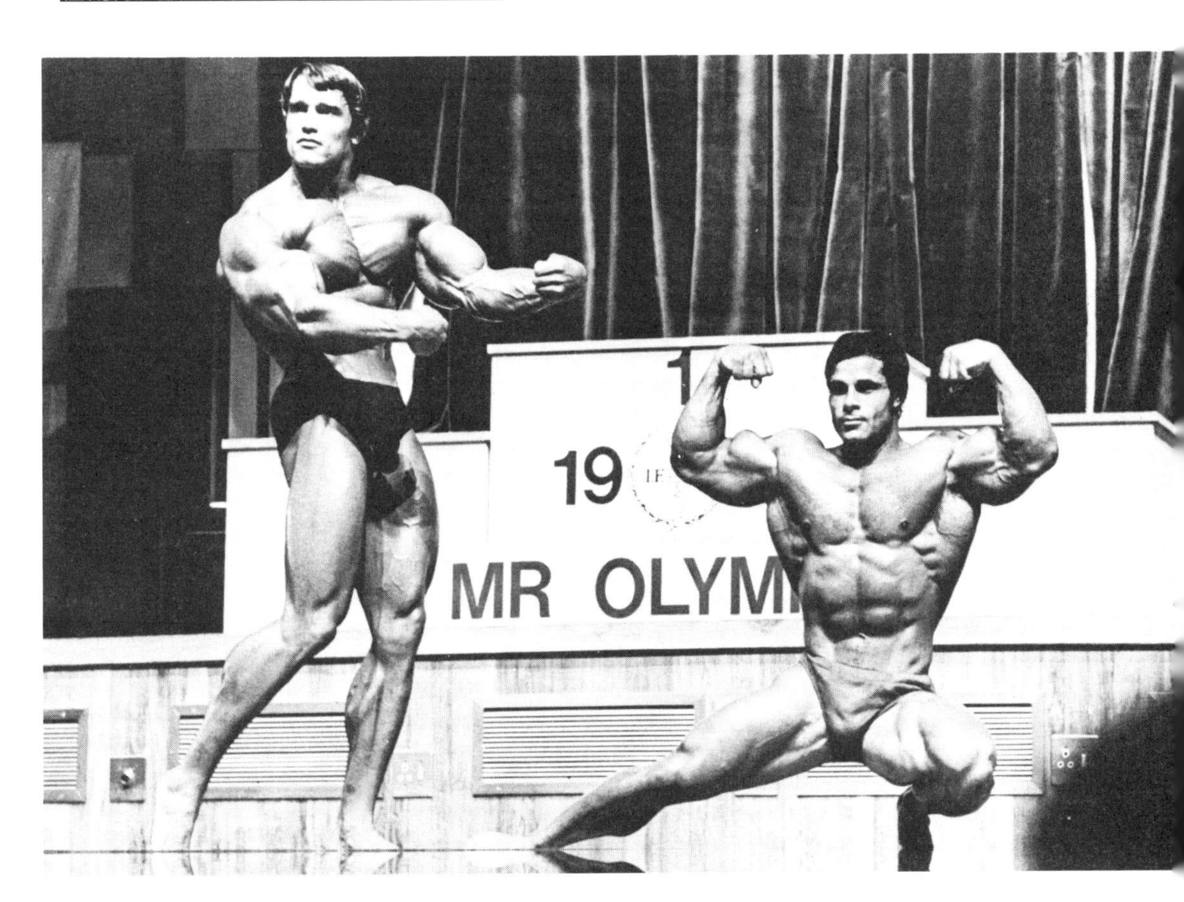

南非奧林匹亞先生大賽。

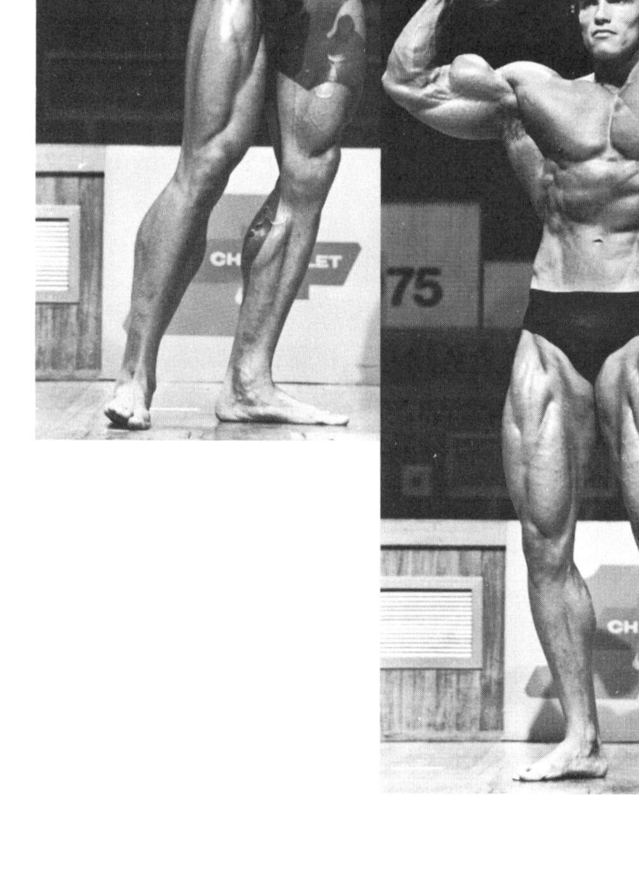

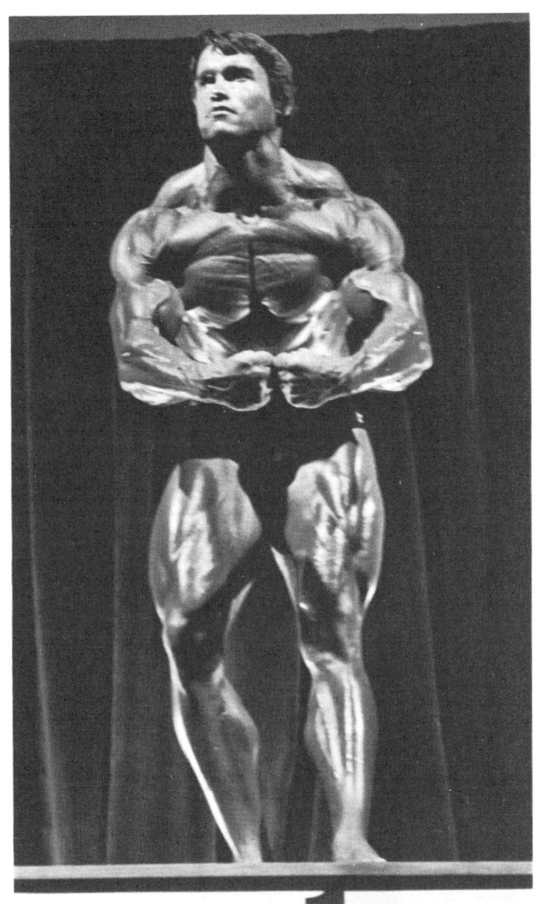

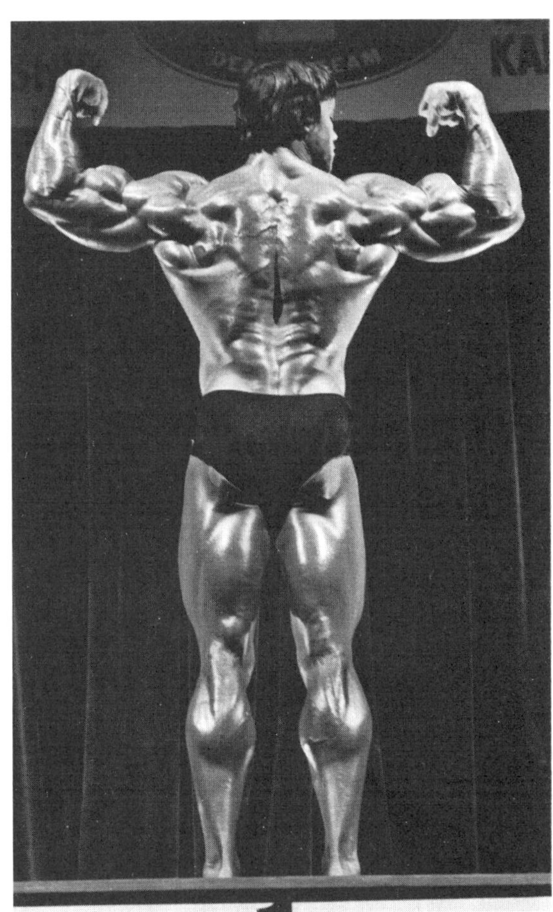

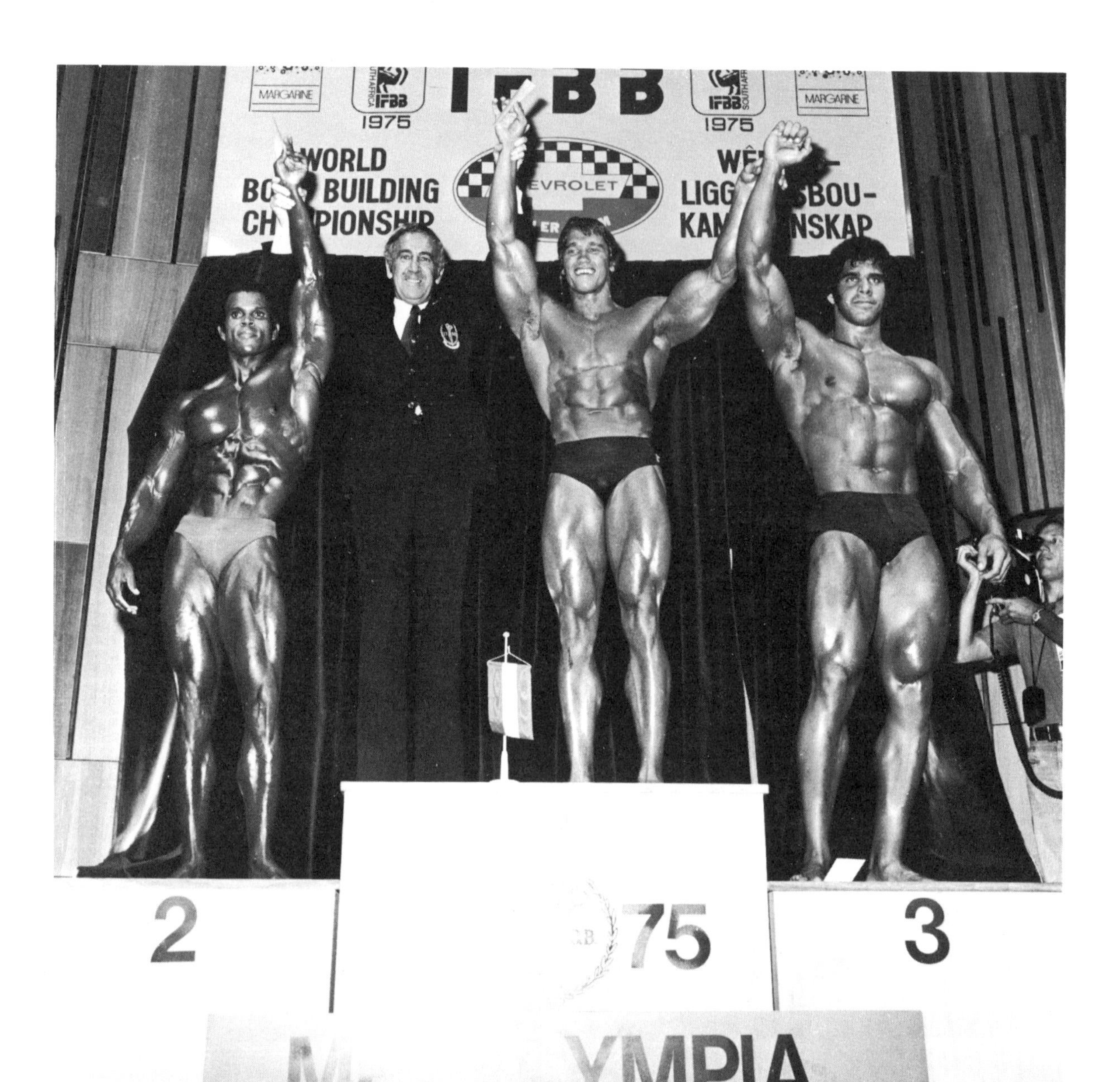

1975 年，在奧林匹亞先生奪冠；從左至右分別為塞爾日．努布雷特、班．韋德（Ben Weider，IFBB 的主席）、路．法瑞諾。

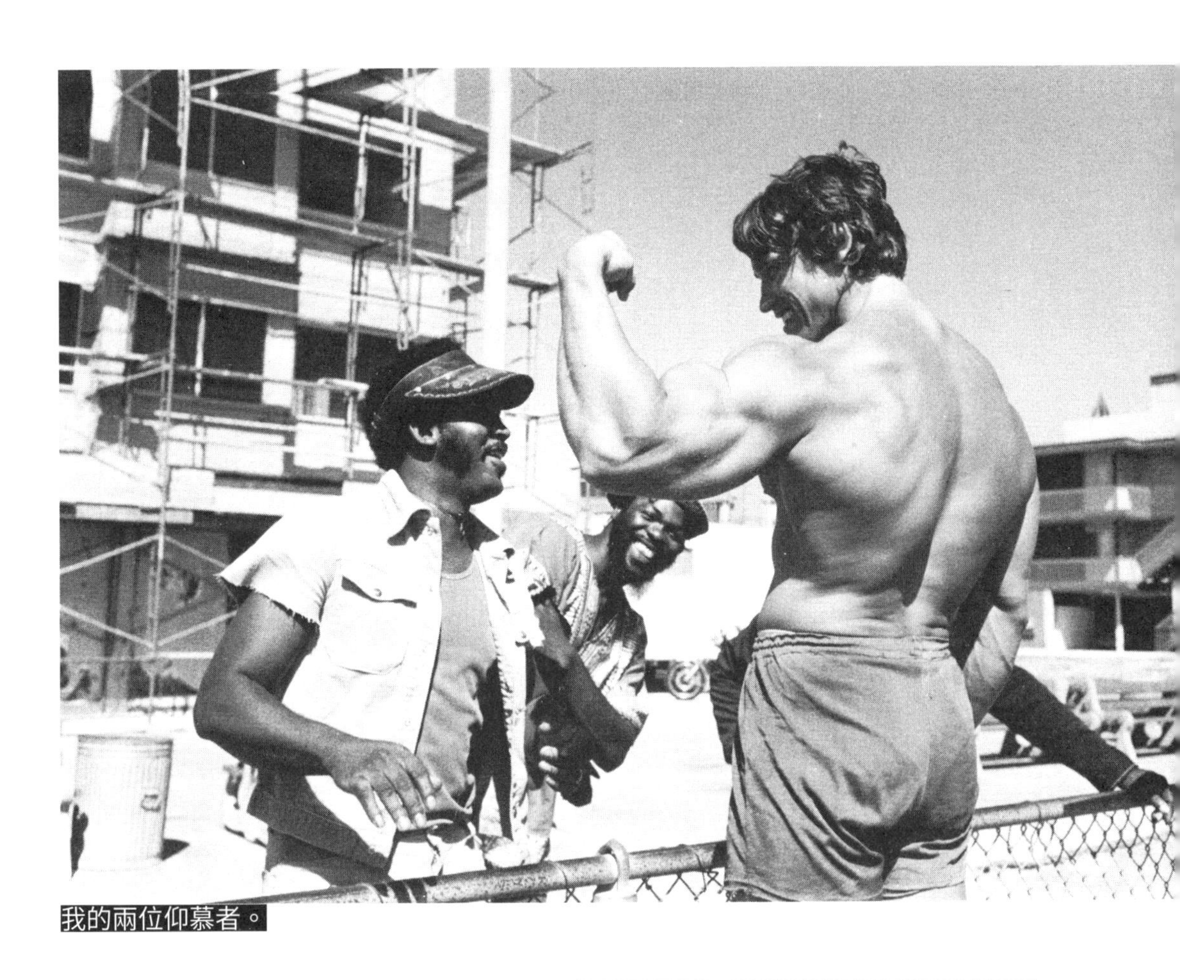
我的兩位仰慕者。

我的朋友比爾・德瑞克（Bill Drake），
他在我剛到美國期間幫助我很多。

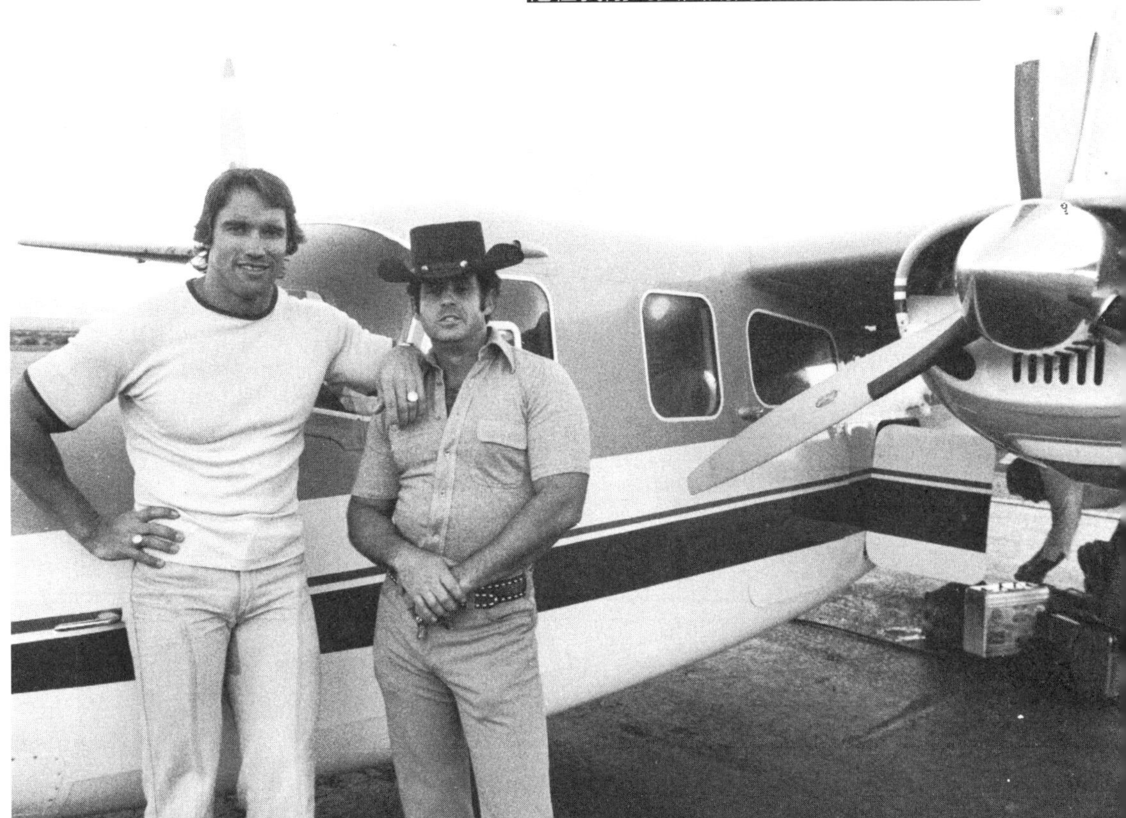

以下幾頁的照片

是所有比賽姿勢照片中我最喜歡的幾張。

阿諾最顛峰時期最佳體態之各部位的量測數據

上臂圍	56 公分
胸圍	145 公分
腰圍	86 公分
大腿圍	72 公分
小腿圍	51 公分

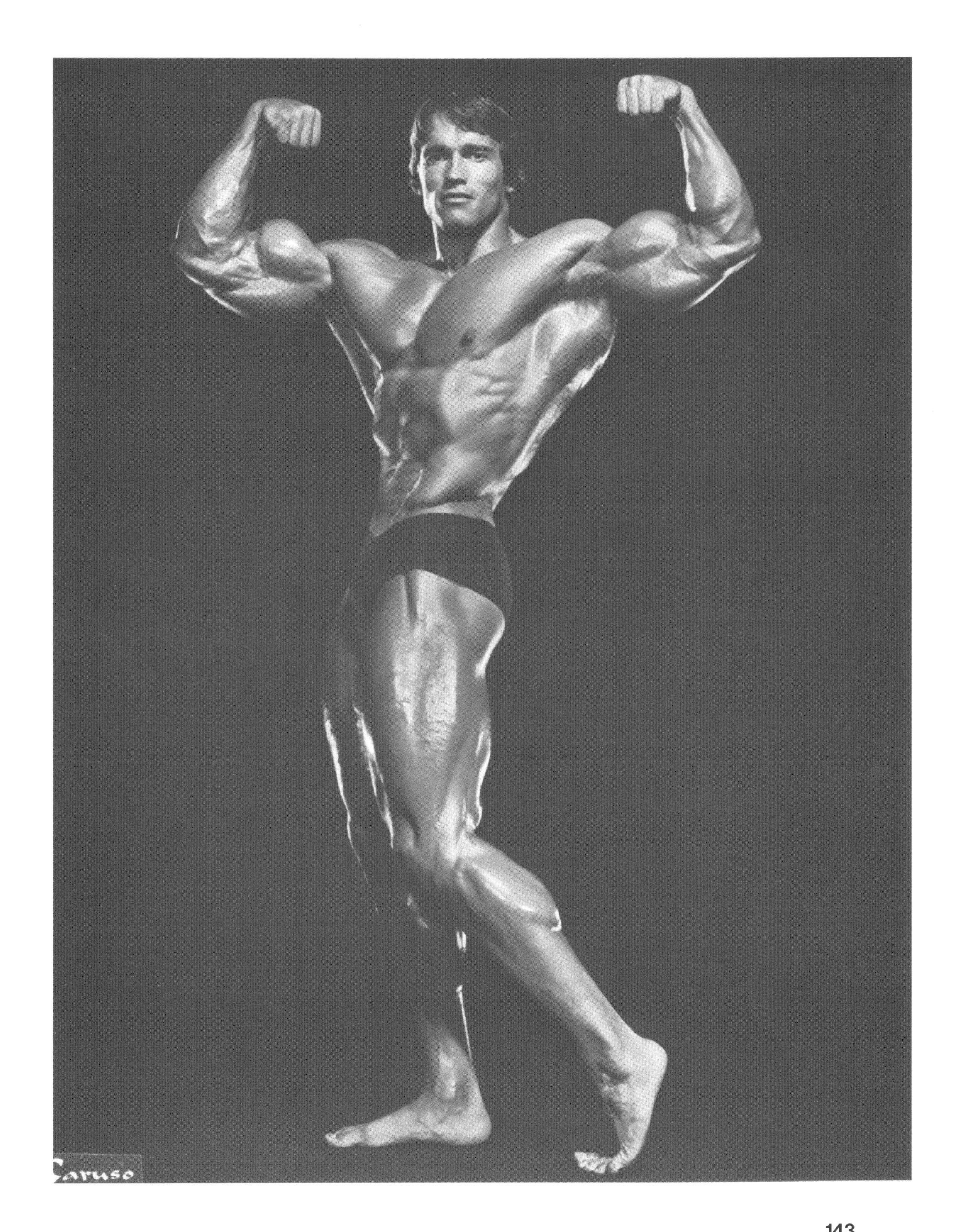
Caruso

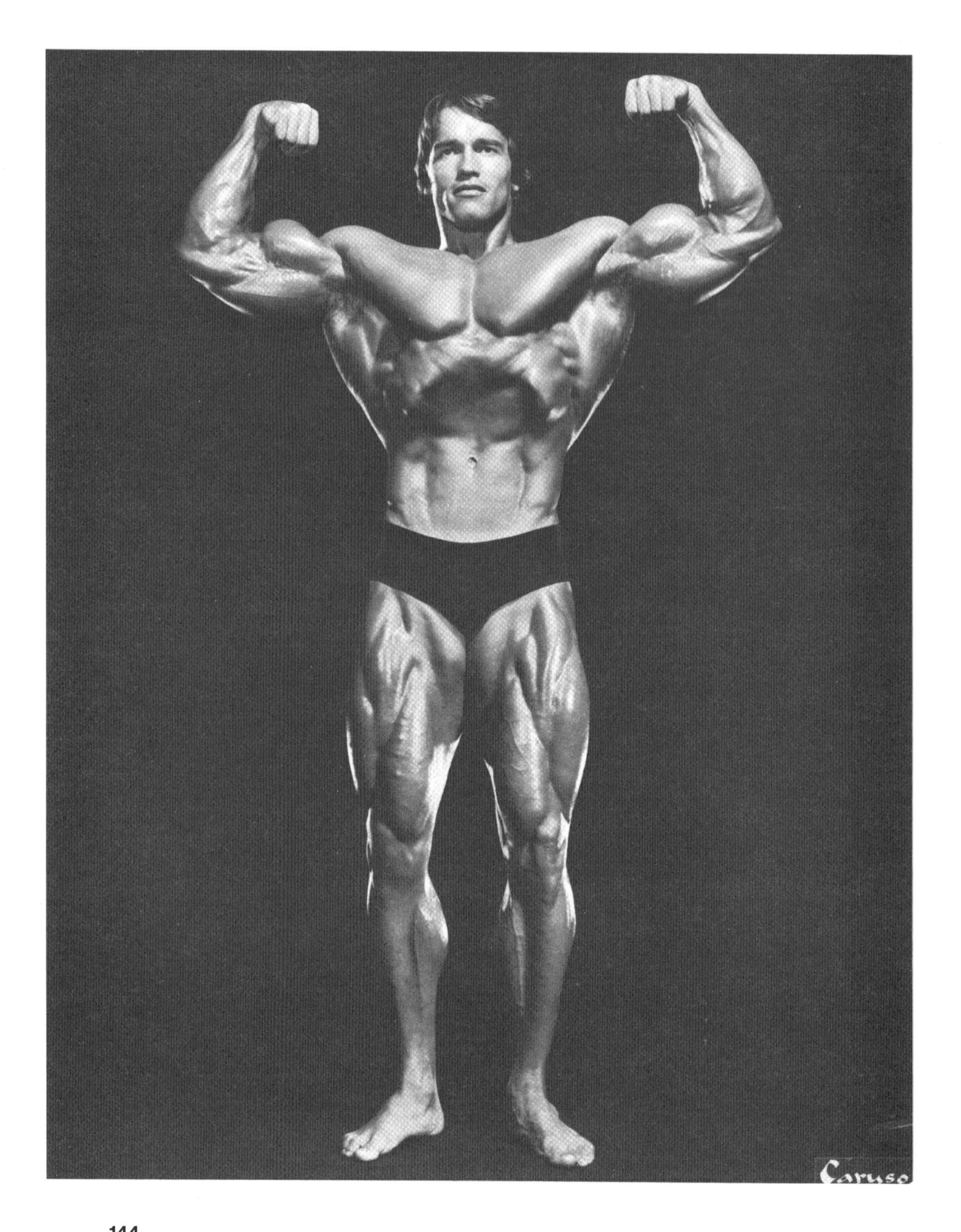
Caruso

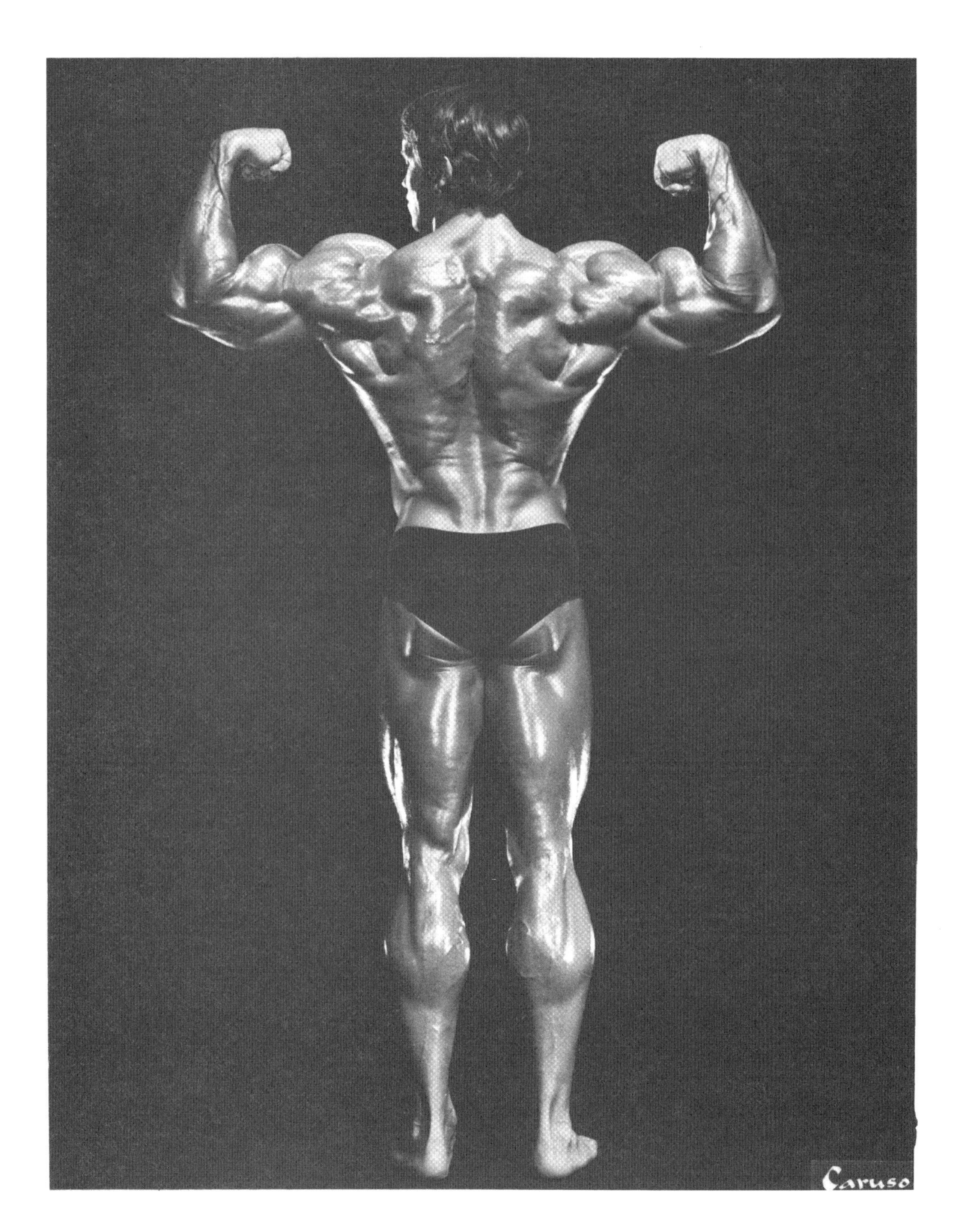
Caruso

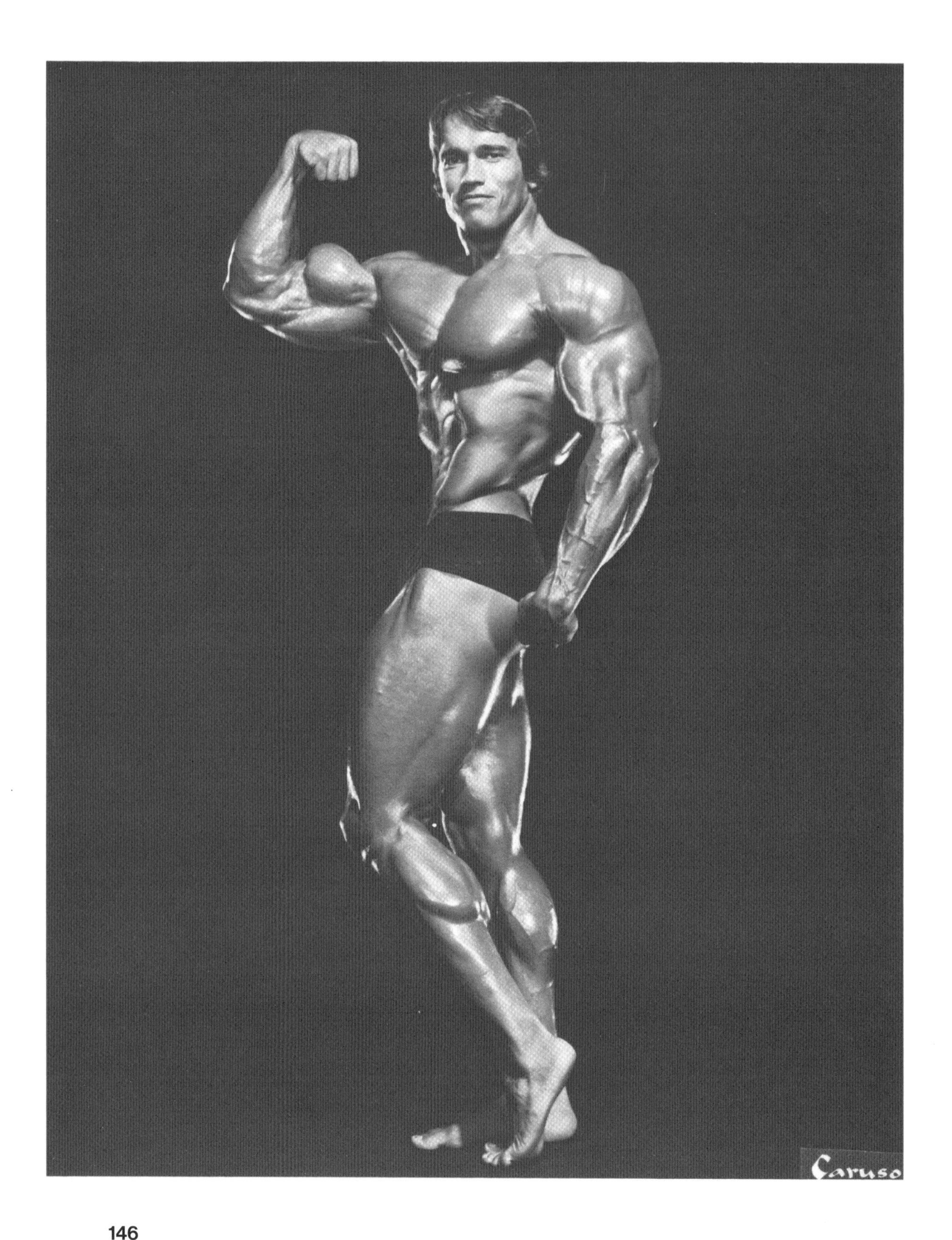
Caruso

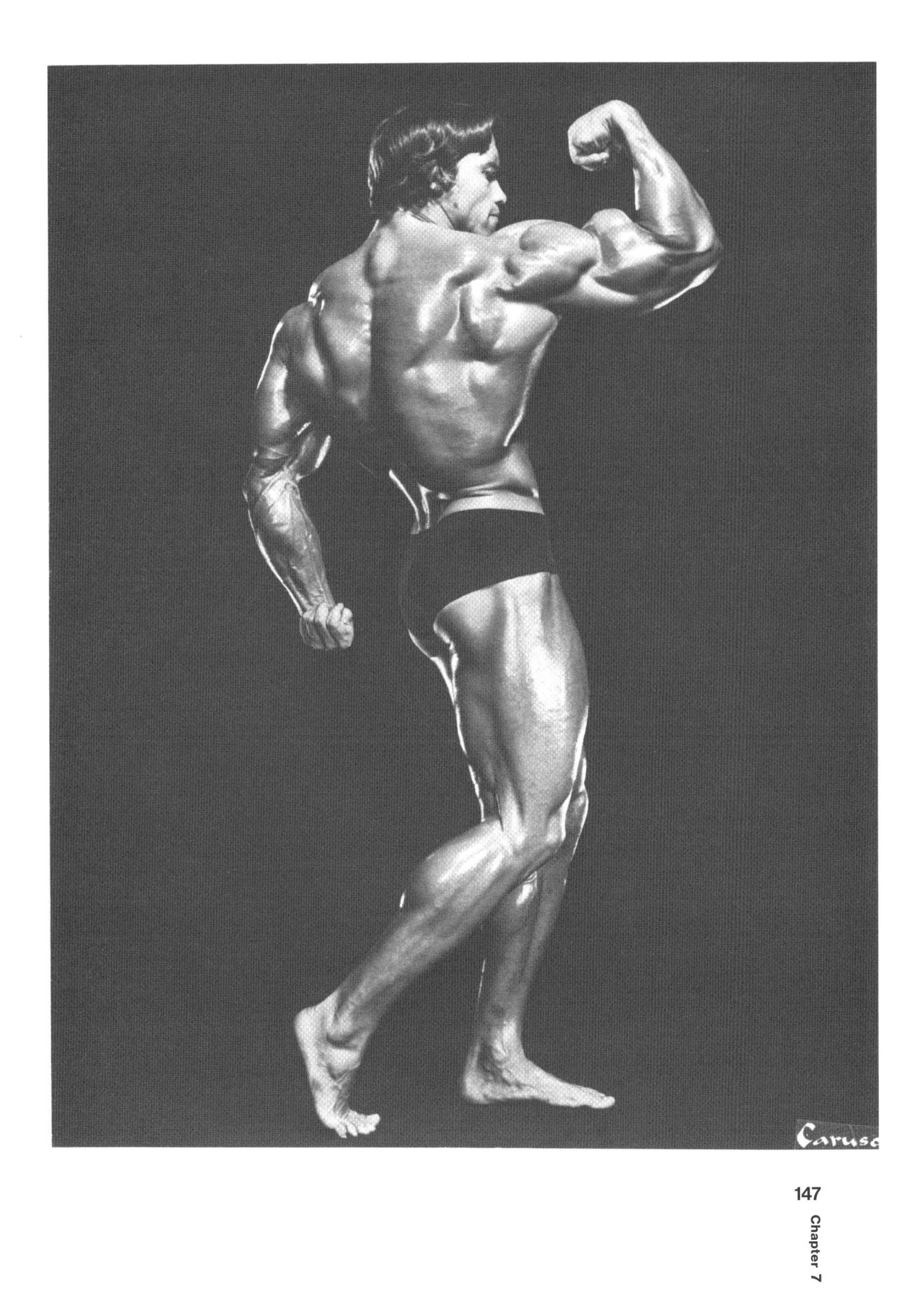
Caruso

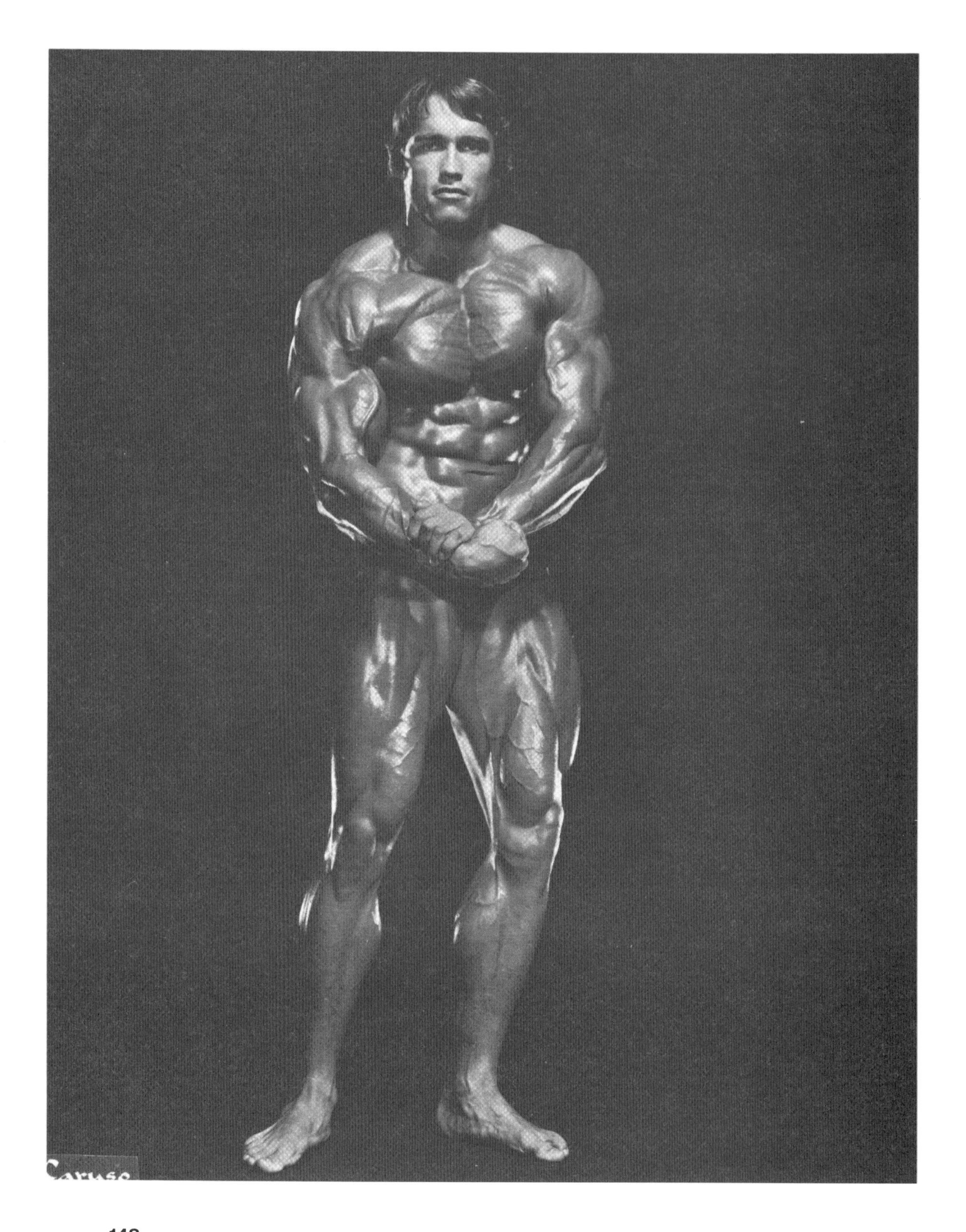

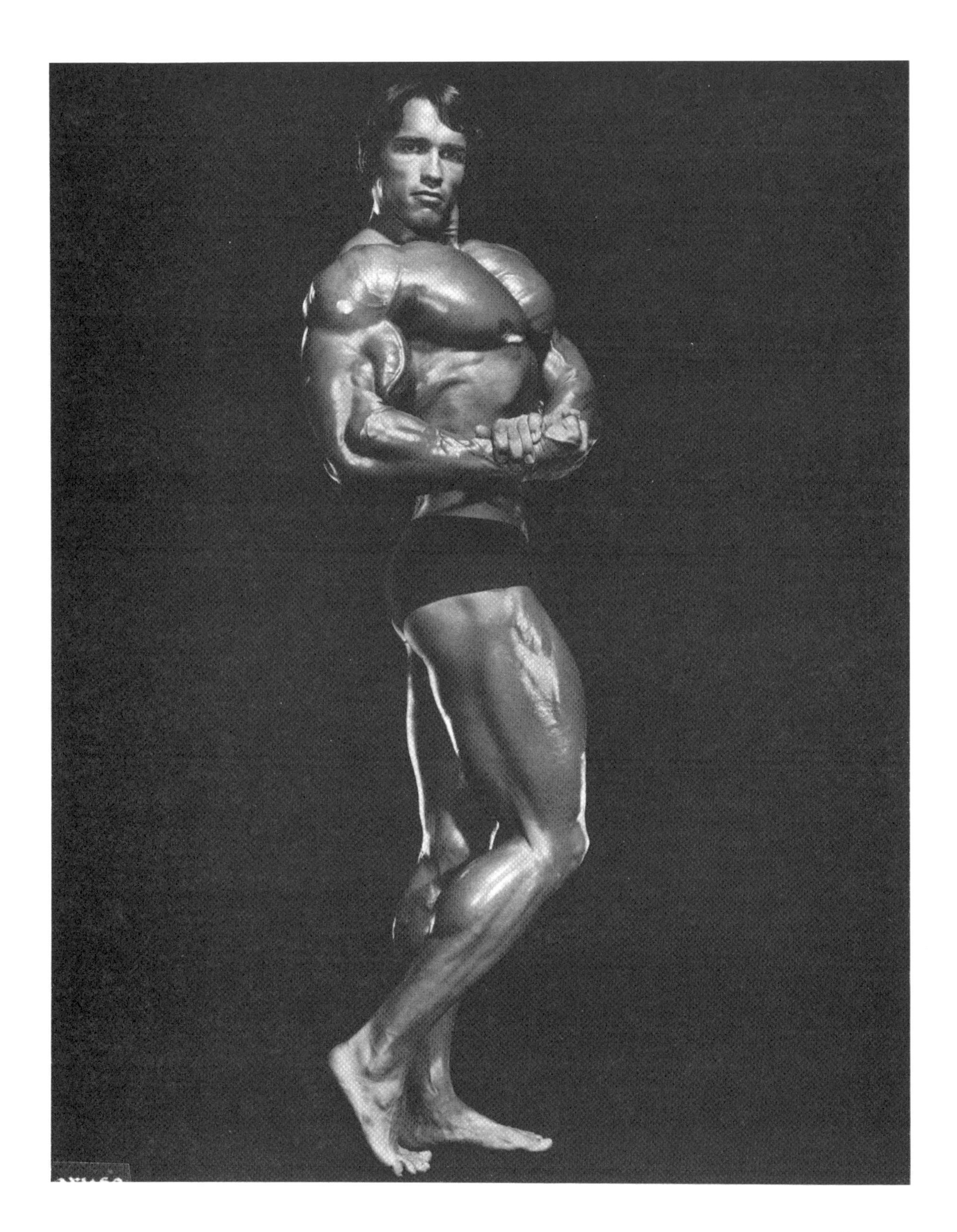

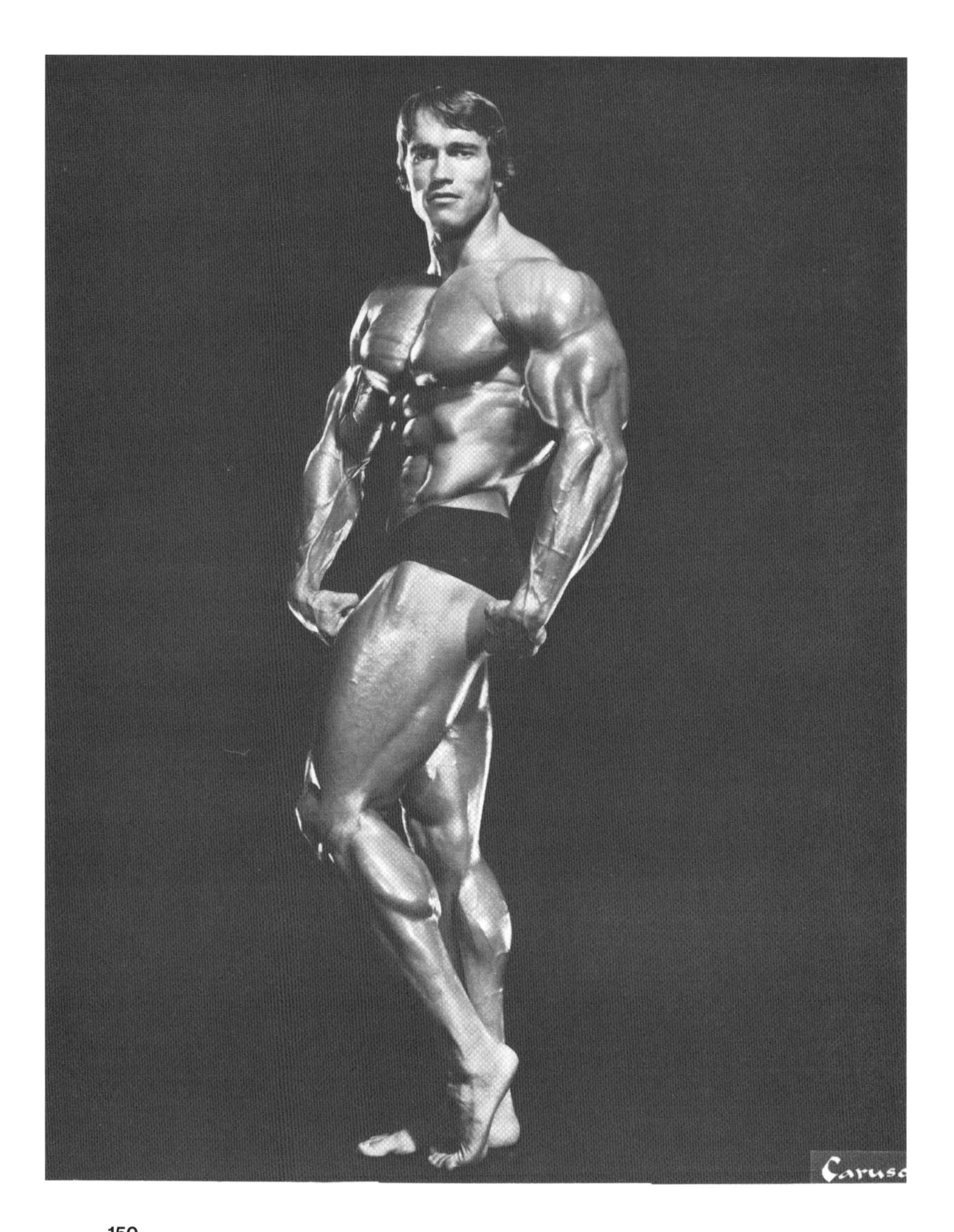
Caruso

TWO

PART II

第二部 肌肉

MUSCLES

第 1 章

沒有什麼比健美更能讓你的身體變得結實、完美。不論你想要速度還是純粹的力量，或是想要跑步或發展耐力，健美都能幫你達到目標。唯一能均衡且一致地建構全身的運動，就是漸進式增加負荷的阻力訓練。

20 年前，人們普遍對健美抱有負面的態度。許多教練和運動領域的人都認爲，健美不是適合運動員的訓練方法，只是爲了讓你看起來很巨、肌肉很大而已。他們覺得體型壯碩、肌肉量巨大就等於笨拙、不協調。大家都會說，健美人把自己練得很臃腫、很誇張。但是，科學已經證明，健美和重量訓練好處良多。現在的高中及大學都有健身房。無論是跑者、棒球選手或各種運動員都在健身房做訓練。事實上，在過去 10 年間，美國有許多職業美式足球隊就利用季前重量訓練達到突飛猛進的效果。最近，我問了美國鉛球運動員布萊恩．歐德菲爾（Brian Oldfield），重訓對他而言有哪些好處，他說自己因爲重訓而能把鉛球投得更遠、更準確，而且這些成果與他在健身房訓練時的負重增加有直接關係。奧地利滑雪運動員卡爾．施蘭茲（Karl Schranz）體重只有 72 公斤，但他上了電視，現場展示自己做負重 181 公斤的深蹲。美國美式足球員 O. J. 辛普森（Orenthal James Simpson）因爲重訓而能在明星運動會 * 得更多分，最終拔得頭籌。想要練成宇宙先生就是做重訓，如果想剷除小腹、練出寬肩，甚至只想改善血液循環，做重訓也很管用。骨科手術後的物理治療，也越來越多人採用重訓的方式。重訓的好處也不止於體適能。就連世界棋王鮑比．費雪（Bobby Fischer）也在世界西洋棋錦標賽前做重訓，因爲這會讓他變得更有信心。

阻力訓練能鍛鍊到你全身每一塊肌肉，這是其他運動都無法做到的。以網球爲例，打了一陣子的網球之後，你的腿部肌肉會變發達，但你的肩膀、背肌、胸肌或腹肌都不會成長太多。我在滑雪時也發現一樣的現象。滑雪可以讓大腿的耐力增強到令人難以置信，但手臂和上半身卻還是很弱。換句話說，幾乎每項運動都有一些肌肉和身體部位會被忽視。但是我可以向你保證一件事，如果你正確鍛鍊，不久之後，你會發現自己的情緒跟體態都變好，而且你的網球、高爾夫、滑雪、游泳或其他運動表現也會顯著提升。你的耐力、敏捷、協調和韌性，都會變得更好。

初步認識重訓

人之所以要訓練，就是因爲身體活動不足，無法維持原有的協調和反應能力。一百年前，所有的事情都要自己動身來做。我們得走路到牧場取牛奶，要跋山涉水才能採集到蓋房子所需的木材和石頭。我們得用雙手

---

* 譯注：明星運動會（Superstar games）是一個美國電視節目。該節目始於 1973 年，旨在邀請各類運動員參加多種體育項目的比賽，以展示他們全方位的運動技能。此節目在當時非常受歡迎，後來也出現其他國家的仿效版本。

工作、用雙腳跑步、用五體投地的姿勢爬行穿越洞窟，甚至還要游泳。因此，我們日常的活動就能維持良好的體態。但現在，幾乎所有事情都用機器完成，人們變懶惰了。我也是，就跟其他人一樣懶，我也是開車到超市買吃的。

如果我們不運動來刺激肌肉，肌肉就會退化。這就是爲什麼現代人有那麼多莫名其妙的病痛。人們一拿重物就很容易拉傷背部肌肉，家庭主婦只是整理床鋪就可能讓肩膀脫臼，換個輪胎就拉傷二頭肌。爲什麼？因爲身體沒有準備好，光是這點，就是該做健美最充分的理由。

人體內有超過 600 條肌肉，這些肌肉是約 1,000 億條肌纖維所組成，但是我們卻對很多肌肉的存在不知不覺，例如讓手指握起來並用力抓著東西的肌肉、睜開眼皮的肌肉，還有某些平常感受不到會自動收縮、運作的肌肉。事實上，人體有超過一半是肌肉。我們的每一個動作都要仰賴肌肉才能完成。肌肉可以推動食物通過消化道，把空氣吸入肺部，也可以收縮血管升高血壓來因應緊急狀況。我最初會投入健美，就是因爲意識到自己可以透過重量訓練，刺激身體的每一塊肌肉。我可以駕馭肌肉，而不是淪爲虛弱的奴隸。

大多數人只意識到他們在日常生活中使用到的肌肉。但是，如果你用一些不尋常的動作、方式使用身體，就會感受到那些你從未察覺過的肌肉。有些人第一次爬山，沿路攀爬行走了十幾公里，隔天下山就說：「哇，我的小腿好痛……我的下背也動不了。」這就是他們有生以來第一次感受到小腿跟下背肌肉的存在。他們甚至從未想過身體那些地方會有肌肉。

我記得有一次我媽媽鋪床的時候抬起沉重的床墊，結果二頭肌就拉傷了。這是她第一次意識到自己有二頭肌。同時，她也很不敢相信我這麼熱衷於重量訓練，這麼渴望保持體態，好避免自己跟她一樣受傷。

大多數人都不太想認識自己的肌肉。他們覺得身體會動這件事本來就理所當然，所以受傷的時候就會很困惑。健美的其中一個好處是讓你更加了解自己的所有肌肉。訓練之後，身體某些部位會痠痛，你就會意識到人體是一部極其複雜的機器。因此，你的第一次鍛鍊，正是爲未來的訓練奠定基礎，你要很敏銳的去感受、去適應肌肉的痠痛，這一點非常重要。你要記住那種痠痛，在心裡將這種感覺跟你做的動作連結在一起。這樣一來，你以後就會知道自己訓練特定部位時，要專注於什麼特定的動作，並以該種特定的方式去做。從一開始，你就要把痠痛視爲正面的訊號，因爲這是建構和成長的象徵。

身體與心靈

訓練一開始，你就要知道，自己不只是在訓練身體，也是在訓練心志。畢竟，是你的心志讓你想要訓練，驅動了身體。因爲你的心激勵你訓練身體，所以你必須先訓練自己的心。如果你的心不想舉起眼前的重物，身體就舉不起來。

人的心靈眞是不可思議。一旦你掌握了自己的心靈，並**積極地**運用這份力量來實現你的目標，你就無所不能。眞的，任何事都可以達成。祕訣就在於你要讓自己的心靈服從於你，而不是跟你對立。也就是說，你得一直保持積極的態度，不斷設立能力所及的目標，包括今天的目標、下週的目標、下個月的目標。你要把「我做不到……」的句型從你的字典裡永遠刪掉。你必須時刻看到自己在成長、進步。

你要努力讓自己的身體一點一滴地改善，但也不能過度逼迫自己，而是要讓自己的心靈保持在飢渴的狀態，偶爾稍微刺激一下。這就是爲什麼我建議你從簡單、容易的訓練開始。讓你的身體對心靈說：「我覺得很好，訓練一點也不難。我準備好迎接更多挑戰了！」然後，你才再多給一點，接著再多一點。你的心準備好之後，就可以逐漸增加負荷量和每個動作的重複次數。

一個理由

你應該知道自己爲什麼要開始訓練。這是一個健美計畫可以成功的最重要一環。你去健身房不應該是因爲有人說了：「嘿，你這個胖子，應該要去重訓，讓身材好看些。」這不是一個好的理由，因爲這是在滿足別人的願望，而不是自己的願望。**你**應該要有一個非常充分的理由，推著你去做阻力訓練。最好的方式是坐下來問自己：「我想從訓練獲得什麼？我的目標是什麼？」

請對自己誠實。誠實與否會決定你能進步多少。你的理由可能是你想練得更壯，或當專業的健美運動員。這個理由肯定能讓你開始訓練。即使你只是想減掉幾寸腰圍，也應該給自己訂一個非常明確的目標。比如：「我想做這些重訓動作的原因是我想減掉腰上的贅肉，我照鏡子時覺得自己腰太粗了。」或者，假設你是位醫生，每當你的病患看著你，你都知道他們會想著：「這個醫生爲我們樹立的是什麼榜樣？」無論你訓練的理由是什麼，請把它寫下來，並放在未來幾個月內你都能一直看到的地方。

接著，你首先得決定自己想要的理想體態。越清晰明確越好。以我為例，我的偶像是雷格．帕克。我會在腦海中建構非常清晰的影像，彷彿看到自己就站在雷格．帕克身體裡。第二步，在腦海中塑造一個影像，創造我所說的「渴望的力量」。你有一個想要成為的形象，就會反過來激發更多意志力，帶著你去健身房鍛鍊。現在你有了目標。沒有目標，你就會像一艘沒有目的地的船。你必須知道自己為何要訓練，才能全力以赴，並提高效率。

我在世界各地舉辦過研討會，一開始最常聽到的問題總是：「我會學到怎麼做彎舉嗎？」「我會學到怎麼臥推嗎？」我都會說：「等一下，第1個小時我們會討論出各自的目標，釐清我們為什麼要訓練，為什麼我們晚上不去跳舞，要到健身房花2個小時不停鍛鍊。」很多人對我的說法感到不解，他們以為健身房裡的訓練動作最重要。但我要強調，最重要的是保持清醒，並對自己誠實。訓練動作反而是簡單的部分。

分析自我——要務實

開始鍛鍊之前，有件事也非常重要，就是要先審視自己，並區分出自己的體型是屬於以下三種類型中的哪一種：瘦長型（ectomorph）、矮壯型（endomorph），還是勻稱型（mesomorph）。記住，這不是死板的區分。大多數人的體型特徵都不會只有單純一種類型，但你在評估的時候，要著重於找出自己的主要特徵。

瘦長型：骨架輕盈、肌肉修長的瘦削體型。瘦長型的人要增加體重及增強肌力，會比較辛苦。

矮壯型：骨骼粗壯，比較圓潤結實的矮胖體型。矮壯型的人能夠快速增肌，也可以承受高負荷的訓練。他們要保持結實、肌肉發達的身材比較容易，但肌肉線條和肌肉間的分離度也較不明顯。

匀稱型：在解剖學看來，匀稱型是重量阻力訓練的理想體型。匀稱型的體格較高大，也能快速增肌練出肌肉。

你可以改變你的身體。在重量訓練中，你唯一要做的就是把你的潛力 100% 發揮到極限。而上述三種體型，或是每種體型的個體差異，潛力都各有不同。

如果你是瘦子，屬於瘦長型，也不代表你的肌肉就無法成長或完全練不起來。你可能需要改變自己的新陳代謝，並檢查甲狀腺是否有問題，這樣你才能開始增重，從某種角度來看，瘦長型的人在練反而比較安全。

如果你屬於矮壯型，而且身上肌肉線條沒有很發達，你就會知道自己的體型很難達到宇宙先生的水準。對你而言，增加肌肉不會像瘦長型身材那麼辛苦，但你需要比匀稱型的人多花一些心力才能達到理想體態。如果你是最有運動細胞、肌肉最多的體型，也就是匀稱型，那麼只要你具備正確的心態，就有可能擁有「宇宙先生」般的體魄。

請記住，以上只是概括性的說法。你的意志力有無限的可能。可能會有矮壯型的讀者看到這裡，對我的說法不以爲然。因爲他一心認定自己會成爲宇宙先生，所以任何阿諾說的話都無法動搖他的決心。那我會祝他一切順利。如果他堅信不移，並且付出不懈的努力突破困境，或許眞的能夠成功。

規律運動能達成什麼效果

如果你都按時運動，並嚴格遵循正確姿勢，你應該會發現自己的肌力和協調性都在短時間內增加了。而且關節靈活度和柔軟度也會更好，你在心理和身體活動的時候，消耗的能量也會比較少。你的體態會更好看，更能放鬆身心、自動減輕壓力及緊張的情況。

另一方面，你的心臟功能會變強，血液循環也會改善，抵抗疾病的免疫力會變得更好。你也比較不容易受傷，就算受傷也能更快恢復。

訓練前請先完成健康檢查

想要改善身體狀況並沒有年齡限制，不管你幾歲，都可以定期運動、重訓來增進健康。不過，如果你已經年滿 25 歲，那在慢跑、打網球和手球等任何形式的激烈運動前，都建議先進行健康檢查。

大部分情況下，醫生都會允許你做這些運動。如果你有任何健康問題，醫生也會透過適當的醫療手段幫你處置，並告訴你運動時要注意的事項，幫助你調整訓練計畫，讓運動內容更適合你、更有助於健康。

我認爲體檢非常重要。透過健康檢查，你可能會發現一些身體潛在的問題，像是代謝率低下、甲狀腺問題、維生素缺乏等等。這些因素都與你的體重增減有關。即使你努力訓練、飲食得當、睡眠充足，這些問題仍可能讓你的體重失衡，使身體無法順利改變。

如果你一直有規律活動、健康狀況良好，就可以馬上開始訓練，不需要銜接的階段。如果身體狀況不佳且或長時間沒有運動，那麼你應該慢慢加強體能，才能進入一套完整的訓練計畫。

增肌飲食

每個從事健美運動的人都應該對營養有基本的了解。**「健美」**（body building）這個詞彙本身就意味著我們在做的是有關建設、建構的事。所以這不光只有運動計畫而已。運動只能幫助我們調整和發展現有的肌肉。爲了增加肌肉量，我們必須攝取能促進生長的營養。在這個部分，我只會告訴你們增肌飲食的大原則。此份建議應該能滿足大多數人的需求。但如果你有特殊狀況，則應該諮詢醫生，並研究有關飲食和營養的書籍。

所謂的 3 大營養素即是蛋白質、碳水化合物和脂肪。這些都是均衡飲食的必需營養素。如果要規劃飲食，我會建議你使用卡路里計算機。請確保計算機可以仔細分析各種食物的營養素，即每份食物中含有多少克蛋白質、碳水化合物和脂肪。這樣一來，你就可以使用它來幫助你調整自己攝取的增肌營養素。

蛋白質對健美人來說，是最重要的營養素。蛋白質負責肌肉組織的生長、維持和修復。一般人所需的蛋白質量是每 1 公斤體重 1.1 克。健美運動員需要更多蛋白質，大約每公斤體重 2.2 克。如果在執行增肌計畫的人則需要更多的蛋白質，每公斤體重至少 3.3 公克。

動物是最高品質的蛋白質來源，如雞蛋、魚類、家禽、肉類和乳製品等等，皆屬此類。由於植物性蛋白質較不容易爲人體所吸收，所以價值較低，其中包括豆類、米飯、玉米、豌豆和堅果等等。爲了讓植物蛋白質更容易爲身體吸收利用，可以與動物性蛋白質一起攝取。一般來說，攝取較多動物性蛋白質的人，肌肉會成長更快。

碳水化合物可以提高血糖濃度，並爲肌肉提供能量。碳水化合物是身體不可或缺的能量來源，有了碳水化合物，才能充分利用現有的蛋白質。

脂肪也是良好飲食中不可或缺的。脂肪不僅有保暖和緩衝的功能，還能運輸維生素 A、D、E 等等脂溶性維生素。

除了蛋白質、碳水化合物和脂肪，還要攝取足夠的維生素和礦物質。最好的維生素和礦物質來源，就是你吃的食物。然而，如果你的訓練強度很高，就建議使用營養補充品來攝取這些微量營養素。身體維持正常運作所需的維生素如下：

維生素 A：對我們的視力、皮膚有益，也可以保護鼻腔和喉嚨黏膜。來源：雞蛋、肝臟、牛奶、胡蘿蔔、菠菜。

維生素 B 群（包含 12 種維生素 B，如菸鹼酸、核黃素和硫胺素）：B 群可以維持神經系統平衡，也能維持消化系統正常運作。來源：雞蛋、全穀類、家禽、綠色蔬菜、魚類、水果、**牛奶**、酵母菌。

維生素 C：可以促進傷口癒合、增強對細菌感染的抵抗力，也有助於結締組織生成，可以強化整個骨骼和血管系統。來源：柑橘類水果、番茄、綠色蔬菜。

維生素 D：維生素 D 可以保護牙齒、骨骼健康。來源：牛奶、魚類、蛋黃、雞肝，其中最重要的來源就是直接照射陽光。

維生素 E：維生素 E 有助血液循環、呼吸系統、生殖系統的正常運作。來源：小麥胚芽、植物油、雞蛋、綠色蔬菜。

除了維生素之外，你還需要足夠的礦物質來維持身體機能，而且有了礦物質才能幫助維生素吸收、利用，人體所需的礦物質有：鈣、鎂、磷、鐵、碘、鉀、鈉、銅、鋅、錳。

所有食物主要分爲 4 大類。你應該要了解這些食物種類，並確保你的日常飲食攝取到每一類食物。

1. 牛奶和乳製品：起司、低脂乾酪、優格和白脫牛乳 *。
2. 魚類、家禽、肉類和蛋類。
3. 水果和蔬菜，以新鮮爲佳。
4. 麵包、穀類、脂肪。

因爲你想要增肌，所以自然會關注前兩組食物，因爲它們蛋白質含量很高。但請不要忽視碳水化合物和脂肪。爲了在訓練時有足夠的體力，你還是要適當補充熱量。

每一位健美人或關心身體健康的人都最好不要攝取過度加工的食品。這是在幫自己一個忙，因爲你更應該攝取那些高品質、能提供你活力的食物。所以，請將所有精製糖替換成蜂蜜。盡量不要吃蛋糕、派、糖果、薯條、零食。如果想吃甜食，就吃新鮮水果。

如果你想要減重，就請按照我的建議減少甜食攝取，並以高蛋白質的飲食取而代之，同時也要堅持運動計畫，這樣一來就能輕鬆達成目標。但是如果你眞的想增肌，我就會建議你採取以下的超級增重飲食計畫。

快速增重的祕訣就是高蛋白、高熱量的飲食。你的身體一次能有效吸收的蛋白質有限，大約是 30-50 克。因此，一天吃 6 小餐而非 3 大餐，可

---

* 譯注：白脫牛乳（buttermilk）和優格雖然都是發酵乳製品，但這兩者是不同的產品，各自有不同的製作方法和營養成分。傳統白脫牛乳是製作奶油過程中的副產物，現代的白脫牛乳則通常由脫脂乳或低脂乳經乳酸菌發酵製成，其具有低脂肪的特性，同時含有豐富的乳清蛋白和一些乳糖，有輕微的酸味。

以最大化蛋白質攝取。消化系統處理較小量的食物比較容易，也不會有吃太多把胃撐大造成危險的情況。以下飲食計畫，是基於少量多餐的原則所設計，提供的熱量約 5,000 大卡，且包含 300 克的蛋白質。

早餐：7:30，3 顆雞蛋、100-200 克的牛肉餅、2 片塗奶油的吐司、2 杯牛奶。

早上的點心：10:00，半份肉排三明治、1 顆水煮蛋、1 杯牛奶。

午餐：12:30，1 份肉排三明治、1 份起司三明治、2 杯牛奶、一些水果。

下午點心：15:00，1 顆水煮蛋、3 片乳酪、2 杯牛奶。

晚餐：18:00，200-350 克的牛絞肉、烤馬鈴薯配奶油、沙拉、蔬菜（玉米、豆類、豌豆等）、2 杯牛奶。

睡前點心：21:00，**蛋白飲**（2 杯牛奶、半杯份的脫脂奶粉、1 顆雞蛋、半杯冰淇淋，加在一起，用果汁機打勻）。

這份飲食計畫專為上班族或學生設計。你可以根據自己的行程調整用餐時間，只要保持每餐間隔 2.5-3 小時即可。此處還有一些額外的建議，可以幫助你迅速增重：

1. 自備午餐去上班。可以準備烤牛肉、肉排、牛絞肉、鮪魚、雞肉、火雞、火腿、雞蛋、花生醬或起司等等口味的三明治。

2. 只攝取 100% 全麥、黑麥、全粒裸麥（pumpernickel）的酸麵包，其中又以石磨的爲佳。
3. 如果兩餐之間又覺得餓，就吃些腰果。堅果會幫助你補充蛋白質、脂肪還有額外的熱量。
4. 果乾的熱量也很高，還可以提供額外的維生素和礦物質。
5. 三明治、沙拉、蔬菜最好加上美乃滋、油和沙拉配料。
6. 訓練日可以多喝 1 杯蛋白飲。
7. 設計一份明確的飲食計畫。因爲規律的習慣可以讓身體發展得更好。此外，也絕對不要省略任何一餐或點心。
8. 我有三種用低脂乾酪製作的增重小點心：(a)約 275 毫升的卡達乾酪（cottage cheese），配罐頭鮪魚和酪梨。(b)卡達乾酪搭配新鮮或罐裝水果。(c)卡達乾酪加 1 包腰果。
9. 爲了在訓練時維持水分平衡，你可以擠 1-2 顆檸檬汁到約 1 公升的溫水中，加入 3 湯匙蜂蜜並搖勻。可以在組間休息時間喝這杯飲料，補充流失的水分。
10. 你可以用約 60 毫升紅酒混合 1 個蛋黃，在飯前約半小時飲用，可以大大促進食慾。
11. 我的獨門「肌肉漢堡」是絕佳的增肌餐，作法如下：

    450 克絞過的沙朗牛肉

    3 顆全蛋

    8 片全麥薄片餅乾（或蘇打餅）

    切碎的青蔥

    蛋和絞肉放入大碗裡，用叉子攪拌均勻。餅乾壓成碎屑，然後跟切碎的洋蔥一起加入大碗。持續攪拌，直到肉團變得有點黏稠。烹調方式就跟一般的漢堡排一樣，不要煎太久。

訓練動作種類

訓練時，主要有 3 種類型的動作：

1. 上半身動作：練手臂、胸部、肩膀和背部的肌肉。
2. 下半身動作：練大腿和小腿，增強雙腿和臀部的肌力。
3. 核心動作：把腰部的肌肉練出來，更加緊繃結實，並改善姿勢。

你可以站在鏡子前觀察自己的身體，並把身體劃分爲 3 個部分：上半身、中段和下半身。每個部分都一樣重要。很多人以爲自己只要練胸部和手臂就好。這是錯的。每個部分都要注重。你需要核心肌群來保護重要器官，把身體收緊，你也需要下背的力量來抬起重物，同樣也需要腿部、小腿肌，還有整個上半身。每一塊肌肉對我們的身體都很重要。小腿肌和二頭肌都要認眞訓練。很多人在大賽落敗，就是因爲小腿肌不足。有人甚至因爲前臂太過瘦弱而輸掉比賽。所以你要將身體分爲 3 個區域，並時時刻刻關注各部位，同樣專心致志地訓練它們。

不論你個人主要想加強哪個地方，都會需要訓練這 3 個部分的肌群。如果你沒什麼肌肉、有減重需求，那麼就應該做更多核心肌群的訓練，並遵循低碳水、低熱量的飲食。如果你體重過輕，就可以多做上半身和下半身的訓練，並配合高蛋白、高熱量的飲食。如果你的體重正常，就可以將 3 大動作訓練結合成一個統合訓練計畫，同時保持正常、均衡的飲食，並額外攝取更多蛋白質。

徒手訓練（Freehand Exercise）

一開始，初學者最好透過「徒手訓練」來打下堅實的基礎。你不用到昂貴的健身房使用設備器材，就可以做這些動作，只需要幾樣常見的家具還有自己的身體即可。

在我真正開始重訓的那個夏天之前，就深刻體認到這些非器械的訓練非常重要。我和那些健美人還有其他運動員會到格拉茨附近的一個湖，在那裡做一整個小時的運動，裡頭還有 15-20 個他們自己想出來的動作。他們會找一棵樹，抓住樹枝來做反手引體向上或一般的寬握引體向上，他們會做伏地挺身或倒立伏地挺身，或者把雙腳墊高再做一般的伏地挺身，也會做舉腿和仰臥起坐等等的核心訓練。跟他們一起鍛鍊幾週，我發現身體變得更結實，體能狀態也比以往都好。

徒手運動可以強化肌肉和內部器官。徒手的訓練動作可以溫和地調節循環系統，有助於維護身體健康。進階徒手運動在塑造、增肌的方式更加獨特，所以全球最好的健美人士都會把這類動作納入訓練中。徒手訓練有助肌肥大、可以塑造線條，並創造出雕塑般的完美肌肉輪廓，讓你的身體看起來有如希臘雕像般健美。

職業生涯中，我觀察或交談過的頂尖職業健美選手都或多或少做過徒手訓練計畫。有些人在開始重訓前做徒手訓練，有些人則一直到進入職業階段還在持續。有時候不想去重訓，或出門在外無法去健身房，他們就會用徒手訓練來維持運動。

徒手運動是健美入門的最佳途徑。這類訓練會讓你首次體會肌肉膨脹的感覺，就像你做了很多伏地挺身之後，突然感覺血液湧入胸肌那樣。我們就是要利用所謂的肌肉泵感（pump）來改變你的身體。

接下來我會介紹一份入門計畫，幫你練好。這可不是什麼輕鬆的計畫。假設你的體重是 68 公斤，那麼徒手訓練就是用這 68 公斤來訓練。例如伏地挺身等運動，其效果就跟用 68 公斤重的槓片臥推一樣。做倒立伏地挺身就等同於做頸後肩推或站姿肩推（standing military press）。或者，如果你把掃帚柄橫放在兩張椅子上，然後保持身體直立做引體向上，效果就跟俯身划船（bent-over rowing）是一樣的。

這些基本動作在家裡就可以進行，不需要任何昂貴的器材。一開始任何器材都不需要。你應該透過刺激肌肉來打好基礎，把全身練到可以使用自體重量進行阻力訓練。如果這些動作對你而言都輕而易舉，也有自信完成更高強度的訓練，你就可以安全地到健身房做重量訓練了，這過程視每個人起跑點及進步程度的不同，大約需要 2-6 個月時間。

開始執行訓練計畫

大多數人因爲上班、上學等緣故，覺得在下午或傍晚訓練更方便。你也可能會因爲個人作息而在其他時間訓練，比如上班前的淸晨等。無論在何時訓練，都可以得到不錯的成果。我就發現，我在早上比較沒有力氣，但我的身體在早上恢復得最好，因爲腦袋沒有太多雜念，最能專注於手頭上的事。所以我早上第一件事就是健身，從 9 點一路練到 11 點，然後才做其他事情。

你應該遵守 2 個簡單的原則：

1. 最佳運動時間是飯前 1 小時或飯後 2 小時。
2. 運動前 2 小時左右可以試著吃點東西，讓身體充滿能量。

很多人都會犯一個錯誤，就是把攝取食物跟訓練兩件事混爲一談。他們會覺得：「現在是午休時間，我先去吃個飯，然後快快訓練一下。」這樣是不對的。吃完飯後，你的胃需要大量血液來消化食物。所以你的血液會供應給腸胃。太快開始運動會導致消化不良。所以我建議不要在飯前或飯後馬上開始訓練，兩種都不太好。你應該至少花 30-45 分鐘讓身體從運動中恢復，再開始吃飯，飯後則需要至少 45-60 分鐘來消化。

除了這個注意事項之外，就沒有所謂的「最佳訓練時間」了。如果你從早上 9 點工作到下午 5 點，那麼早上 6 點起床，早餐前運動 1 小時就能讓你充滿活力。很多頂尖健美選手都這樣做。比爾．珀爾和雷格．帕克就是兩個完美的例子，他們都是早上 5-7 點鍛鍊。他們甚至會在淸晨備賽宇宙先生，用 180-225 公斤的重量做深蹲。這些人習慣在早上活動，所以他們覺得早晨訓練效率最高。也有些人在晚上更加活躍，他們會需要坐下來冥想一下，把一天中發生的一切拋諸九霄雲外，然後才開始做重訓。這類人可以在晚上 10-12 點健身，而完全不覺得累。所以最佳訓練時間因人而異，你可以自己實驗看看，找出自己最理想的時段。

服裝

訓練服裝取決於天氣。重點是要穿得舒適。如果天氣跟加州一樣溫暖，就穿背心和短褲。即使在寒冷的天氣裡，也要穿舒適的衣服，反正舒適、寬鬆就是王道。如果你穿兩件長袖運動服，則要選擇寬鬆一點的款式，好讓你自由活動而不拘束。也可以挑選吸汗的材質。純棉衣的吸汗效果最好，遠勝聚酯纖維和人造纖維。很多人會穿尼龍材質的運動服鍛鍊，因爲看起來更時尚。如果訓練時還在擔心衣服好不好看，那麼你訓練的理由就已經不對了。訓練時看看自己的臉，看到滿臉汗水和痛苦的表情，就會知道訓練的樣子一點都不迷人，還不如別穿那些時尚的健身服。

有些人可能會想要利用大量流汗來減重。那麼你可以一次多穿幾件衣服。如果你訓練的目的就是減重，沒有想要練出二頭肌、小腿或大腿的需求，你應該穿戴橡膠束腹帶和厚重的運動服。

我自己喜歡盡量穿少一點衣服訓練，這樣才能看到身體的瑕疵。我會特別關注那些不夠精壯或被我忽略的地方。我把這些缺點露出來，就能一直盯著它們。像是我的小腿肌一開始都練不起來，自從發現它們到底有多瘦弱之後，我就把褲腳剪掉，讓大家都能看到。這件事會驅動我更努力訓練，把小腿練壯。大部分在健身房的人恰好都做相反的事情。他們隱藏自己的弱點，但這樣做一點都不對。比賽前，我總是會打著赤膊走進健身房訓練。為什麼？因為我一坐下就會看到擠成一坨的肚子，然後就會對自己說：「等等，阿諾，你不能帶著這樣的肚子參加比賽，肚子上有這麼多脂肪，肌肉線條都被皺紋給毀了。」這樣一來，我就會更努力地訓練我的腰部，並且堅守住我的飲食計畫。袒露自己的弱點是非常重要的一件事，你要經常提醒自己這些不足之處。讓鏡子來提醒你。

呼吸

正確的呼吸對健康很重要。從第一次訓練裡的第一個動作，你就該學習怎麼呼吸。如果呼吸得不對，可能會對肺和心臟產生不良影響。訓練時正確的呼吸方式是每當有阻力就吐氣。假設你在做伏地挺身。就要在從地板撐起身體時吐氣。你可以記住這個規則：身體承受壓力的時候就吐氣。吸氣的時機是放鬆身體、壓力最小的時候。

你訓練時應該要有充足的氧氣。這就是我會盡量到戶外訓練的其中一個原因。氧氣能讓你保持活力，讓你可以訓練得更久、更努力，同時不覺得疲憊。如果在室內訓練，有時就需要攝取大量維生素 E 來幫助身體獲取氧氣。因此最好在戶外運動，以自然的方式得到氧氣。即使我大部分時間都在健身房鍛鍊，也會嘗試到戶外跑步、游泳、做伸展運動、呼吸新鮮空氣。其實我介紹給你的第 1 組徒手運動就可以在戶外任何地方進行，甚至在你家大門口或陽台上也行。

伏地挺身：第 1 個徒手訓練動作是伏地挺身。這個動作可以有效訓練到胸肌、肩膀和手臂後方（肱三頭肌）。大家都很熟悉伏地挺身這個動作，但大部分人都做得不正確。首先我要強調一件事：不要讓自尊妨礙你的進步。可能會有人告訴你，一次應該做 20-50 個伏地挺身。千萬別聽他的。請記住這點：重要的是把動作做正確，這樣才有意義。這就是爲什麼我要先介紹基本的徒手訓練，因爲如果你可以順利認真完成這些基本的徒手或非器械訓練動作，那麼你在做重量訓練時也會一樣認眞、不偷懶。現在，就是你糾正錯誤並改變的關鍵時刻。你訓練應該是爲了自己。如果你只能做 1 個伏地挺身，但姿勢完全正確，那就夠了。我相信 1 週後你會能夠做到 3 次，然後 6 次，最終做到 10 次。

把你的手放在大約與肩同寬的位置。保持身體完全挺直，將身體推起直到雙臂伸直，同時呼氣。暫停一下。接著把身體放低回到地面，同時吸氣，最終只有胸部會觸地。胸部觸地時，你的腹部應該離地面有 5 公分的距離，因爲你的腳趾還會把身體稍微抬起來一些。

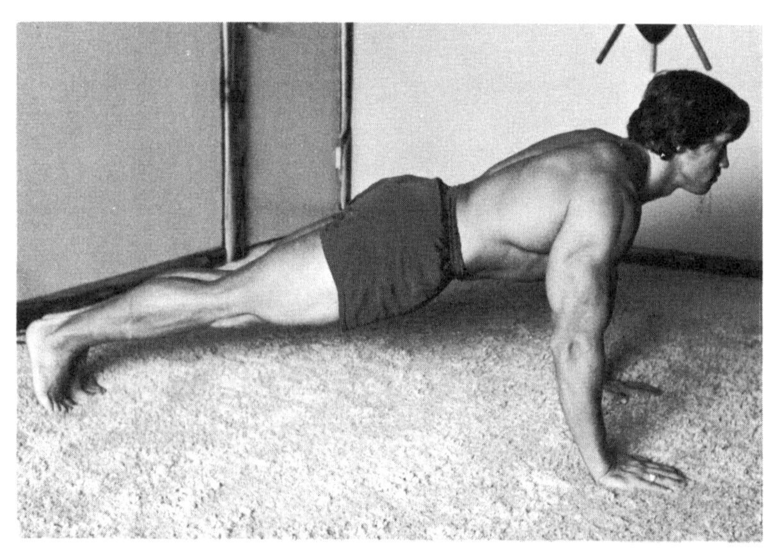

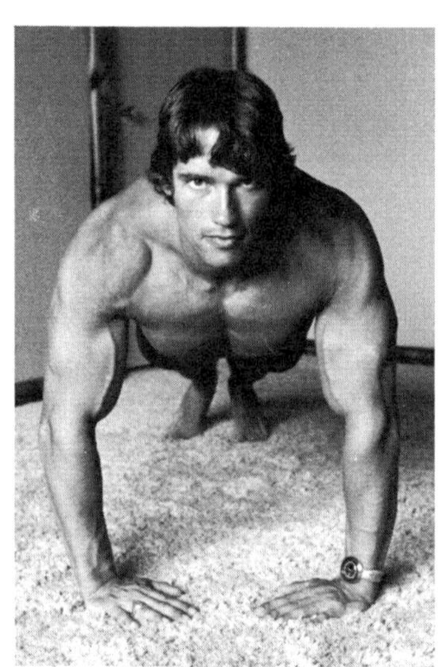

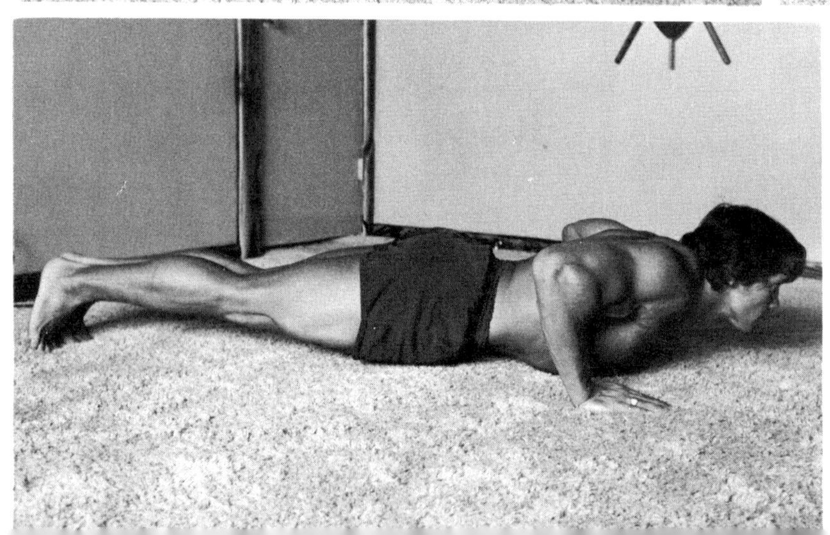

最重要的是，不要讓你的肚子、頭、膝蓋碰到地板，而且做動作時要把手向地板推到完全伸直的狀態。做伏地挺身時要像活塞一樣有穩定的節奏，上下、上下，每次都完整做完動作。伏地挺身最直接訓練到的是胸肌。訓練後，你會感覺到血液湧入這個部位。但推地把身體抬起的不僅僅是胸肌，還有三頭肌和前三角肌。這裡僅討論一般指尖朝前的伏地挺身。接下來你可以使用不同的手部姿勢來刺激不同的肌肉區域。例如把手轉向內側，就會使用更多三頭肌和三角肌，對胸肌的刺激則變少。

一開始不用擔心自己做多少組、多少下。在幾個星期內，你就能逐步增加到總共做 50 下。你可以做 10 次 5 下，或是 5 次 10 下。重複次數應該要固定，並且嚴格地遵守。如果你運動神經很發達，做 50 下都沒問題的話，就應該挑戰做 100 下。次數取決於個人，但你應該要挑戰自己。有些人連 10 下都做不到，那能夠輕鬆完成 50 下的人，就應該多做一些，也許可以做 2-3 組 50 下伏地挺身。基本上，我會從每天做 50 下伏地挺身開始，然後慢慢增加。

如果你可以輕鬆地反覆做很多次，還想增加阻力，可以把腳墊高，腳先放在椅子上，然後再放在更高的桌子上。

椅子間雙槓撐體：拿 2 把能承受你體重的堅固椅子，將 2 張椅子背靠背、椅背平行地擺放，兩椅背距離約與肩同寬。如照片所示，雙手各抓住一張椅子。雙膝彎曲，穩住身體防止前傾，然後將身體向上推，直到雙臂完全伸直鎖死。接下來，盡可能慢慢地把身體放回起始位置，可以試著用前三角肌觸碰椅背。然後慢慢地再次向上抬起身體。保持雙腿彎曲。向下撐起身體時呼氣，放下身體時吸氣。請以平均的速度緩慢地上

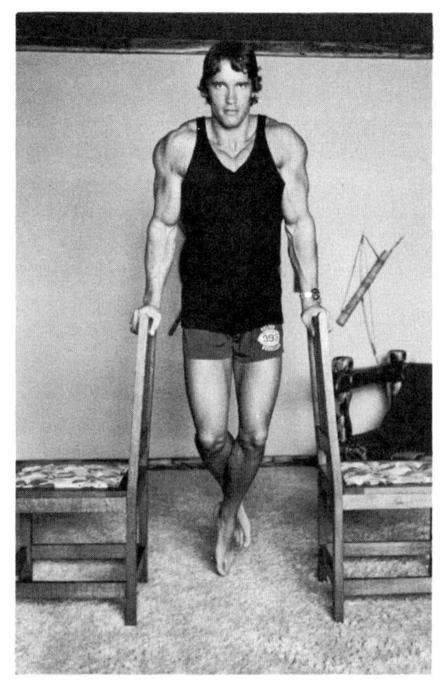

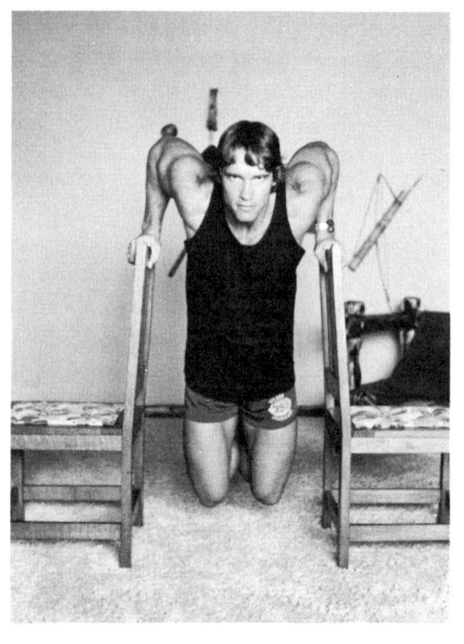

下移動。動作過程中眼睛直視前方，並盡量保持身體打直。

這項訓練會刺激三頭肌、胸肌和三角肌。有些人身體前傾過多，這樣的動作就僅訓練到胸肌，像做伏地挺身一樣。基本上，三頭肌要出一半的力，三角肌則占 40%，肩膀僅出力 10%。做此項動作時，每次都要完整做好全程動作。無論向上撐或把身體放下，都要把動作做到底。每次訓練開始時，都要做這個動作。你把動作做得越正確，肌肉就成長得越多。有些健美選手的胸肌、二頭肌、三頭肌較短，是因爲他們不訓練完整的動作幅度。

一開始你可能會覺得這個動作很難，但請你持續努力直到能做 50 下爲

止。在第 1 個月，你只要能達到總共 50 下就好，分成幾組不重要。但等你習慣並能輕鬆完成一定次數之後，你應該以每組 20 下為目標，共完成 5 組。當然，你不能過度訓練。但請注意，絕對不要偷吃步。不要太在意重複次數，只要堅持姿勢正確就好。與其隨便做 50 下，不如做 5 下完美的雙槓撐體來得更有效。我會在這本書中反覆強調，在健美世界中，正確且完美地完成全程動作，是最重要的事。

椅子間划船：此動作對強化背部肌肉非常有效，其刺激的部位包括上背、中背的豎脊肌和菱形肌、外背的棘下肌和大圓肌，以及背闊肌。將 2 把椅子放置在相隔 1.5 公尺處，並將一根掃帚桿橫放在椅背上。躺在椅子之間的地板上，握住掃帚，如圖所示。然後，腳跟保持著地，將全身拉向掃帚，然後慢慢放下來。像做伏地挺身一樣，身體要完全打直。全身上下只有你的手臂在動作。將掃帚拉至胸口，每次都要碰到胸部。

一開始盡可能做越多下越好，再慢慢增加到至少總共 50 下。

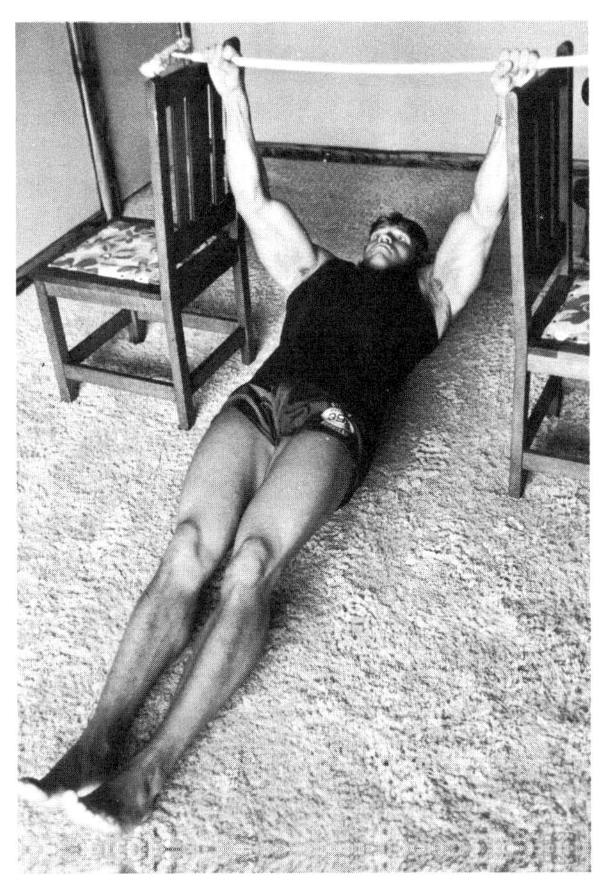

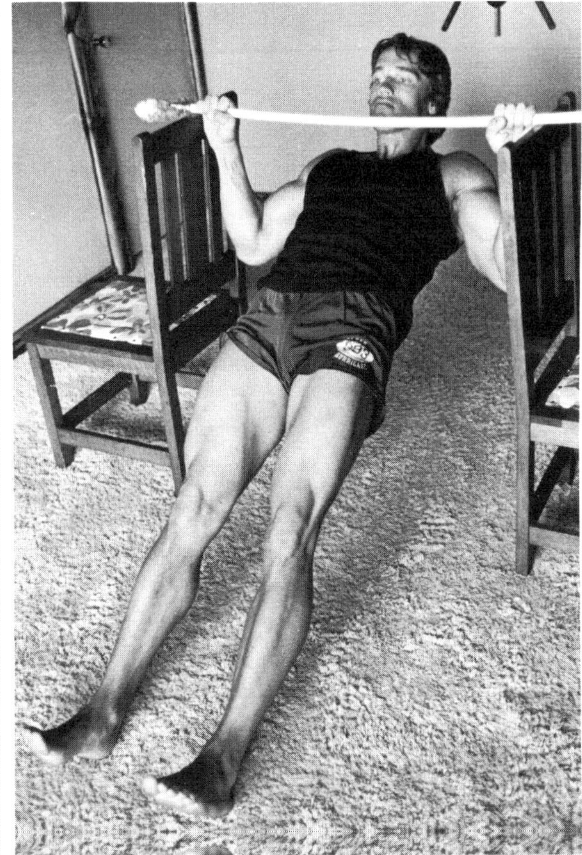

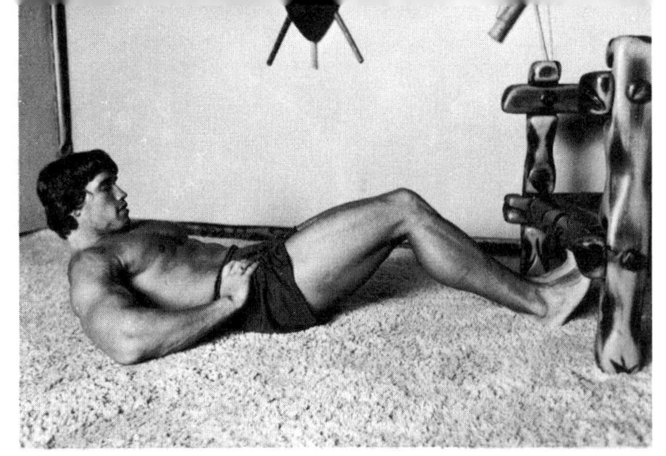

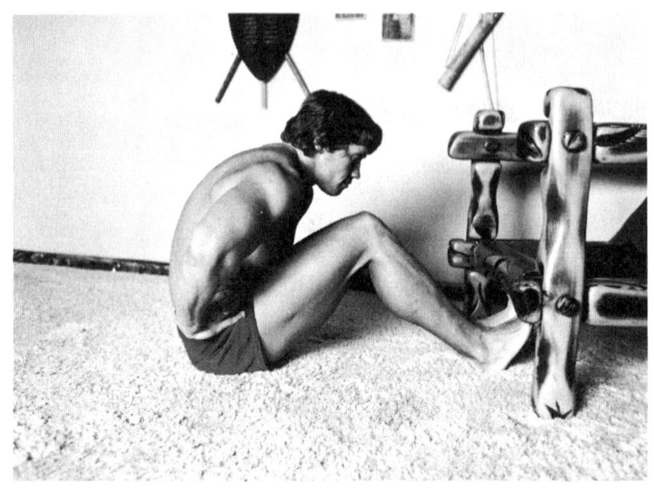

屈膝仰臥起坐：仰臥起坐是很好的腹部訓練動作，主要作用是讓上腹部更緊實。你可以把雙腳放在家具、床或沙發下，並將膝蓋彎曲成 45 度角。彎曲雙腿做仰臥起坐更有效，因為這樣可以把出力的部位集中在前方的腹部肌肉，避免腿部伸直時髖屈肌一起用力的情形。雙手插腰，接著身體向上、向下移動。放下身體時不需要完全躺平，背部大約 2/3 著地就可以了，但動作應該要順暢且有節奏感。訓練核心時，最重要的是收縮。其實，這是我們少數沒有做完全程動作的肌肉之一。我們要的是用力收縮、刺激腹肌用力。

請總共做 100 下，並分成 2 組，每組 50 下。如果你覺得做 100 下很輕鬆，你可以嘗試做 150 下或 200 下。

屈膝舉腿：舉腿的動作能活絡軀幹和下背部的肌肉，並燃燒下腹部脂肪。仰臥起坐是訓練核心肌群上部，舉腿則是針對下部。我建議做舉腿動作時屈膝，因爲這樣做起來會更簡單，可以做更多下，對背部也比較好。平躺在地板上，雙腿伸直，雙手放在臀部下方，下巴貼在胸前，幫助你在動作時屈曲核心，然後把膝蓋往胸口拉到底。

呼吸的規則是抬腿時吐氣，放下腿時吸氣。一開始盡可能做越多下越好，因爲屈曲和伸張的動作有助於燃燒軀幹中段的脂肪，緊實肌肉。在這項訓練中，重複次數比阻力的大小重要許多。

請盡量做到至少 50 下。

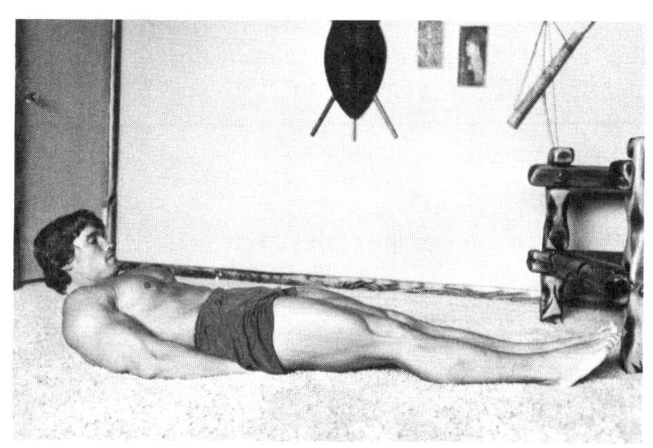

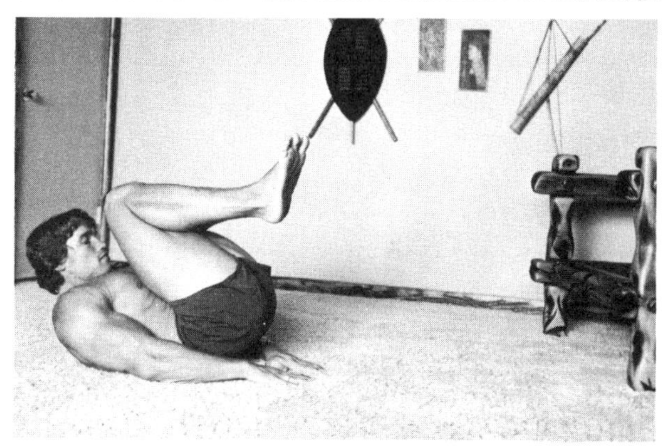

彎腰轉體：轉體動作主要訓練腰部兩側的腹斜肌，以及下背部的肌肉，對於燃脂非常有效。建議拿一根掃把放在脖子後方，用雙手寬握在掃把兩端。如圖所示，請保持雙腿伸直，雙腳與肩同寬，向前彎腰，上半身與雙腿呈約 45 度角。身體向左側轉動，將棍子的右端靠向左腳，接著轉半圈，讓棍子左端靠向右腳。你會立刻感覺到肌肉開始燃燒。

跟屈膝舉腿、仰臥起坐一樣，此動作最重要的是反覆次數。至少做 50 下，並逐漸增加。

記住我說的，千萬別偷懶。你要時時提醒自己，盡量多做 1-2 組。試試看就對了。努力嘗試之後，會覺得更有成就感。

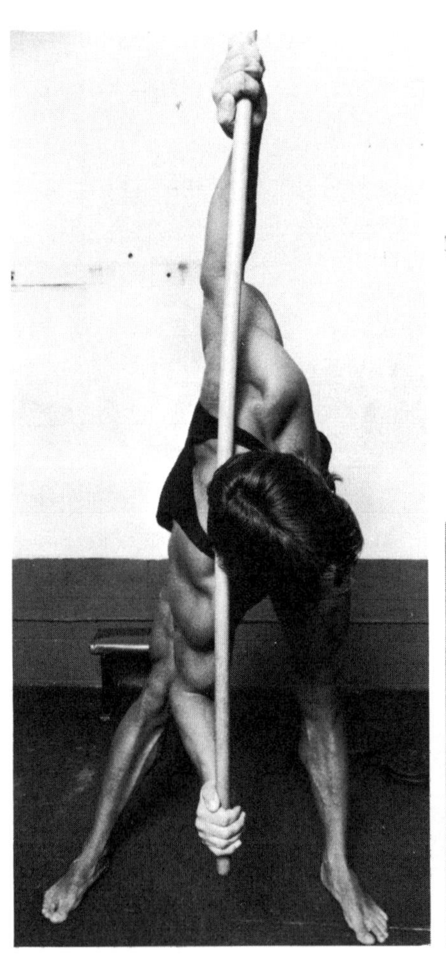

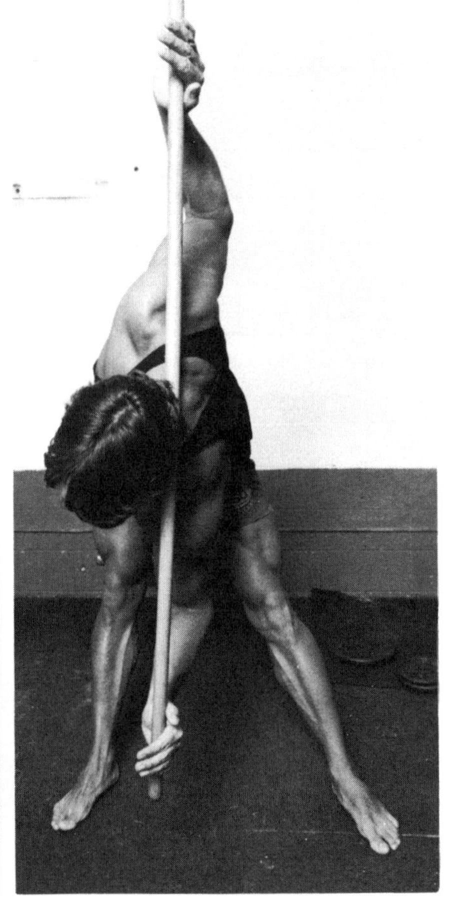

深蹲：深蹲能夠鍛鍊你的大腿並增強臀部力量。深蹲的動作有很多變化。一種方法是把腳跟放在書上，完全蹲下再完全站起來。另一個方法是雙腳平放在地板上，然後完全蹲下再站起。我建議依照圖中的方式，把書本墊在腳跟後。雙腳分開 30-40 公分，雙手插腰。向下蹲，直到大腿與地面平行，然後慢慢站起來。記得保持身體挺直，背部也要全程打直。深呼吸並向下蹲，同時吸氣，起身時呼氣，保持抬頭挺胸的姿勢。若要維持動作順暢、速度平均，可以在牆上找一個點，在深蹲的時候盯著它看。

總共做 50-70 下。

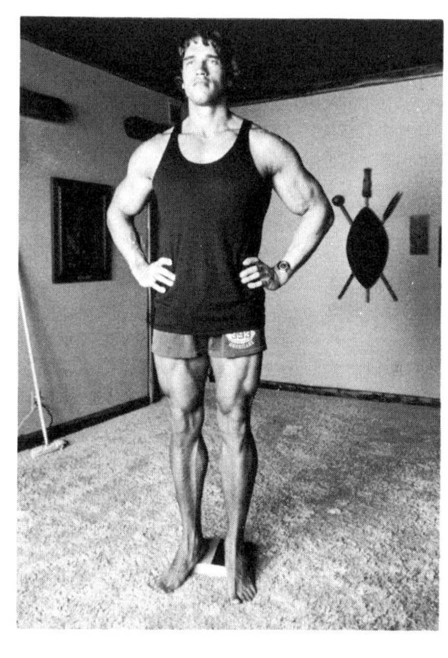

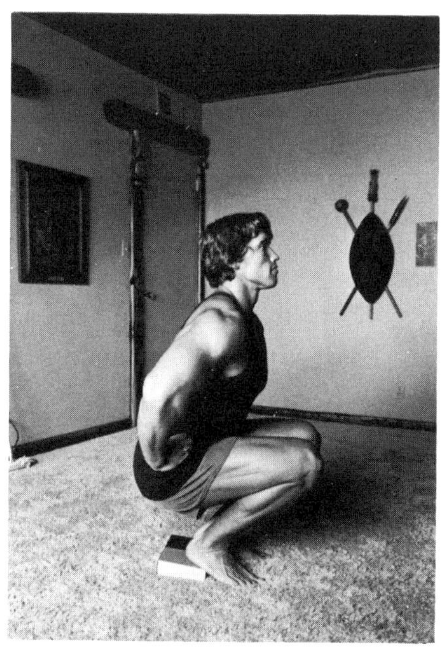

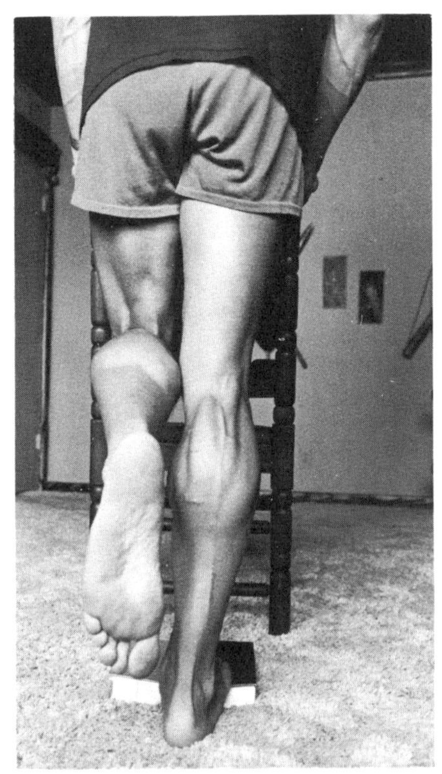
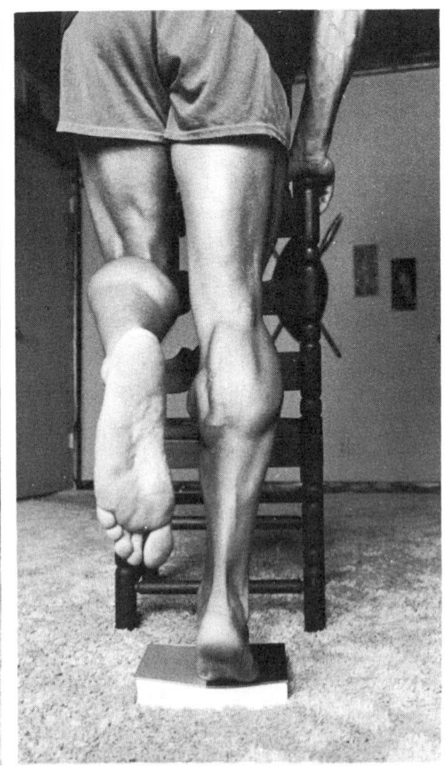

站姿提踵：我認爲小腿肌肉是身體中最美的肌肉。無庸置疑，小腿肌也是腿部最重要的肌群。想像一下，如果你在海灘上看到一個大腿肌發達但小腿瘦弱的男人，就會覺得他腿型不好看。但是，如果他的股四頭肌不壯，但小腿肌很完美，你可能還是會說他的腿練得好。不幸的是，小腿肌群要練出來並不容易。小腿肌群由緊密的肌肉纖維組成，要強力轟炸過才能產生變化。

請站在書上做提踵運動，這樣腳趾會比腳跟高一些。雙手輕輕抓住椅背保持平衡。你的雙腳應該平行，微微分開。將腳跟放到地板上，伸展小腿肌肉，接著完全踮起腳尖。這樣就能夠練到整個小腿肌群。

至少做 50 下。

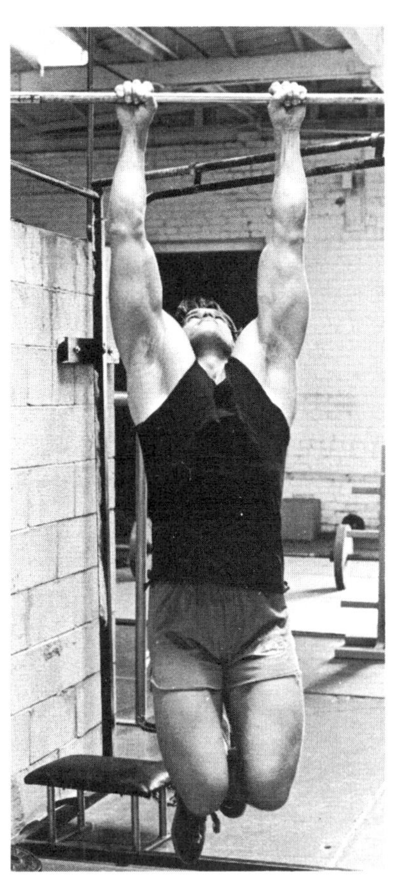
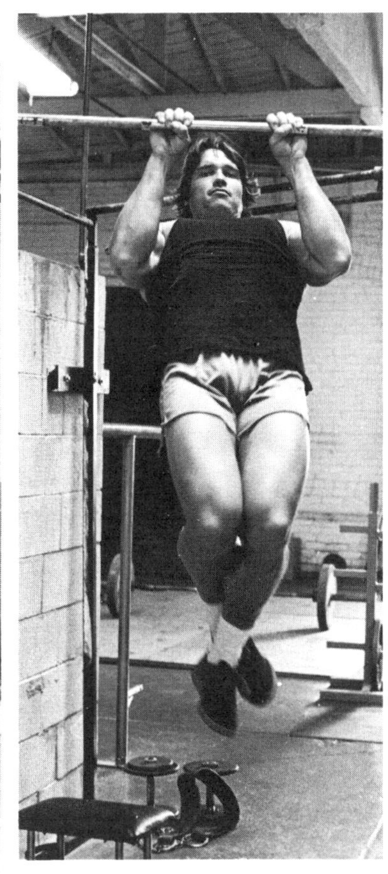
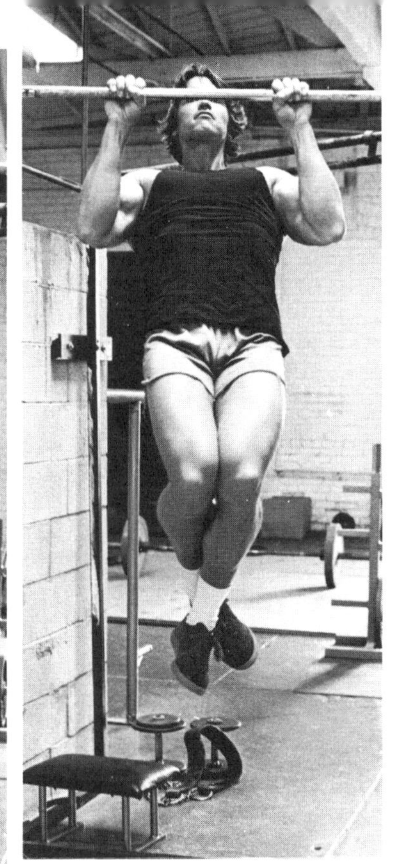

窄握引體向上：引體向上大概是唯一可以不用健身器材就能練出驚人二頭肌的運動。但是，你還是需要一組單槓。你可以買一個可以安裝在門框之間的便宜橫桿。雙手握住橫槓，相距約 30 公分。一開始手臂伸直，再用力拉起身體，直到下巴超過橫桿，讓二頭肌完全收縮。接著，慢慢放下身體，直到雙臂伸直。要把引體向上做正確非常困難，但是這個動作真的能讓你的二頭肌變壯不少。把動作做到全程。身體放下時，把手完全伸直，向上拉時，讓下巴超過橫桿。不要用腳出力把自己踢到最高點，這樣會降低引體向上的效果。

一開始盡可能做越多下越好，盡量做到總共 30 下。

鍛鍊之後——慢跑和游泳

全套的健美訓練計畫，也包括慢跑、游泳這些運動。這類活動可以讓身體適應新的體重和肌肉，避免你練出僵硬臃腫的肌肉。

健美訓練可能會讓身體變僵硬。因爲你的血液衝入肌肉，給你帶來泵感，就會使肌肉變得緊繃。爲了解決這種情況，你要做一些健身房之外的運動訓練。慢跑和游泳就相當適合，因爲此類活動可以幫助肌肉伸展、延長，避免練出那種粗硬僵腫的肌肉。

慢跑：慢跑有很多種。你可以在一般道路上跑，但我會建議一些更有創意的跑法，像是越野跑等，你可以跑上坡、跑下坡、跳過樹幹，做出各種能夠讓身體活動的動作。

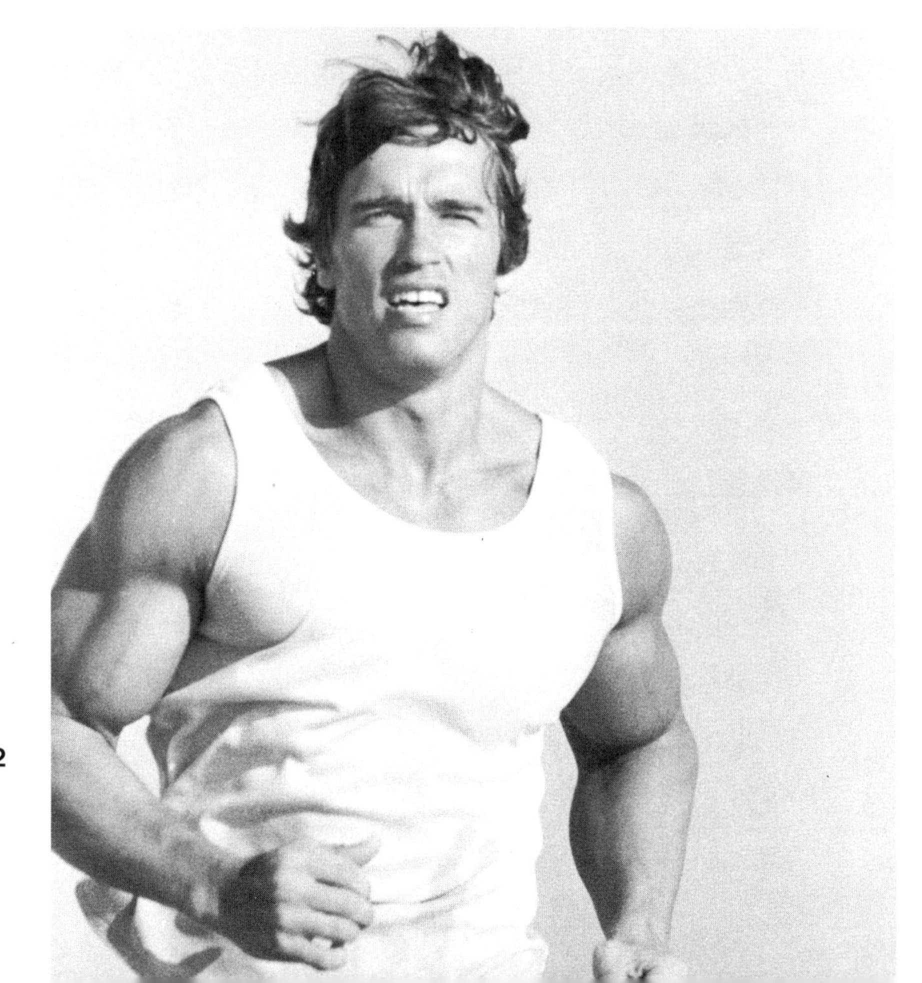

當然，跳上安全島再跳下來，穿梭於停車收費器和車輛之間，也能達到一樣的效果。另外，你也可以做間歇訓練，比如衝刺 100 公尺，再慢跑 100 公尺，然後再衝刺 100 公尺，這樣能讓心臟運作、血液循環更順暢。只要多多變換跑步的方式，就比較不容易膩。有時候只能在室內慢跑，那你就只能原地模仿跑步的動作，以提高心率。請在外出旅遊、冬天等無法外出的情況下才在室內跑步。

游泳：游泳可以幫助你的肌肉變緊實。游泳的動作可以幫助你延長、伸展肌肉，保持肌肉柔韌有彈性。我熱愛游泳，過去 15 年來幾乎天天都在游。游泳會迫使你的肌肉用充滿流動性的方式統合全身活動。如果你能在有陽光和新鮮空氣的環境游泳，效果會更好。

訓練的注意事項

1. 請全神貫注於每一個動作。運動時要感受肌肉的變化。
2. 姿勢正確比重複次數更重要。如果你有餘裕，則可以增加阻力，但絕對不能犧牲原本正確的姿勢。
3. 訓練後，可以站在鏡子前檢視你的身體。試著擺幾個姿勢。理性、客觀地評估進步的情形。
4. 隨時保持積極正向的心態。
5. 嚴格執行健美計畫時，務必要飲食均衡和睡眠充足。每晚都要睡 8-9 小時。因為這是你修復和成長的時間。如果有睡眠不足的情況，回家後可以補眠 0.5-1 小時。休息會讓你精神煥發，幫助你恢復更好，也能加快進步。
6. 所有值得做的事，都值得好好完成。請全心全意投入你的訓練、飲食和睡眠計畫。成功的健美訓練也會讓你在其他領域更有成就。我就是一個活生生的例子。我相信你可以做到任何你想要的事，無論是打造健美的身體、獲得財富、取得成功的人生，只要你有強烈渴望，而且願意全心全力投入。

選擇健身房

剛開始的時候，你每次至少會鍛鍊 1 小時，最終則會長達 2 小時，所以選擇一個舒適、激勵你努力的環境非常重要。

過去 14 年來，我去過很多健身房，有些健身房的外觀就讓我覺得氣氛很棒，讓我的身體充滿活力，也有些健身房一進門就讓我覺得很不對勁。我特別不喜歡那種氣氛太放鬆的健身房。

選擇健身房時很重要的一個考量，就是在那裡訓練的人。如果有很多健美選手都在那間健身房備賽，那這個環境就很能幫助你成長。因爲這就是進步所需要的氛圍。你可以與這些人產生共鳴，讓他們引導你培養正確的鍛鍊精神。我個人會選擇有沉重的大輪胎、滑輪機還有機械式器材的地方，因爲這些設備看起來就像恐怖的刑具一樣。這種健身房最能激勵我認眞鍛鍊。我發現家裡的健身房通常會讓你無法專心訓練，因爲廚房跟客廳離你太近了。你可能會忍不住想：「我現在要再做一組還是去看個電視？」誘惑實在太多了。但如果你下定決心花一個半小時去健身房訓練，就會爲了不要白跑一趟而更認眞。

你應該要選擇通風良好的健身房。除了準備好自己的心態，足夠的氧氣也是訓練時很重要的條件。如果空氣太悶，你很快就會疲乏，無法應付1-2 小時的高強度鍛鍊。

健身房也要保持涼爽，太熱會讓你無精打采，彷彿力量被榨乾一樣。而且呼吸新鮮空氣又比冷氣、空調好上許多。這就是爲什麼我喜歡聖塔莫尼卡的世界健身房，那裡靠近海邊，有清新的海風，我覺得這種大自然的感覺能比普通空氣給你更多能量。如果你有機會在戶外鍛鍊，那就去吧！我有時也會去威尼斯海灘的戶外舉重平台訓練。在陽光下運動能讓你的皮膚更緊緻、曬出健康的膚色，也會讓你對自己的身體更有自信。

心理態度

態度在健美的重要性不容低估。心理壓力和焦慮也會消耗你身體的能量，不利訓練和肌肉生長。面對任何事都要保持積極正向的心態，不是只在健身房，對飲食、睡眠習慣，乃至整個生活方式也都要有。

在去健身房的路上，你可以利用零碎時間爲自己制訂一些小目標，決定在這次訓練想要達成什麼成果。別只是去健身房然後說：「哦，不，又要重訓了。」你的心態應該是：「好的，重訓時間又到了。今天我要做 47 公斤的臥推，而不是只有 45 公斤。我今天感覺自己更強壯了，我能做到。我可以做更多下引體向上、更多組仰臥起坐。」

你應該爲自己設定具有激勵作用的目標，讓你更渴望做臥推、深蹲或槓鈴彎舉等訓練。我知道你想做臥推，但你也得要有明確的目的。想要在明年讓身材變得更好的理由是長期目標，長期目標很重要，但你也要不斷設立短期目標。

舉例來說，你可以告訴自己明天早上要好好鍛鍊胸肌。或是，昨天你看到一張健美選手的照片，他的腰圍是 74 公分，你也想要練出好看的腹肌，所以今天的目標就是做更多下核心訓練，並期望堅持到下週一時腰圍可以小 1 公分。這些小目標眞的非常有用，對我而言很有幫助。我確實一直想成爲宇宙先生跟奧林匹亞先生，但那是長遠的理想。除了長期目標，我每天都會有一些小目標，包括肌肉尺寸增加零點幾公分、次數多做 2-3 下、負重增加 2 公斤等等。

暖身環節

工作上需要大量體力勞動的人非常稀少。假設你一直坐在桌前，那麼就算有身體活動，你也感受不到身上的肌肉。所以開始運動之前，熱身非常重要。你可以利用這段時間來調整你的心理和身體狀態。

給你的身體一點時間來適應新的活動。熱身就是在對身體說：「我現在要幫你熱身，慢慢來，輕鬆地進入狀態。再過幾分鐘，我就要狠狠虐待你了！」這就是你對待肌肉應有的態度。你可以用伏地挺身、背部下拉、徒手深蹲、手臂畫圓還有其他伸展動作來熱身。

我都會先活動自己接下來要訓練的部位。舉例來說，我會讓肩膀和手臂使用 13-18 公斤重的負荷，其實非常輕，做 20-30 下，讓大量血液流到訓練的部位。我會用輕重量做彎舉，再做三頭肌臥推、頸後推舉來活動手肘和肩關節，放鬆肩膀、手臂。我還沒有開始鍛鍊肌肉，只是在促進血液流動而已。如果不暖身就做負荷更重的阻力訓練，可能會使肌肉撕裂受傷、造成疼痛感，進而影響未來的訓練計畫。

過去在備賽期間，我有時候會因爲精神亢奮而覺得不需要熱身，直接就做高強度訓練。每次省略暖身，都會讓我拉傷肌肉，最終導致計畫延誤2-3 個月的進度，得不償失。

訓練夥伴

找一個充滿熱情的訓練夥伴可以讓你的訓練效率大幅提升。如果有人陪你重訓，你就會發現自己竟然能夠更專注、更快速地完成課表。好的訓練夥伴會激勵你嘗試更大的負重，並促使你用更短的組間休息完成更多重複次數，也就是說，好的夥伴能帶你進入眞正高品質的訓練。有人一起訓練不僅更有趣，也可以促進良性競爭。你有時候可能會提不起勁，那麼訓練夥伴就能激勵你繼續努力，讓你完成一次次高品質訓練，而不會半途而廢。

訓練夥伴應該是你喜歡、尊重的對象，你也會希望他反過來尊重你。你們可以小小切磋一番。跟他單挑：「我今天狀態很好。我打算在槓上加90 公斤，而且不只做 8 下，要做 10 下。」然後他回敬：「你做 10 下，我就做 12 下。」你們互相競爭，也挑戰自己，賭注是一杯啤酒或一瓶紅酒都好。這些小遊戲聽起來有點幼稚，卻能讓鍛鍊過程既有趣又充實，而且更有成就感。

基本訓練

接下來，我會介紹本章的 10 個訓練動作。這些訓練是針對主肌群所設計，而不是針對小肌群，因爲主肌群是身體各個主要部位發展的基礎。有了這些基本功之後，才能進一步雕塑其他小肌群。在剛開始重訓時，就要採用這些訓練動作，而且要一直堅持下去。第一個動作是臥推，臥推是鍛鍊胸肌必要的訓練，無可取代。我從 15 歲開始做臥推，到現在已經 14 年了。

每週要做 3 次主要肌群的訓練動作，各次之間可以隔 1 天讓身體恢復。我的原則非常簡單。一開始要在 1 天內訓練到全身。接下來要休息 1 天，因爲肌肉需要 48 小時才能恢復，並重建到正常大小且變得更大。如果你每天都訓練同一塊肌肉，它反而會慢慢退化，因爲你只是在破壞它，而沒有讓這塊肌肉重建、恢復。另外，你也需要 48 小時讓關節恢復。由於你一開始每次鍛鍊都要對全身上下的每塊肌肉做完基本動作，所以你得在每次健身之間休息 1 天。

這些基本訓練會貫穿整份訓練計畫，而且沒有替代方案。舉例來說，每個健美選手從一開始訓練就會做深蹲，且一直持續下去。因爲沒有深蹲，就無法鍛鍊腿部肌肉。刺激更小範圍的部位可以讓你的肌肉線條更明顯，但若要練成並長久維持基本的大腿肌，負重深蹲是唯一的方法。如果你不去做這些基本訓練，肌肉尺寸就會變小。槓鈴彎舉、頸後三頭肌屈伸、提踵、仰臥起坐都是必不可少的訓練動作。基本動作可以直接刺激你的肌肉，執行這類訓練時，你會進入極度專注的狀態，除了注意肌肉的泵感和姿勢以外，幾乎不需要思考其他東西。如果是比較複雜的動作，你就得集中所有心思在動作上，無暇顧及肌肉。我認爲有些健美運動員就很喜歡這種精細的動作，而我會稱之爲「弱雞運動」（chicken exercises），因爲他們做這些動作，就是對基本訓練沒把握或者對自己沒信心的展現。臥推看起來很簡單，所以他們覺得應該做些更複雜的。但是如果做一些高難度的動作，你就無法使用大負荷，這樣反而失去了重量訓練的意義。

一切都取決於心態，取決於你對訓練計畫的信心。你必須相信，自己遲早會練出你想要的體型。這樣一來，你就不會浪費時間尋找別的訓練計畫、奇形怪狀的營養品和訓練「祕訣」。健美運動中，沒有任何「祕訣」。祕訣不在於做哪種訓練動作，而在於你怎麼做。

組數和重複次數

訓練初期：除非另有說明，否則訓練初期皆建議每個動作做 3 組，每組 8-10 次。30 組要全部在 45 分鐘內完成，至多 1 小時，也就是組間可休息 30 秒。

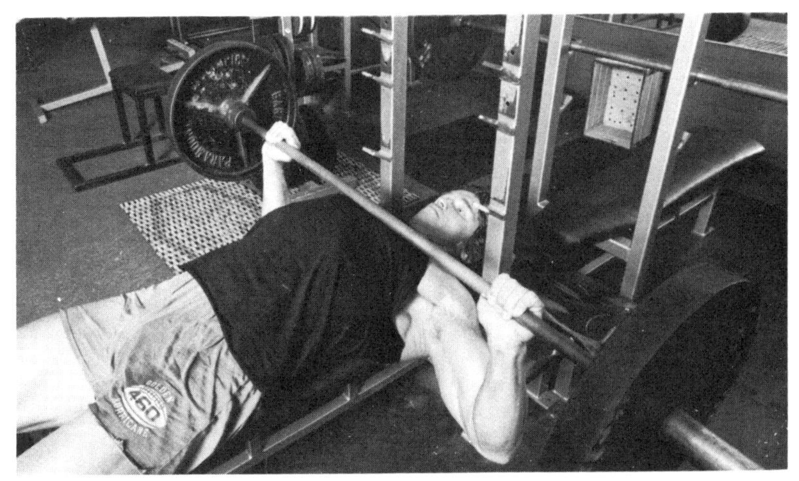

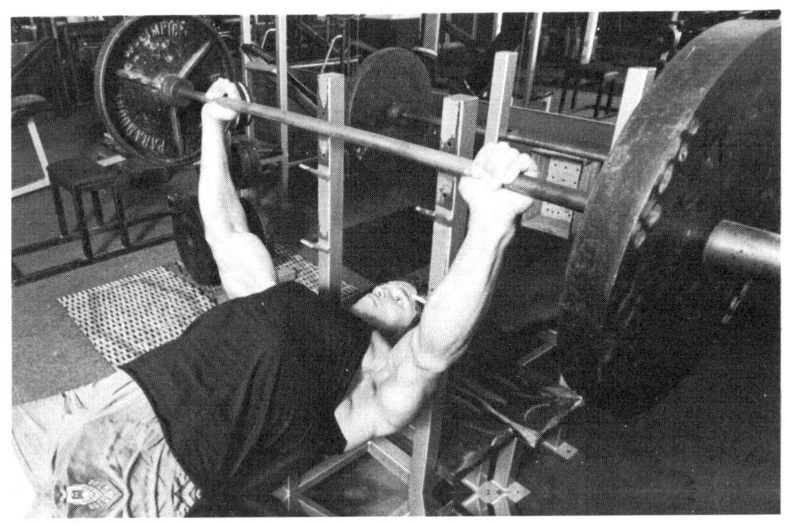

1. 臥推：臥推是增加上半身肌肉量的首選運動，對胸肌格外有效。首先躺在健身凳上，雙腳張開約 45 公分寬，以便支撐身體。寬握槓鈴，寬度如圖所示，將槓鈴下放至碰到胸部靠近乳頭的位置，然後迅速向上反推出去，直至手臂完全伸直。放下槓鈴時深吸一口氣，將槓鈴上推時吐氣。使用遞增系統完成 5 組訓練，即在每組皆增加少量重量，重複次數分別爲 8、8、6、6、6 次。

2. 寬握引體向上：此動作有助背闊肌變寬，並鍛鍊整個肩帶（shoulder girdle）。許多頂尖健美選手僅靠這項運動就練出了強壯的背肌。寬握引體向上主要鍛鍊背闊肌的上部和外側區域，並展開肩胛骨，使背闊肌更容易練寬。寬握單槓或橫桿，如圖所示，將身體拉起直到下巴超過橫桿，再慢慢降下身體，讓背闊肌在下放過程中充分伸展。我喜歡 1 組做 10 下，有時會在兩腿之間夾啞鈴增加重量，並做 6-8 下數組。如果你無法做到 10 下，則盡力即可，目標總數達到 30 下。

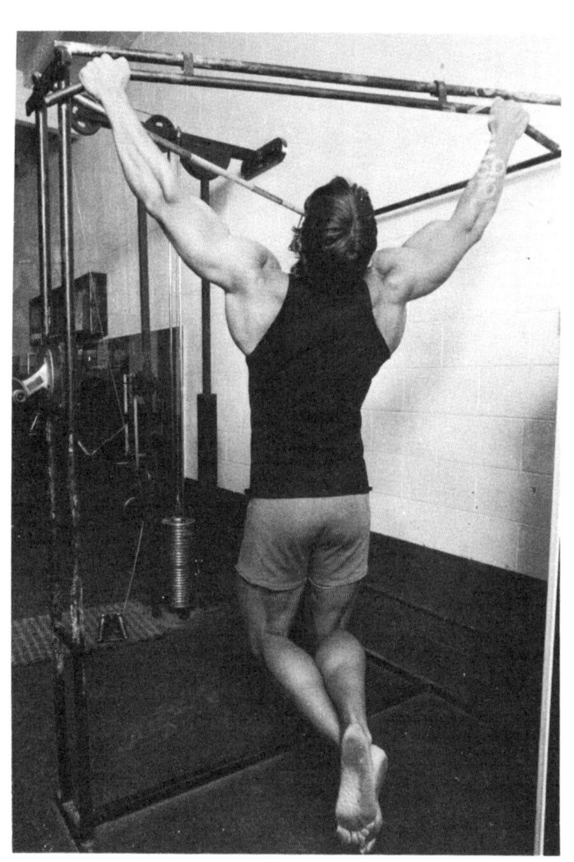

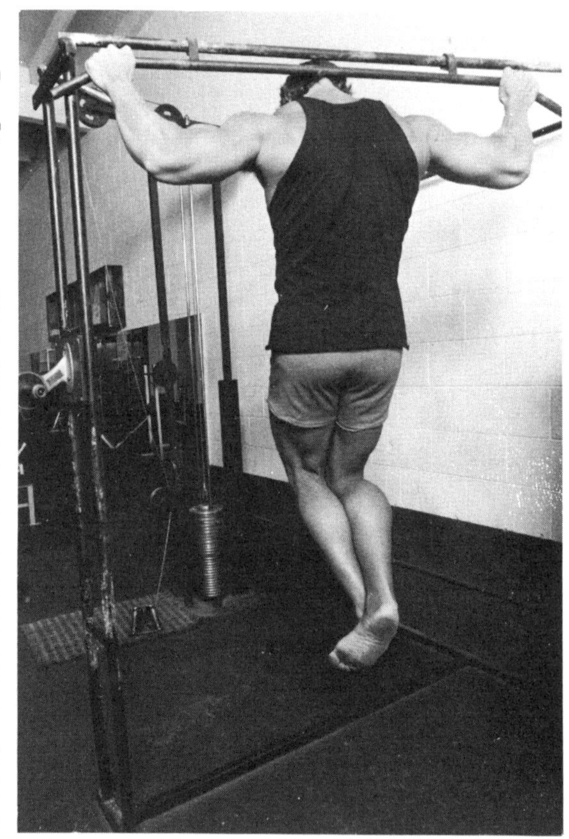

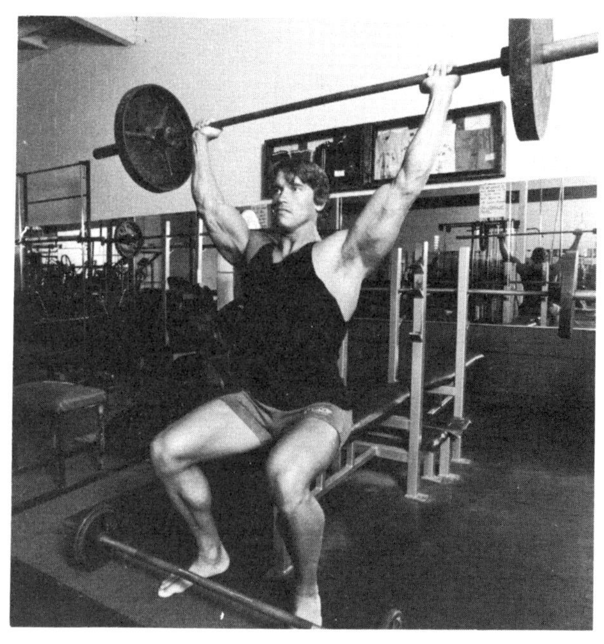

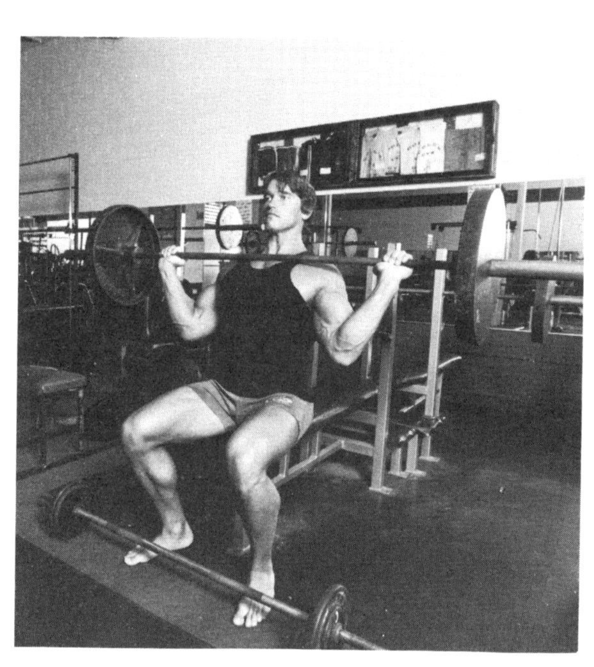

3. 肩推：肩推主要是訓練三角肌。前三角肌是肩膀一帶最大的肌肉，用槓鈴做肩推是鍛鍊三角肌的基本動作。雙手握住橫桿的距離應比肩膀寬約 10 公分。坐姿，雙腿張開約 30 公分寬，將槓鈴從地面舉至胸前，這個過程就是一個類似上搏（clean）的姿勢。接著，你再穩定且緩慢地將槓鈴舉過頭頂，將手肘完全打直。這個運動也可以站著做，但我更喜歡坐著，因爲這樣可以避免下背部承受過多的壓力。做肩推時，強烈建議你使用堅固的舉重腰帶。如前所述，你也可以使用遞增系統來安排重複次數。

4. 槓鈴彎舉：我深信基本動作的力量，而槓鈴彎舉就是最基本的動作之一，可以建構我們的肱二頭肌。首先，我建議你以中寬握距握住槓鈴，即大約與肩同寬的寬度，以直接刺激二頭肌，之後你可以再根據個人感受來調整握距，以達最佳效果。跟其他所有動作一樣，你的負荷量要選擇第 5 下之後會開始感到吃力的重量，這樣的壓力會把血液送進二頭肌。請記住，這是一個既能增加力量又能增肌的動作，所以不要害怕挑戰重量。做彎舉時，只有前臂要移動。手肘保持不動。如果讓其他部位一起動，三角肌就會代償，導致你的二頭肌無法百分之百發揮。

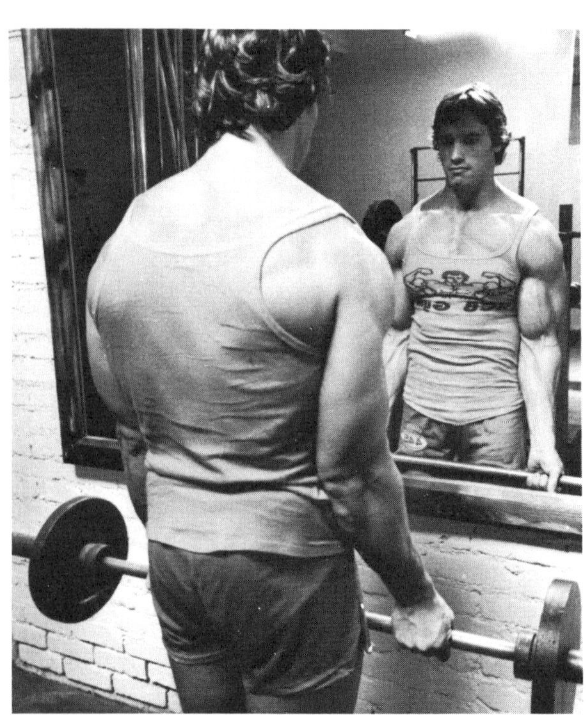

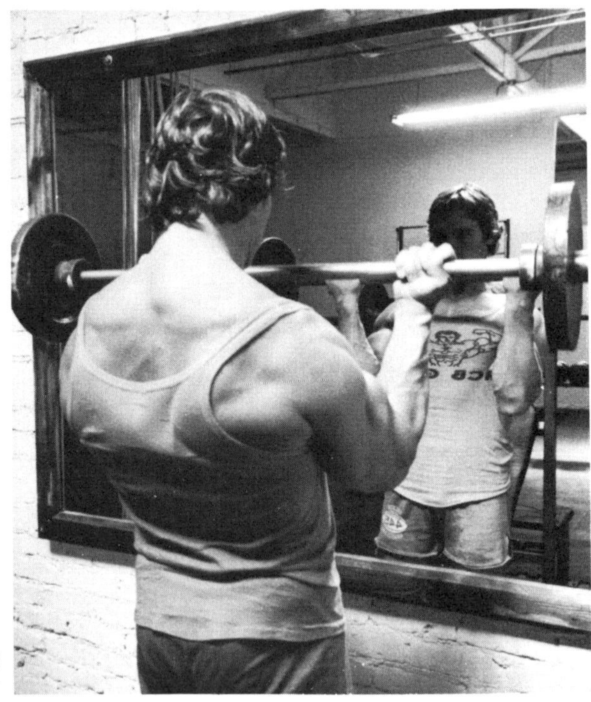

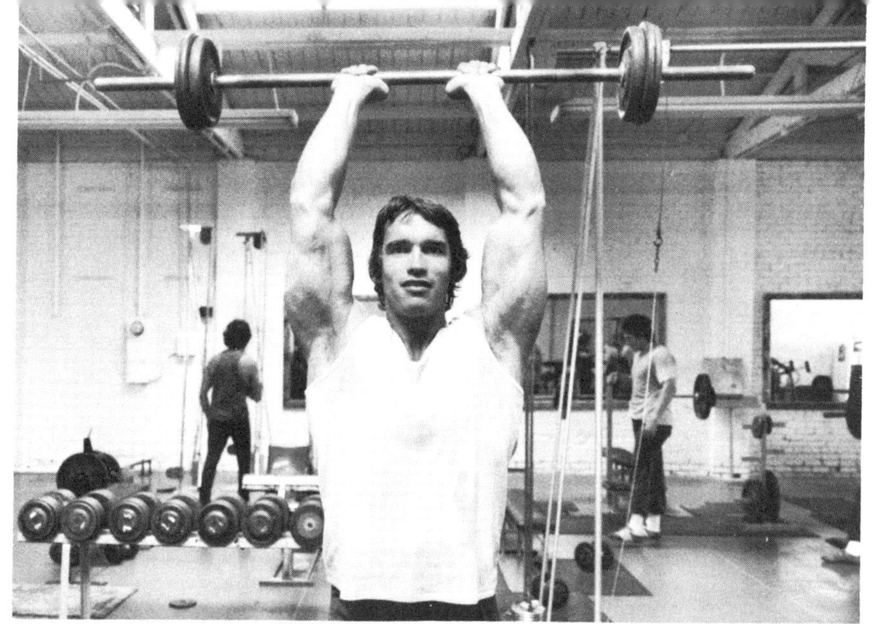

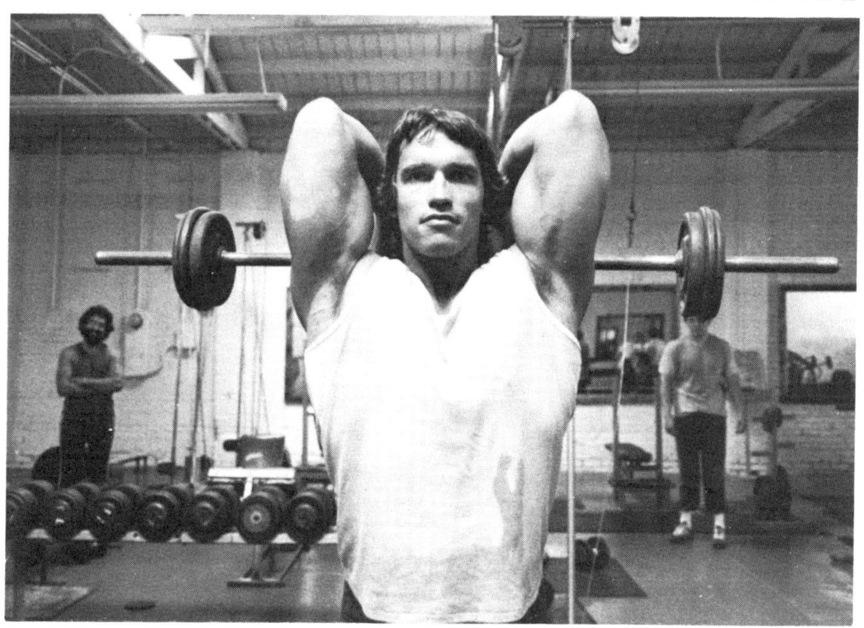

5. 法式彎舉（french press）：雙手約間隔 25 公分握住橫桿，並將其舉至頭上。上臂保持不動，緊貼頭部兩側。慢慢地將負重放到你頭後，再慢慢地將負重推回起始位置。動作時不要讓上臂移動。

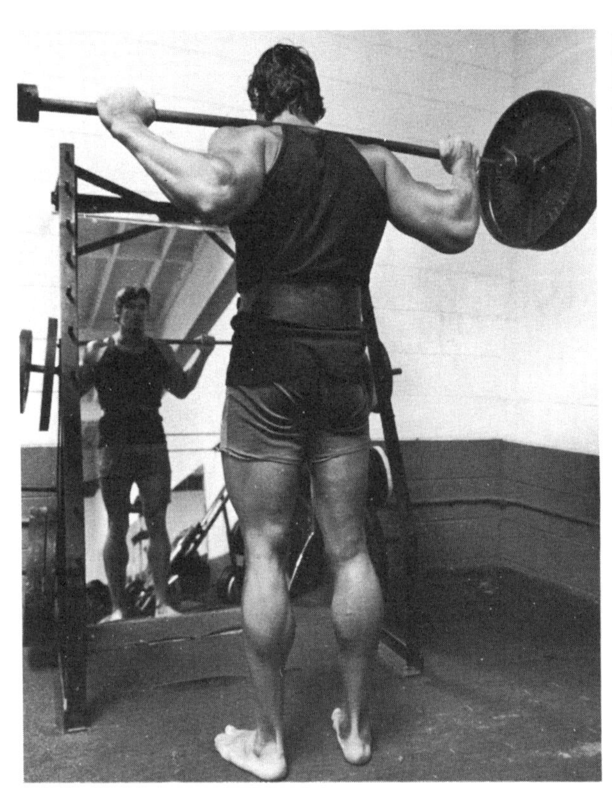

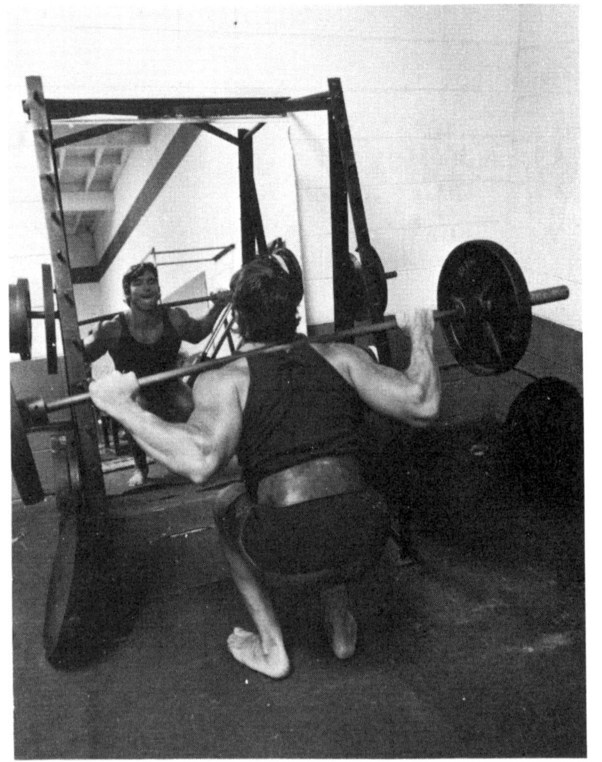

6. 頸後負重深蹲：深蹲能夠鍛鍊大腿肌肉、增強心肺功能，並且改善整體血液循環。做此動作時最好使用深蹲架輔助，如此就可以使用更重的負荷。將槓鈴放在肩膀後側，雙腳平放在地面，或把 2-3 公分高的墊塊放在腳跟下，保持上半身挺直，向下蹲直到完成全蹲動作。在做深蹲這類高強度動作時，記住呼吸的規則十分重要。下蹲時深吸一口氣，上升時呼氣。建議你在鏡子前做深蹲，這樣可以觀察自己的姿勢，並保持兩邊負重高低平均、上半身盡量挺直。警告在先，如果深蹲姿勢不正確，可能會導致腰部嚴重受傷。

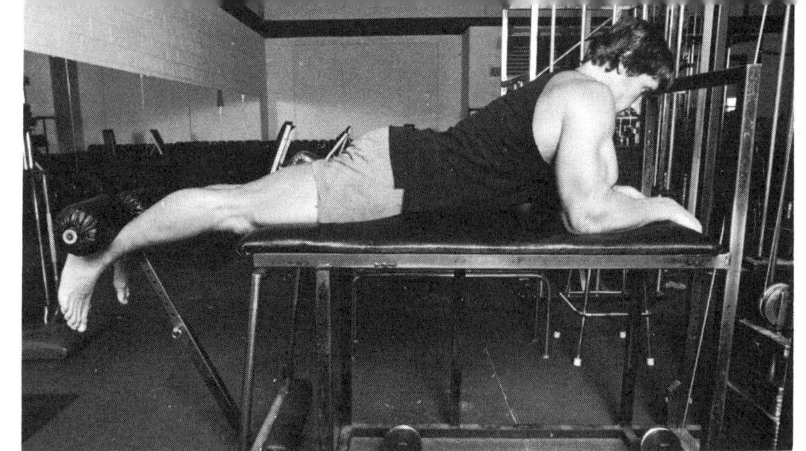

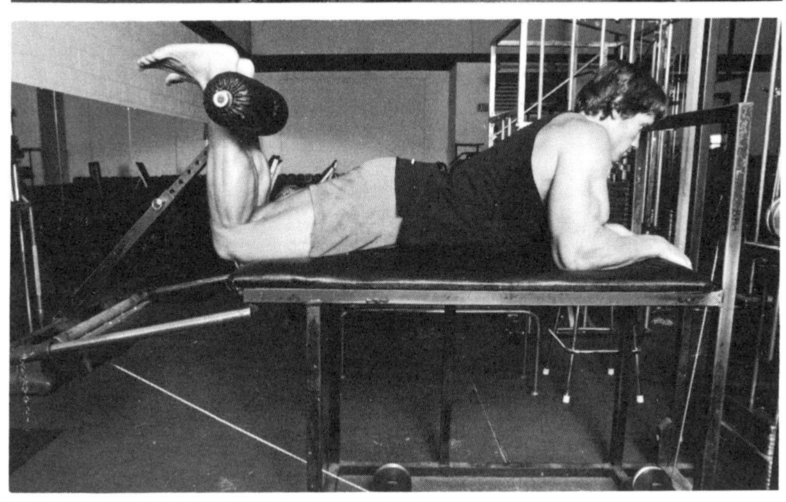

7. 雙腿彎舉：我會在腿部彎舉訓練機上做腿部彎舉。腿後彎舉是最能直接鍛鍊大腿後側的運動，能刺激到腿部二頭肌。腹部朝下趴在訓練機的座凳上，將腳跟扣在橫桿下，雙手抓住座凳的兩邊，接著把腳跟拉向臀部。盡可能將腳跟拉向臀部，然後再緩慢放下重量。完全放下橫桿，讓肌肉完全伸展。請確保你的雙腿只有膝蓋以下移動。不要用臀部代償。如果使用到其他部位的力量，彎舉效果會大打折扣。重點就在於讓雙腿先完全伸直，再盡量將腳跟舉向臀部。如果沒有腿部彎舉訓練機，你可以趴在健身凳上，然後把啞鈴夾在伸直的雙腳之間，再彎曲膝蓋將啞鈴舉向臀部。彎舉訓練機的橫桿、阻力皆更加穩定，能使用訓練機來做雙腿彎舉最好。

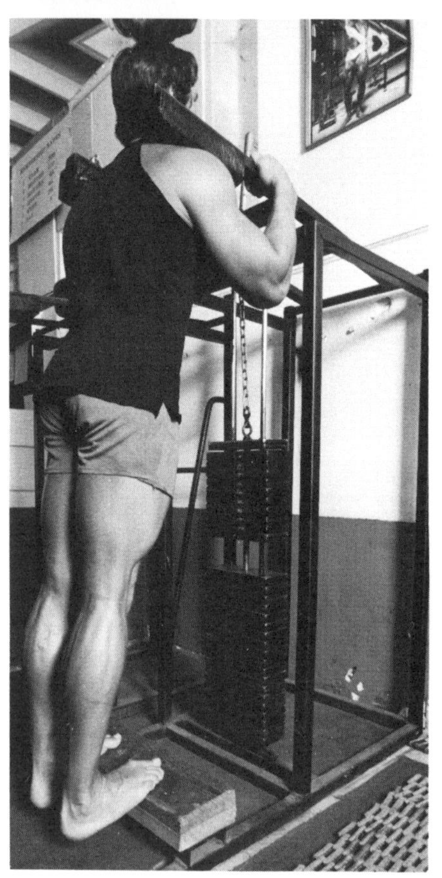
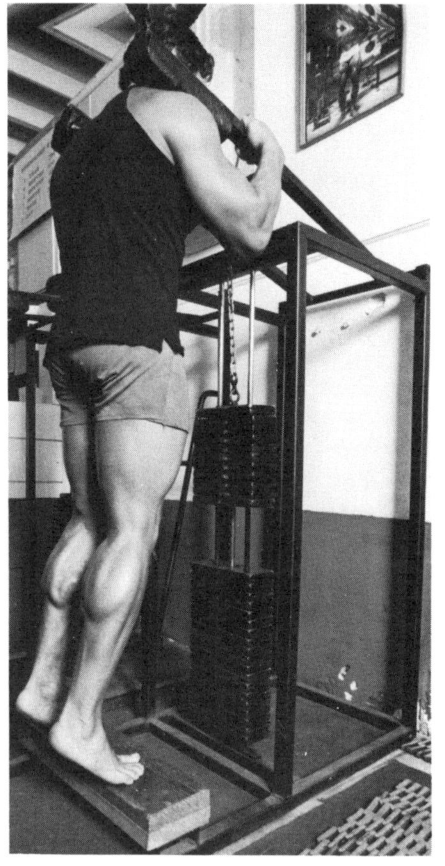

8. 使用小腿訓練機做提踵：此動作能鍛鍊小腿內側、外側、下部及上部，讓小腿更加厚實、粗壯。一般動作通常會腳尖朝前，腳掌前半部踩在訓練機前方的木塊上。將肩膀置於兩旁橫桿的軟墊下，如照片所示，並踮起腳尖盡量抬高。慢慢回到起始位置，讓腳後跟盡可能降到木塊以下的高度。你應該感受到小腿伸展，會有一點痠痛緊繃的感覺。做這個動作常犯的錯誤，就是負重過大，導致無法保持正確的姿勢。如果負重過多、無法完成指定次數，有些人就會屈膝且用上大腿的力量來完成動作。這樣做是錯的，你應該要正確地完成動作，才能達到最佳效果。動作時應打直膝蓋，腳跟盡可能放低再抬起，直到小腿收到最緊。

因為小腿肌肉比較難練，所以總共要做 5 組，每組 15 下。

9. 屈膝仰臥起坐：腹部是整個軀幹的中樞。我們注重腹部不僅是爲了健康，也是爲了外表。腹部是身體的中心，是身體力量的泉源。另外，健美比賽的裁判也會首先觀察腹肌。如果沒有眞正結實的核心，就永遠不會有獲得獎盃的機會。我們在上一章已經討論過仰臥起坐這個動作。如果你做得正確，應該會發現自己的腰圍減了幾寸、姿勢絕對有進步，消化和排便也更順暢。爲了增加阻力，你可以如照片所示，在斜板上做仰臥起坐。

總共做 3 組，每組 50 下。

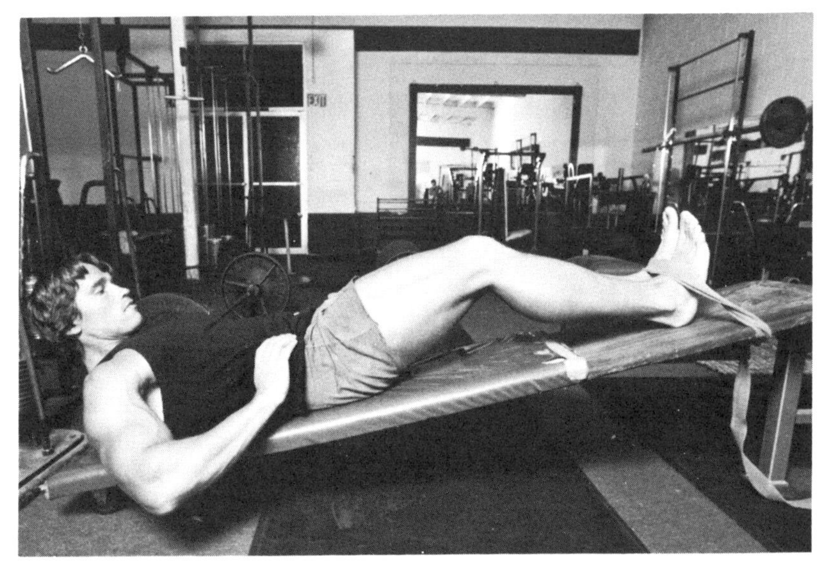

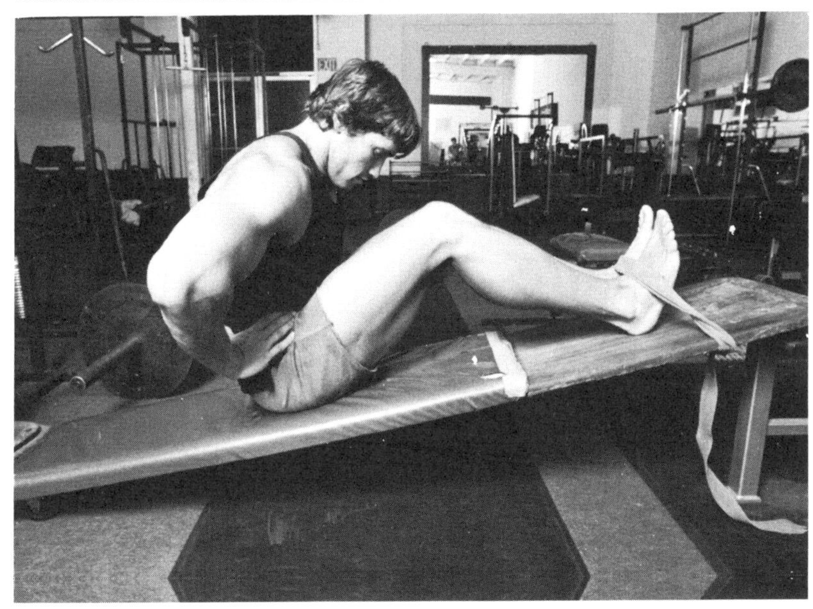

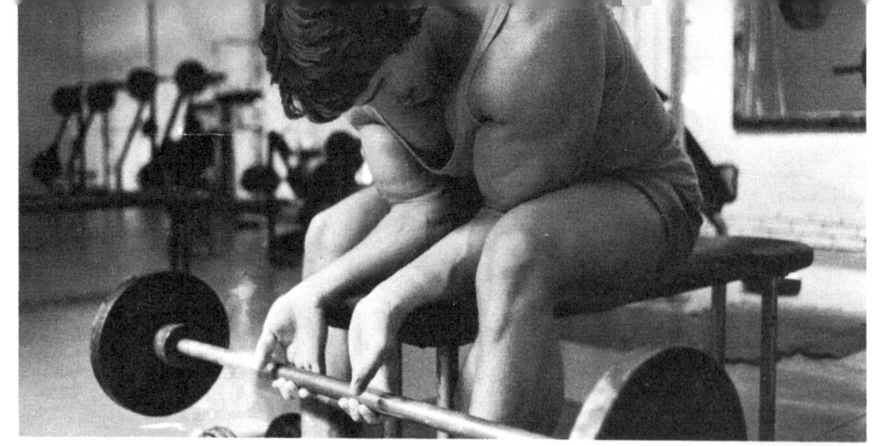

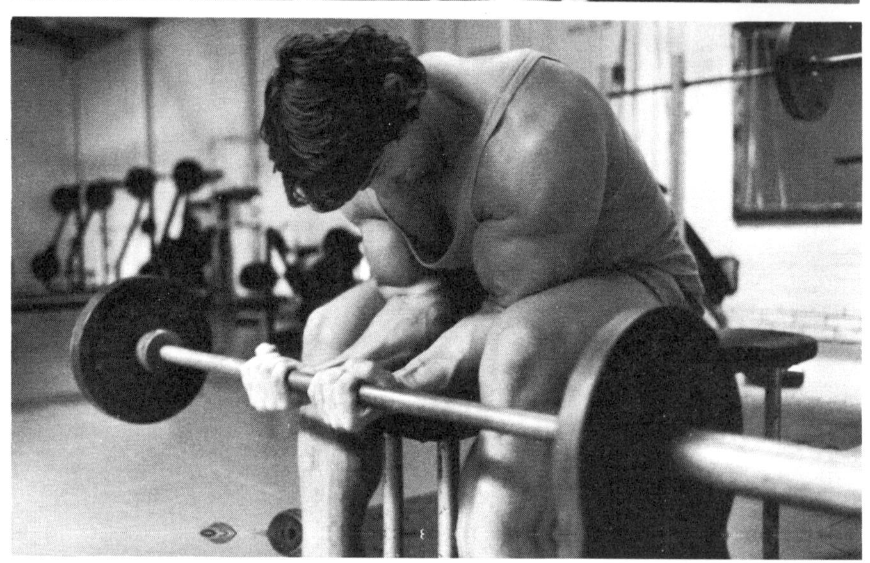

10. 手腕彎舉：手腕彎舉可以鍛鍊前臂屈肌，同時增強手指的肌力。我們不可以小看前臂肌肉，這個部位就跟肩膀、背闊肌和小腿肌一樣重要。我比較喜歡坐著做手腕彎舉，前臂靠在板凳上，並且用窄握的方式握著槓鈴。務必保持雙肘併攏。爲了確保手肘在動作過程中全程靠攏，我會用膝蓋將手肘夾起來，如圖所示。舉起負荷時，僅能使用手腕的力量，舉至前臂肌肉完全收縮爲止。慢慢放下槓鈴，然後到起始位置時將手掌張開，讓槓鈴在伸直的手指上滾動。前臂就像小腿一樣，非常難練。盡量做越多下完整的動作越好，接著再做部分動作，直到整個前臂有緊繃、灼熱的感覺。不要怕痛，疼痛就代表茁壯。

肌肉意識

訓練過程中，身體某些部位會痠痛。我前面提過，第一次重訓完，我有好幾天連走路和拿東西都有困難。你也會經歷跟我一樣的感受，而且這對你而言，要是個美好的回憶。你要記住這個感覺，並了解爲什麼身體會有這樣的反應。你的理解可能是：「因爲做站姿肩推，所以我的三角肌從鎖骨到肱二頭肌都痠得不得了。」這樣的分析能讓你更了解自己的身體，未來做站姿推舉的時候，你就會知道該專注在哪裡。但這只是我所謂肌肉意識的表層而已。你應該運用這種意識，把自己推向極限，直到精神和肌肉合而爲一的境界。最終你會發現，如果自己夠專心，就可以僅憑意志將血液送到特定的肌肉。所以，請記住痠痛的感覺，把這種感覺當作專注的錨點。

訓練的時候，你應該要完全專注於正在鍛鍊的肌肉。你會把身上其他部位的力量借用到當下的動作中。如果能如此專注，就代表你已經建立了心靈與身體、心靈與肌肉之間的連結。

給初學者的警語

除非你的體能異常出色，否則去健身房訓練之前，你至少要完成 4-6 個月的徒手訓練計畫。這段「基礎訓練期」必不可少，能夠幫你打好基礎，以適應眞正的重量訓練。如果你撐過這段時期，就絕對不會後悔。大部分想當健美選手的人最大的錯誤，就是練太多，最終造成過度訓練，肌肉無法生長，以及心理嚴重挫折。只要按照我的指示，你就會走在正確的道路上。

不要偏愛訓練某一塊肌肉或肌群，請以同樣的活力和熱情完成所有訓練動作。健美運動的宗旨，就是盡你所能地鍛鍊每一塊肌肉、均衡地發展全身。

進步和突破

你的進步速度取決於自己設定的目標。如果你只是爲了健身而訓練，那麼你可以執行這份計畫 6 個月。如果你想進入競技健美的領域，花在同一份計畫的時間就會更少，你會更認眞訓練，並且反思自我，因此也很可能在 3 個月內進入下一個訓練計畫。

過度訓練

訓練過度跟訓練不足一樣糟，甚至更不可取。無論如何，你都要傾聽身體的聲音，聽取身體發出的警訊。如果疼痛的狀況很嚴重，你就應該意識到自己已經太過激進。但是，我給你的訓練內容應該不太可能造成過度訓練的情形，單純的痠痛並不代表過度訓練。如前所述，痠痛是正確訓練的指標，代表你的肌肉正在回應你的訓練，並開始成長茁壯。

伸展

伸展是非常重要的放鬆運動。剛開始訓練時，放鬆的重要性就跟訓練計畫本身一樣重要。爲了避免練出笨重、僵硬粗腫的身材，你應該要懂得如何自我活動開展。那些只做重訓、只知道屈曲收縮的人，腦中唯一的念頭就是讓肌肉變得更大，所以才會練出那種僵硬粗腫的體型。他們只知道做屈曲、收縮，沒有去做要讓肌肉柔軟的其他動作。伸展可以讓你的肌肉變得更修長、柔韌，這種肌肉特性也是讓體型相同的人在冠軍決賽中分出勝負的重要關鍵。

只要我做了伸展運動，肌肉就會放鬆，讓全身變得更對稱。伸展也讓我的每個動作變得更有芭蕾舞的韻味，我的姿勢、步伐和舉止也因此更加優雅，身體更加靈活，自我感覺更好。你可以想像一下，如果只做高強度阻力訓練，從不讓肌肉放鬆，身體會變成怎樣。我看過有些肌肉男連彎腰碰到腳趾都做不到。因爲他們做太多屈曲動作，肌腱都縮短了。

我很晚才開始做伸展運動。在我知道伸展運動的重要性之前，我已經2次贏得宇宙先生的頭銜，並搬到美國。教我伸展運動的人是一個既喜歡瑜伽又熱衷健美的男子。他告訴我，舉重的人更要做伸展運動。他做瑜伽的樣子非常柔軟靈活，也讓我意識到伸展的重要性。我開始分析重訓後的身體和肌肉應該要怎麼伸展。我設計了一套可以在鍛鍊後做的伸展運動，對我很有幫助。你也可以像我一樣，從身體和感受到的需求中尋找線索。

伸展的重點在於延長、放鬆肌肉，並促進血液流通，所以不要做像重訓一樣的收縮動作。練腿日可做一些舞者常用的伸展動作：坐在地板上，雙腿張開，膝蓋打直，將腳趾盡可能朝身體方向勾，或站著抬起一隻腳，將腳跟放在桌子或椅背上，膝蓋盡可能打直。停留在此姿勢30秒。

若要伸展背部，可以雙手抓在單槓上，掛著讓背部伸展，此動作也可以放鬆到胸肌。要放鬆核心肌群，你可以站著，將雙手扣在後腦，拉開核心肌群，直到感覺緊繃。保持這個姿勢約 30 秒，同時自然地呼吸。你也可以握住槓鈴或訓練機，把身體向後拉，去伸展比較緊繃的部位（如圖所示）。

這是我自己感知到身體需求所安排的伸展動作。你會發現你的身體也有自己的需求，然後輕易找到適合自己的伸展動作。只要記住，伸展運動的目的是為了放鬆，請不要在伸展後繼續鍛鍊。

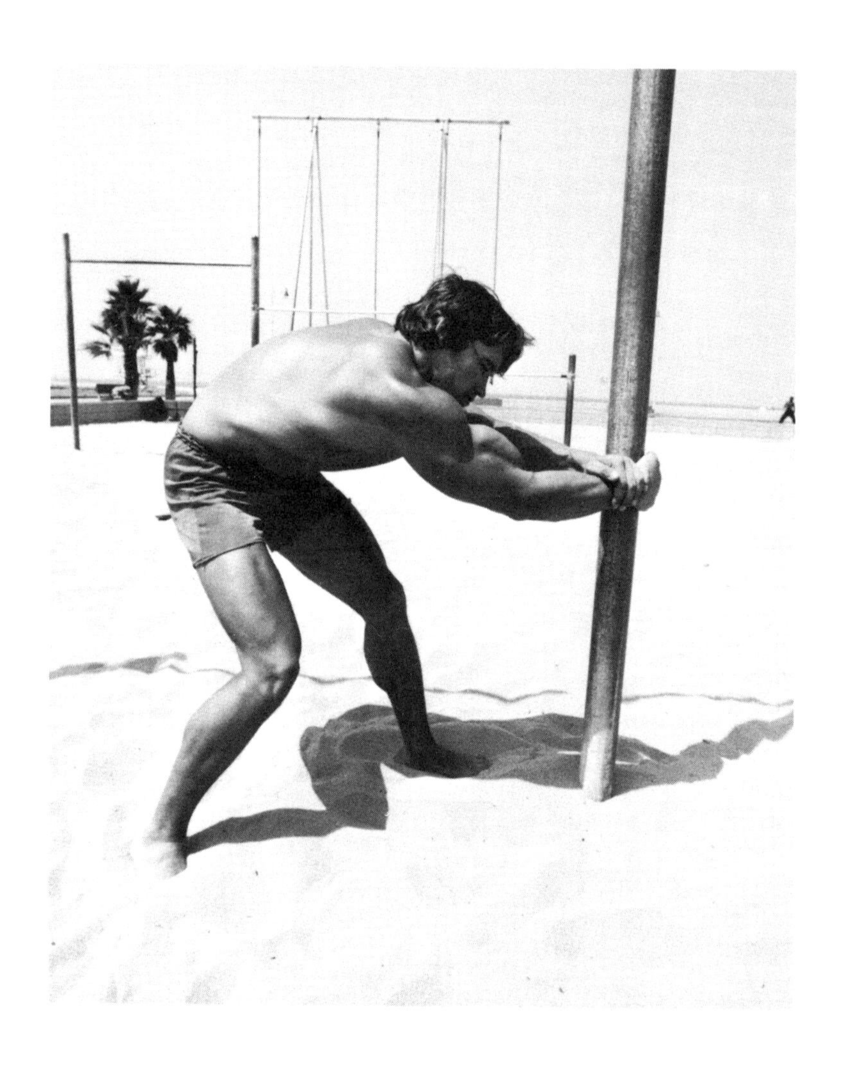

第 4 章

導言

經歷一連串訓練，你現在應該會看到驚人的變化。除了減掉多餘脂肪、強化肌肉，體格也會大幅成長、體型更加對稱。現在的你應該也能想像到未來發展的可能性。

我發現健美界有兩種人。有些人比較在意自己訓練的姿勢正不正確、訓練方式恰不恰當。他們會盡自己所能把負重的動作做足、做流暢。因此，這類人會練出對稱的身體。另一種人沒有那麼關注訓練當下的身體感覺，而是更在意**自我**滿足。他們只想舉很重。通常這種人的負重會比前一種人更大，但他沒辦法達到相同的效果。請記住，負重多少不是最重要的事，最重要的是你能以正確的姿勢舉起多少重量，這樣的訓練思維才能讓你擁有最佳體態。艾德・科尼（Ed Corney）和弗蘭克・贊恩這兩位前任宇宙先生以及我自己，都是更注重姿勢而非負荷數字的前一種健美人。我們只會用足夠的負荷量來增加訓練強度，同時嚴謹地完成每個動作。我以前並沒有那麼重視姿勢，來到美國之後，我也不得不做出許多改變。那場在佛羅里達州的賽事，弗蘭克・贊恩擊敗了我，讓我意識到自己並不如想像中那樣完美。

1966 年，我也曾輸給切特・約頓。可是，我沒有因此而氣餒，因爲他確實比我強壯。與弗蘭克・贊恩的那場較勁卻讓我崩潰。因爲我曾贏過兩次宇宙先生，而他什麼頭銜都沒有，只有得過一次美國先生。

他體重只有 90 公斤，比我輕了將近 30 公斤。我當時完全無法理解他**為什麼**能贏。我一開始以爲，如果一個壯漢輸給體型不如他的人，那這場比賽肯定有黑幕。這是我人生中爲數不多的哭泣經歷。比賽結束後，我痛哭了一整晚。我一直在想，贊恩有什麼是我沒有的？我研究了他的照片，結果發現他的肌肉發育得比我好，肌肉品質佳，練出更多細部肌肉，分離度更高，肌肉線條也比我明顯。那時我才發覺自己的不足之處。我了解到，不是塊頭最大就一定能贏。我開始改變自己對偉大這個概念的看法，並開始思考眞正的完美是怎麼樣子。後來，我不再用超大重量來增肌。我需要做更多下，需要更多完整的重複次數。我越重視姿勢，體態就越接近我想要的完美。

積極正向的心理態度和肌肉意識

開始鍛鍊之前，請先坐下來靜思片刻，感受一下自己的身體。讓你的大腦與肌肉交流。白天的你可能腦袋塞滿各種事情，無暇顧及鍛鍊。所以，你不應該在開完會之後急著趕去健身房，隨即開始做臥推。因爲這樣的訓練不只無益，還可能有害。我們的心智不是這樣運作的。你應該給自己的大腦幾分鐘來適應訓練這件事。有一件很重要的事情，就是控制自己去分別感知你的身體、心靈和肌肉。先從小腿開始。感受小腿肌，稍微活動一下。再慢慢往上走。接著，試著讓你的大腿和核心用力，感受這種控制肌肉的感覺，讓心靈與你的所有肌群連結，無論二頭肌、三頭肌皆是如此。最後，再屈曲三角肌，屈曲背闊肌，感受每一個身體部位。讓身體需要訓練的想法在腦中生根。照照鏡子，看看肌肉的樣子，問問自己這些肌肉發展得如何。對自己誠實。問自己，我需要什麼？這樣做會改變你的心靈，並跟著改變你的身體。

隔日訓練的價值——建構和恢復

先前提到，我們隔 1 天再訓練的原因是要給肌肉 48 小時的休息時間，好讓身體從受傷和疲勞中恢復。首先，我們不會每天都訓練同一塊肌肉，但有一些肌群例外，核心、小腿和前臂等部位每天都要使用，所以必須以不同的方式訓練。核心肌群會影響到全身的功能，我們要用前臂來抓握物品，用小腿來行走，所以這些部位都非常重要。在這份訓練計畫中，我們會以週爲單位規劃訓練，一天訓練 3 個主要肌群，隔天則訓練 3 個次要肌群。

你的訓練夥伴

訓練夥伴現在格外重要。他必須是你百分之百依靠的人。越是深入健美運動，夥伴關係就越顯重要。對我來說，這個人就像我的事業夥伴，這段關係就像婚姻一樣重要。你會全力以赴。你們不只是一起訓練，還會互相幫助。情緒低落時，夥伴可以鼓舞你。

獨自訓練的問題在於，你有時候會覺得沒什麼力氣，覺得自己不在狀況內。舉例來說，你想做 135 公斤的臥推 8 下，但你會怕自己做不了最後一下，這麼大的重量壓在胸口其實可能會致命。如果有一個訓練夥伴，他就能站在你背後，除了幫你計算次數，也能在有任何問題時幫助你。最後一下可能會非常困難，讓你覺得自己無法做到。這時，你的夥伴只要用一根手指，頂著槓鈴往上輕輕一推，就能明顯減輕重量，讓你成功達陣。這種訓練方式稱爲強迫次數，可以讓肌肉的泵感更強烈，也對肌肉成長很有幫助。你的夥伴也會不斷地稱讚你。你們可以依賴對方的讚美，讓雙方都更有自信。

相信我，你在健身房一定會常常需要幫助。你需要有人觀察你的進步幅度，並給你建議，告訴你如何修正訓練方式。那個人會說：「聽著，我還是覺得你的腰不夠完美，你可能要改一改做仰臥起坐的方式。」他可以幫你檢查動作，也能在訓練後跟你討論相關的問題。你可以向訓練夥伴炫耀，互下戰帖單挑。如果有一個人可以讓你分享訓練成果，就會激勵你更加努力、投入訓練。

一週 4 天訓練計畫

這份計畫每週會訓練 4 天，分成週一、四和週二、五。3 天的休息日期間，你應該專注於游泳、慢跑及伸展運動，不要再做任何阻力訓練。你要慢慢地讓身體適應高強度訓練課表，至少需要 1 個月。

週一及週四課表

週一和週四會鍛鍊腿、胸、核心 3 個部位。

我自己總是會把胸跟腿擺在同一天訓練。練腿需要大量的深呼吸，所以也會鍛鍊到肺活量。深蹲時，你會吸入大量空氣、開展胸腔，所以胸部肌肉也熱身了，可以直接鍛鍊胸肌，得到一舉兩得的效果。

核心和小腿肌群要每天訓練。

腿部訓練：大腿和小腿

大腿前側肌群是**伸肌**（extensor），也就是我們所說的**股四頭肌**（quadriceps），是主肌群之一。其中最長的肌肉是**股直肌**（rectus femoris），起於髂骨前下棘（anterior inferior iliac spine），止於膝蓋骨（patella）。股直肌覆蓋**股中間肌**（Vastus Intermedius），股中間肌起於股骨（femur），止於膝蓋骨。這兩條肌肉在大腿前側呈 V 字形。內側大腿肌肉是由**股內直肌**（vastus medialis）組成，外側大腿肌肉則稱作**股外直肌**（vastus latralis），兩條肌肉都源於股骨的上端，止於膝蓋骨。此肌群能產生強大的力量，最好的訓練方式就是直接做雙腿伸屈動作，也就是深蹲。

有 2 條肌肉從大腿延伸至腹部。其中一條相當短小，可以在髖關節側面看到，也就是**闊筋膜張肌**（tensor fasciae latae），起於髂骨（ilium）側邊，延伸至大腿外側筋膜。第二條肌肉是**縫匠肌**（sartorius），是身體最長的肌肉，斜向穿過大腿。這兩條肌肉可以抬高、延伸大腿，與上臂三頭肌的作用有些相似。

儘管縫匠肌和闊筋膜張肌不像大腿前側伸肌一樣明顯，但這些大腿屈肌還是幫我們完成了各種大腿運動，也與大腿粗度強烈相關。屈肌群中最深層的肌肉是**股二頭肌**（Biceps femoris）的短頭，短頭接在長頭的肌腱上，形成一條共同的肌腱，附著於小腿外側的**腓骨**（fibula）之上。其他大腿屈肌群的肌肉皆源於**坐骨結節**（ischial tuberosity）。寬大的**半膜肌**（Semimembranosus）附著於脛骨的後側。較薄的**半腱肌**（Semitendinosus）附著在脛骨前方內側。因此雙腿伸屈可以很好地鍛鍊大腿後側的肌肉。

在小腿肌有一塊較大、較深層的肌肉，是**比目魚肌**（soleus），源於腓骨和脛骨。小腿外層的**腓腸肌**（gastrocnemius）則有 2 個頭，其中一頭源於股骨下端的外側，另一頭源於內側。兩頭交匯、覆蓋比目魚肌，末端止於跟腱。

1. 深蹲：我已經在「基本訓練」一節談過深蹲了。

現在你會嘗試更大的負荷，所以我建議不要做全蹲或直接蹲下的動作，因爲骨科醫生認爲這樣可能會傷害到膝蓋。下蹲大約全蹲 3/4 的高度，直到大腿與地面大致平行，然後再站起來。保持上半身挺直。如果你向前傾，下背就會比大腿練到更多。所以請不要過於前傾，集中訓練大腿肌肉，頭部保持抬起。

你可以根據自己的需求和目的，用不同的方式練深蹲。如果覺得大腿外側缺乏訓練，雙腳可以呈平行、靠近的姿勢。如果想練到大腿內側，則可以把腳尖朝外，雙腳分得更開一些。做深蹲時可以放一張凳子在下面，以防萬一站不起來。

我建議做 5 組，每組 8 下，共 40 下。請注意，一開始要使用較輕的負荷，再逐漸增加。第 1 組先從 45 公斤開始。下一組是 55 公斤，然後 65、72.5、80 公斤，最後一組則增至 90 公斤。請慢慢增加負荷。最後一組的負荷量應該只能做 5-6 次下。這樣的大負重會讓你在下次鍛鍊時更強壯。第 1 組是熱身組，最後一組永遠會是爆發組（power set）。

2. 雙腿伸屈：除了深蹲，雙腿伸屈也是鍛鍊整條腿最好的動作。此動作可以建構大腿前後側肌肉，強化膝蓋，並伸展、雕塑小腿肌群。

此項動作需要的訓練機械是一張長凳配備一副橫桿裝置，橫桿上包覆著軟墊。使用方式爲坐在長凳上，膝蓋剛好屈曲在長凳邊緣，手抓住長凳兩側，身體稍微往後靠，讓雙手撐住自己。你可以像照片那樣用腳掌從下方勾住橫桿，或者用腳頂在橫桿後面。腳頂在橫桿後的動作，主要訓練到股四頭肌和膝蓋，勾腳則可以額外伸展到腿部後側的肌肉。

請以平穩、順暢的動作將橫桿舉起，直到雙腿伸直。維持這個姿勢幾秒鐘，然後以同樣穩定的速度，把雙腿放回起始位置，撐住負荷，讓橫桿緩緩下降。你可以從 9-13 公斤的負重開始，再逐步增加重量。試著做到 5 組，每組 12 下。

3. 雙腿彎舉：我們在前一章已經深入討論過這個動作。再次強調，把動

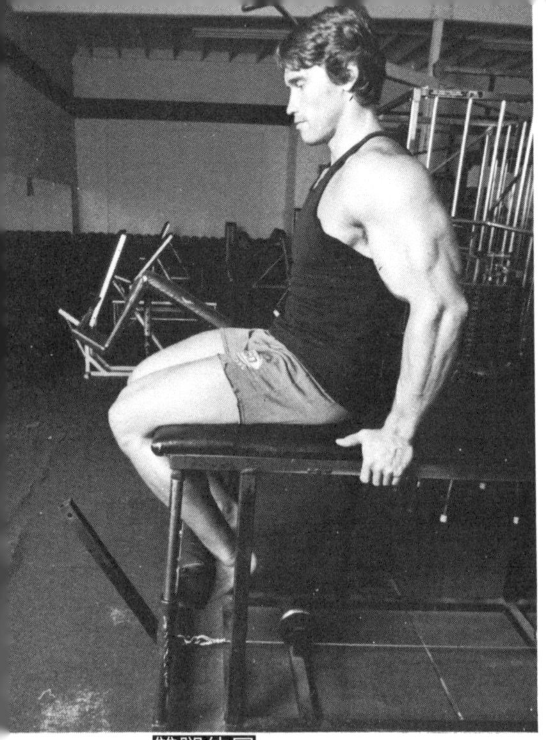

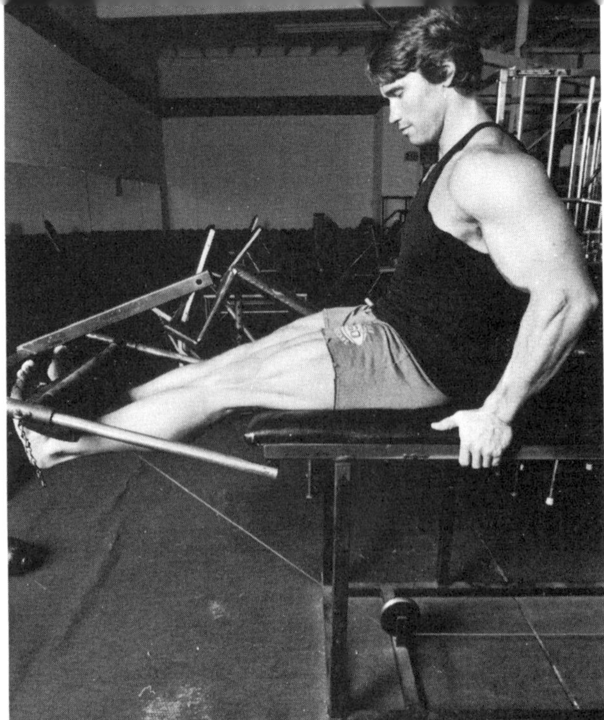

雙腿伸屈

雙腿彎舉

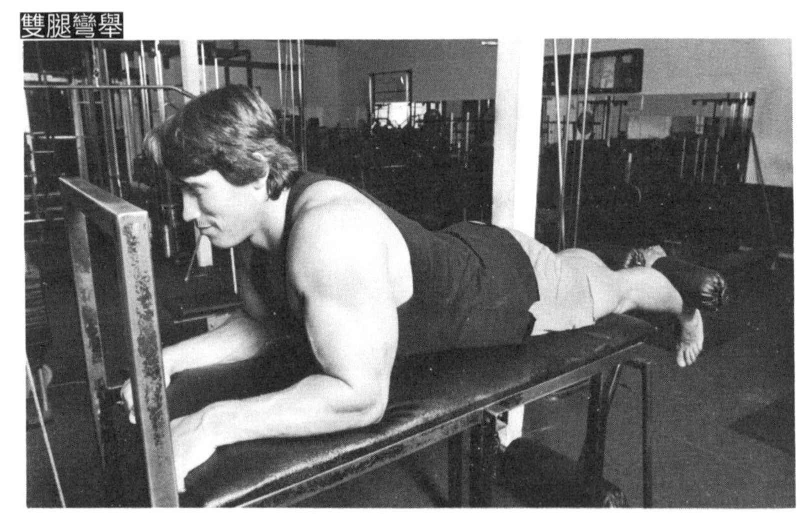

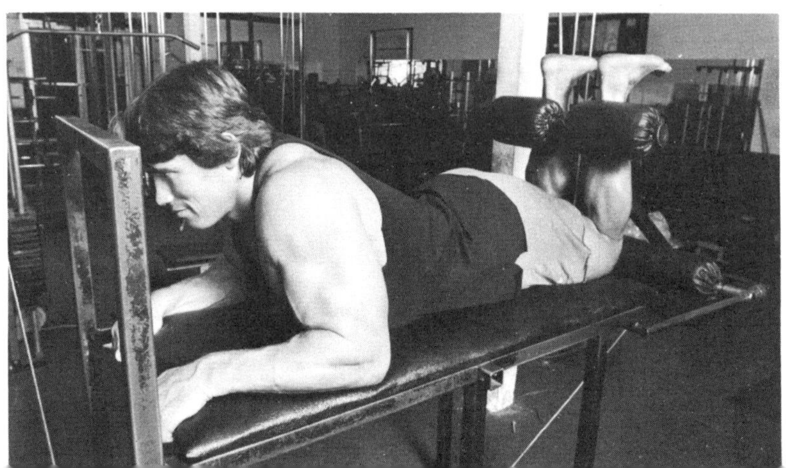

作做完整十分重要。雙手抓著前方的把手，趴在訓練機上，將後腳的橫桿完全放下。接著，把橫桿盡可能舉高。再次提醒，不要使用臀部、下背或前臂代償。要控制自己只使用腿部肌肉出力，姿勢比負重更重要。

做 5 組，每組 8-10 次。

4. 使用小腿訓練機做站姿提踵：我們每次行走都會使用到小腿肌，每邁出 1 步，小腿肌就得抬起整個身體。如果你的體重有 90 公斤，小腿就要承受 90 公斤的重量，所以如果你在訓練機上負重 90 公斤，就相當於走路的負荷。因此，你應該在訓練機上使用超過自己體重的負荷量。很多人沒有意識到這一點。體重 90 公斤、沒什麼小腿肌的人，如果只用 70 公斤的負荷做提踵動作，還是沒辦法把小腿練壯。如果阻力不足，就沒辦法讓肌肉成長。

我認爲，雷格．帕克的小腿肌是全世界最出色的，因爲他多年來都一直使用大負荷來訓練。如前所述，在南非和雷格一起訓練時，我只用微不

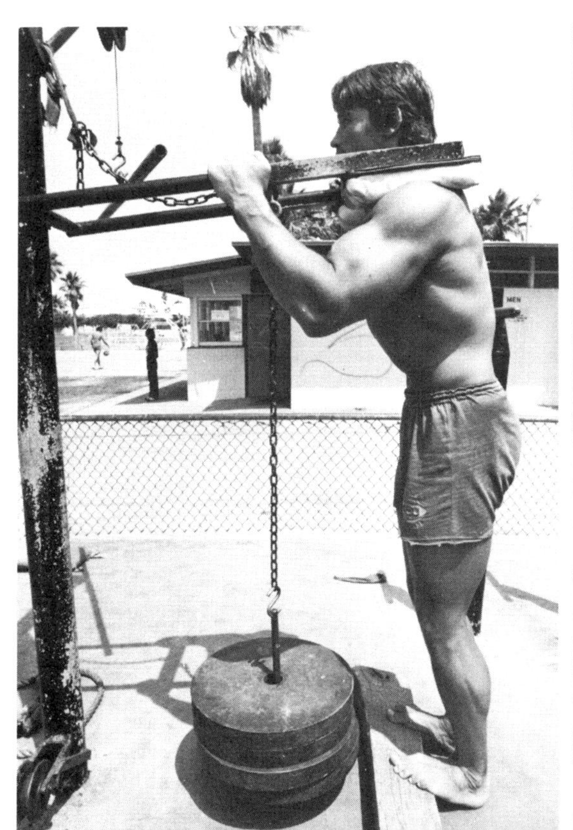

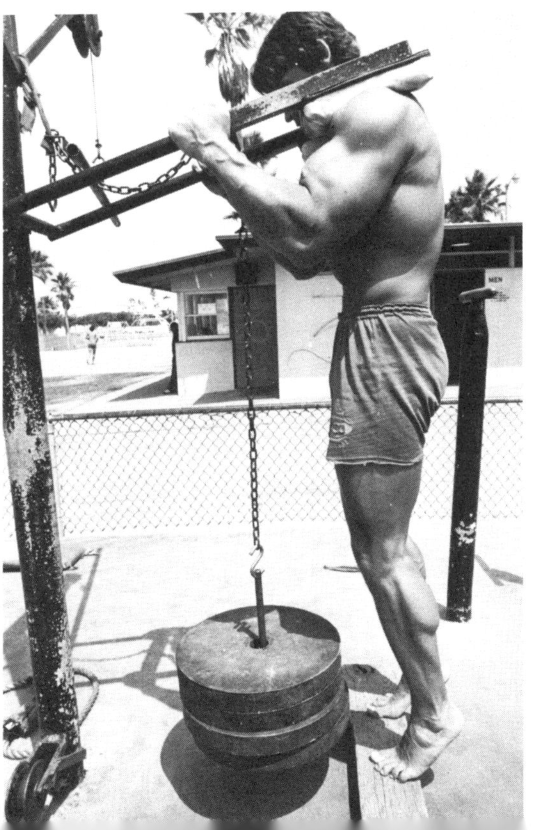

足道的 70 公斤負重來鍛鍊小腿，他卻把重量調到 454 公斤，一組做 10 下，總共 10 組。那時我才明白該如何練出粗壯的小腿。跟雷格一起訓練之後，我在訓練機將重量加到 226 公斤。我的小腿也在 1 個月內變粗 1 公分多。從那時起，我就養成用大重量訓練小腿的習慣。

爲了完整伸展到小腿肌，你應該在一開始在腳趾下方墊一個木塊，先將腳跟盡量往下壓，直至接觸地面，再用腳趾把身體向上撐起。唯有標準、完整的動作，才能幫助你鍛鍊出完美的小腿肌。如果雙腳平行站立，就可以訓練到小腿肌的各方面。如果要鍛鍊外側的小腿肌，可以把腳趾稍微朝內，如果想練內側的小腿肌，就將腳趾朝外。

小腿肌跟其他肌肉不同，它很固執、反應非常遲鈍。所以你要跟它一樣固執。不要只做 8 下或 10 下，你要至少做 5 組，每組要有 15 下。

胸肌

胸部肌肉包括**胸大肌**（pectoralis major）、**胸小肌**（pectoralis minor）、**鎖骨下肌**（subclavius）和**前鋸肌**（serratus anterior/ magnus）。胸肌包括上半部的鎖骨（clavicle）和下半部的胸骨（sternum）兩部分，也包含胸骨的全長，以及數條肋骨的軟骨。胸大肌當中最大的肌肉始於肱骨（humerus）的一個點，就在三角肌附著於肱骨處的下方和上方。前鋸肌像盔甲一樣展開，覆蓋著整個肋骨。

胸肌將手臂向身體前方拉，讓你能夠完成投球、寬握距臥推、游自由式和雙槓撐體等等動作。由於胸大肌與肱骨相連，所以做引體向上等背部

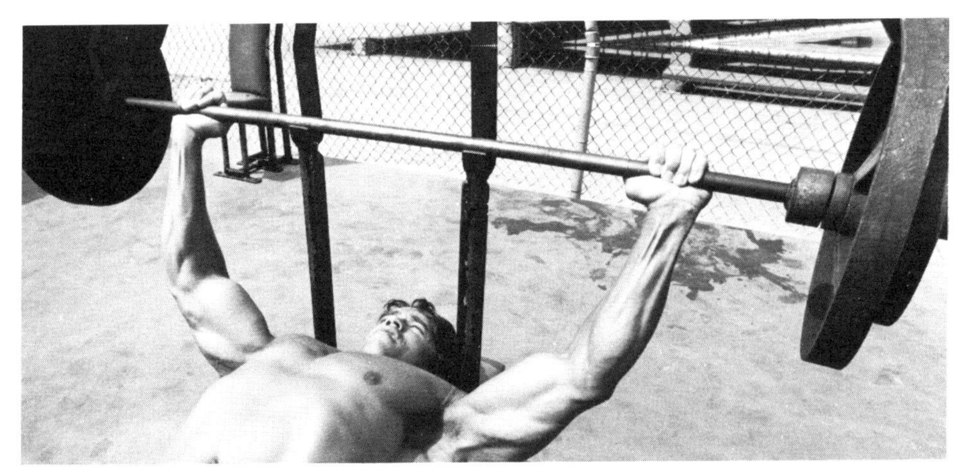

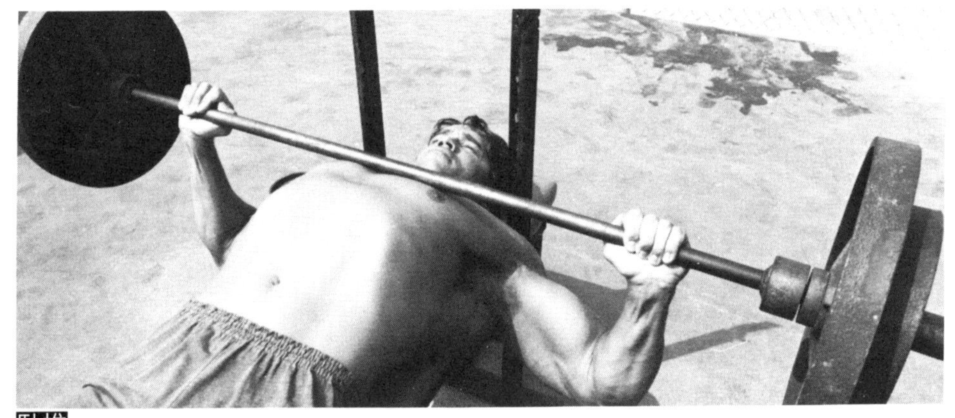

臥推

訓練動作時，胸大肌就扮演了重要的輔助角色。事實上，胸部和背部的訓練確實息息相關。唯有練好背闊肌，胸肌才可以發揮潛能。

1. 臥推：我們在上一章已經討論過臥推。我們要慢慢把槓鈴下放到胸口，再慢慢推上去。肩推時向下移的動作利用了一種稱爲負阻力（negative resistance）的原理。也就是說，你的肌肉不但會訓練到向上推的動作，也會練習控制向下的運動。所以放下重量時要像向上推一樣注意姿勢。此原則幾乎適用於每一個動作。不要讓重量壓到你的胸口，也不要只放下到一半的高度，要把動作全程做完。

我建議做 8 下，從較輕的負荷開始，每組逐漸增加重量。最後一組應加重至僅能做 5-6 下。臥推不僅能幫你訓練好中段胸肌，也能刺激上胸及下胸的肌群。

請注意，做臥推時，應該把雙腳放在地板上穩定身體。

2. 彎臂啞鈴飛鳥：此動作可以伸展胸廓（rib cage），並鍛鍊外側胸肌。彎臂啞鈴飛鳥是我最愛的動作之一，因爲拿來訓練胸肌非常有效，可以讓胸肌變得更寬、更有分量，線條也會更清晰。

首先，平躺在健身凳上。將雙腿抬至健身凳上，交叉相扣，可使腹肌不用另外出力。首先，將一對啞鈴舉到胸口上方，如照片所示，稍微彎曲手臂以減輕手肘壓力，接著雙手打開，讓重量往兩側下降至最低點，也就是靠近地面的位置，同時盡量吸氣。接下來，慢慢抬起手臂，邊呼氣邊讓胸肌施力，直到啞鈴相距約 25 公分，此時請屈曲胸肌，並用力推著啞鈴。

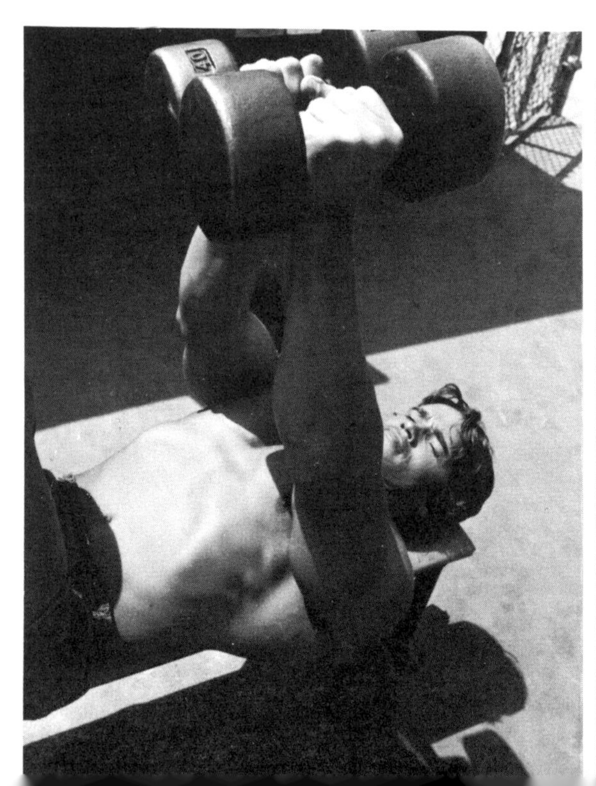

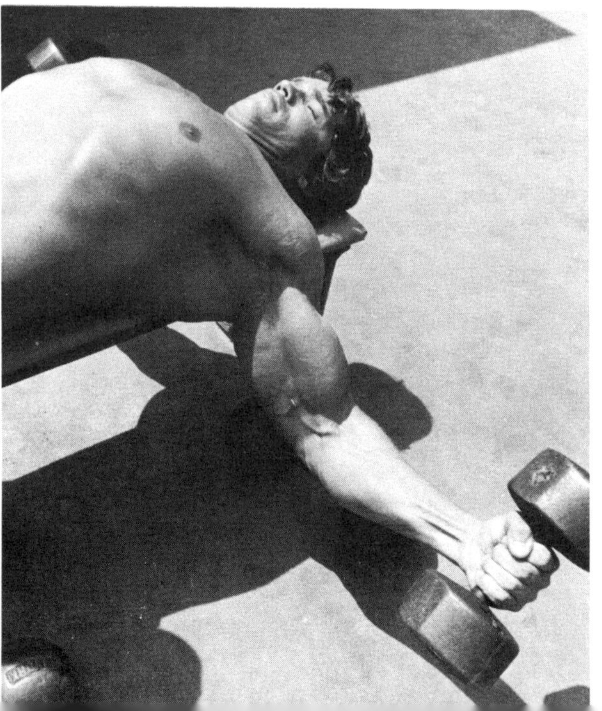

做飛鳥的動作就像在擁抱一棵大樹。你會用啞鈴畫出一個大圓圈。許多人會把重量放得離胸口太近，變成類似臥推的動作。但是我們要的不是推的動作。飛鳥的另一種變化是在最高點把啞鈴碰在一起，但這不是我們這套訓練的目標。將啞鈴停在相距約 25 公分的距離，能讓胸肌持續保有張力，尤其是外側部分，此動作可以讓胸肌產生泵感，使肌肉快速生長。在做每一下時，都把啞鈴緩慢下放到最低點，確保肌肉充分伸展。

每組 10 下，共做 5 組。

腹肌

我認爲優美發達的核心是男性身體最令人印象深刻的部分。如果你看過希臘神話或古典雕塑，就一定見過各種神像的照片，也一定看過祂們令人驚嘆的核心肌群。精雕細琢、塊塊分明的腹肌比任何肌群更能展現人體的精美。如果你在比賽時，腹部還有一層薄薄的脂肪，就別想贏得獎盃了。

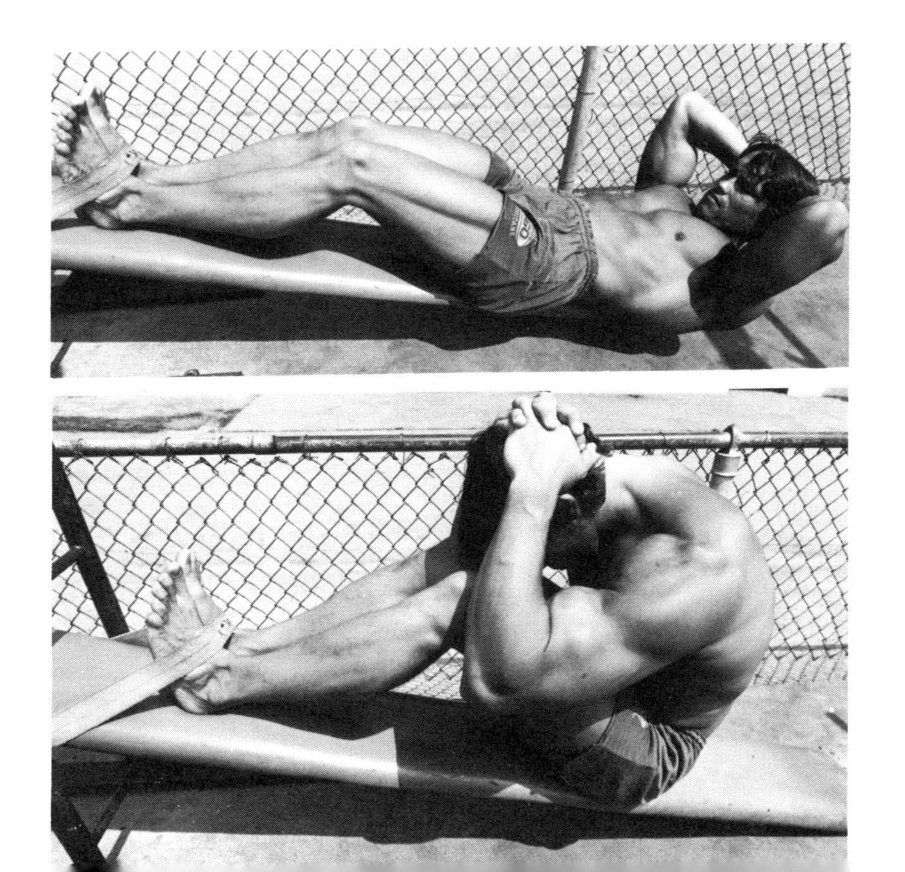

要讓台下的觀衆或評審刮目相看，就不能沒有線條分明的腹肌。所以，我們必須徹底訓練整個核心區域，剷除所有肉眼可見的脂肪。接下來介紹的動作會幫助你雕塑完美的腰腹線條。

1. 屈膝仰臥起坐：這項動作我們非常熟悉，此處也請保持雙腿彎曲。坐起時吐氣，回到起始位置時吸氣。如果你沒有健腹板凳，則可以把腳勾在床或衣櫃等較重的物體下。在腳上鋪一條毛巾或墊子會比較舒適。

我每天會做 200 下仰臥起坐，但不必一次做完，就你感覺良好的方式卽可，如 2 組 100 下或 6 組 35 下等組合方式。

2. 屈膝舉腿：至少做 200 下，或者直到你的核心有灼熱感爲止。

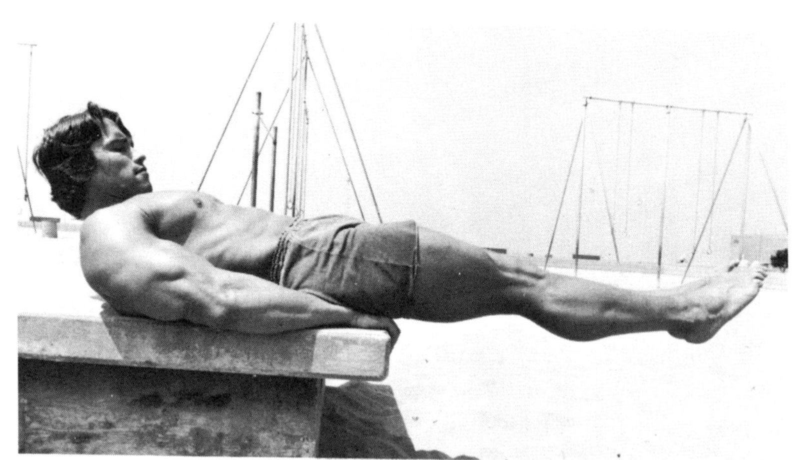

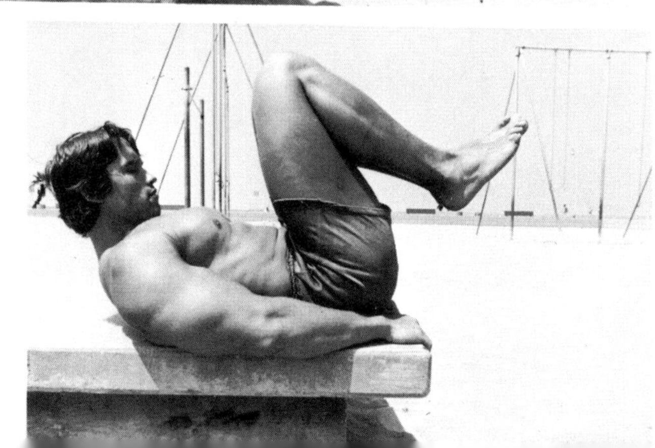

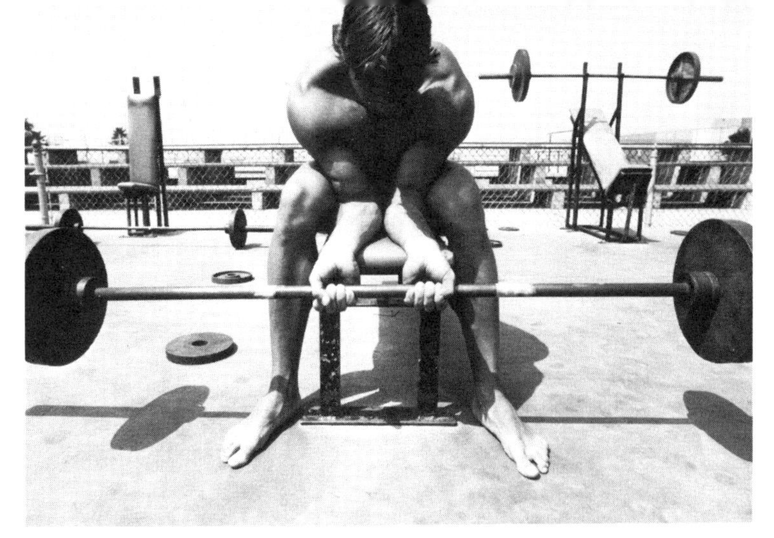

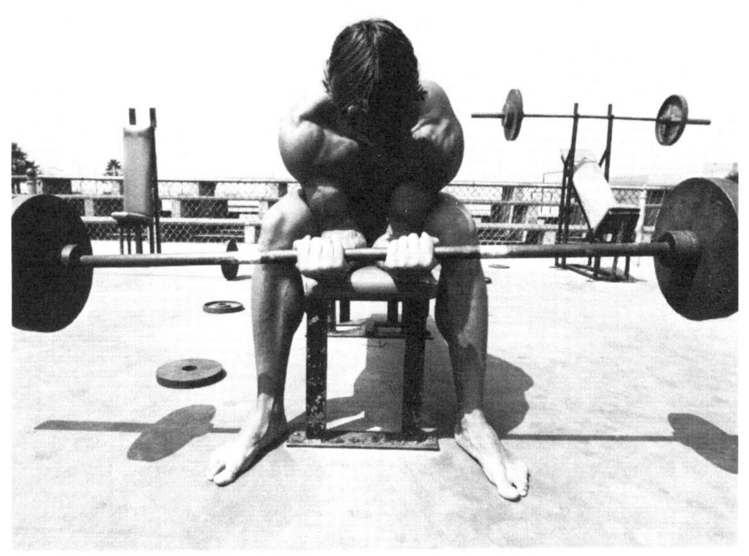

3. 手腕彎舉：如先前所述，你應該要每天都用這個動作鍛鍊前臂。前臂是每天都用到的部位，所以可以每天訓練。把啞鈴或槓鈴盡可能放到最低點，然後再盡量向上舉到最高點。這是鍛鍊前臂的不二法門，既簡單又有效，還可以使用大重量。

至少做 5 組，每組 15 下，最後一組做盡可能多下，直到手腕連動也動不了的力竭狀態爲止。

週二及週五課表

週二和週五會安排肩膀、背部、手臂、腹肌和小腿的訓練內容。我之所以要把這些肌群組合在一起，是因爲我認爲推的動作和拉的動作應該一起進行。大多數肩膀鍛鍊是推的動作，而所有背部訓練皆是拉的動作。肩膀、背部和手臂都相連，所以一起訓練手臂也是有道理的。訓練完肩膀、背肌，代表你已經完成很多三頭肌和二頭肌的活動，手臂也熱身完畢了。接下來就可以做手臂的訓練動作。

肩膀

肩膀的三角肌和斜方肌應該要均衡發展。寬闊三角肌上若有一個漂亮的 V 形凹槽，就代表著最具爆發力、令人嘆爲觀止的背肌。

三角肌（deltoidus）是一塊又大又厚實的三角形肌肉，覆蓋著肩關節的前面、後面和側邊，包裹著整個肩膀的尖端。三角肌的肌肉纖維匯聚成一條粗壯的肌腱，止於肱骨外側中間，其最基本的動作就是讓手臂抬離身體。因此要充分鍛鍊這塊肌肉時，就要加入前向、側向和後向的動作。

斜方肌（trapezius）是一塊扁平的三角形肌肉，覆蓋著頸部、肩膀和上背部。斜方肌始於顱底，延伸至三角肌，沿著頸部的項韌帶向下，最後附著在脊椎一帶的第 12 節胸椎處。斜方肌可以幫我們提起、放下肩胛骨，並協助肩膀從前方舉起。如果把這塊肌肉練到極致，就能在手臂屈曲用力的三角肌之間展現出驚人的肌肉量。

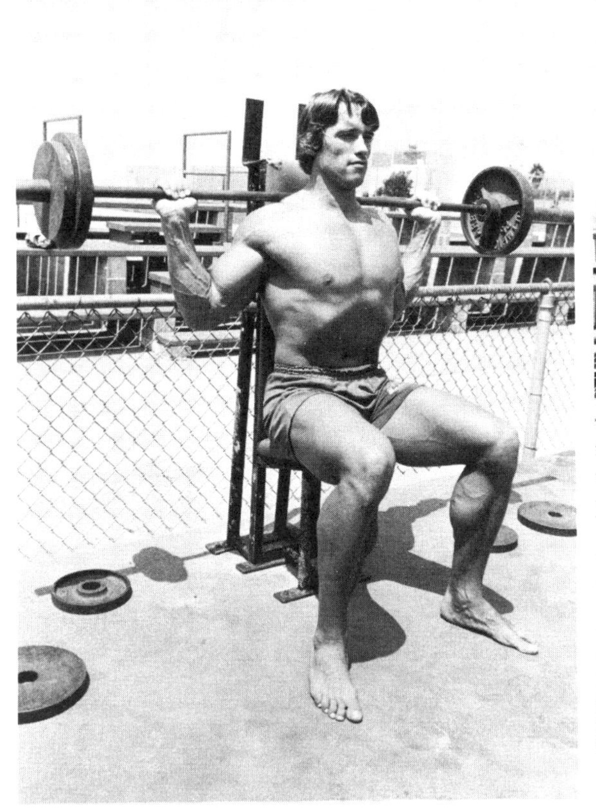

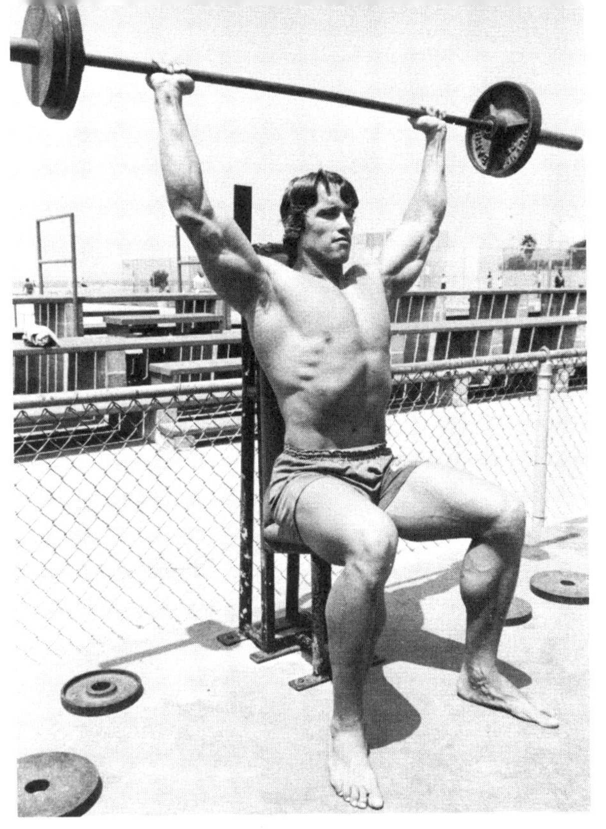

1. 頸後推舉：頸後推舉只會鍛鍊到三角肌前束。請以站立的姿勢進行此動作。以比肩稍寬的寬度握住槓鈴。把槓鈴放下到觸碰後頸處，然後再將重量推至最上方，打直雙臂。很多人只會把槓鈴降到後腦勺的位置，這樣是不夠的。你必須把動作做完全程，再把槓鈴往下移 10 公分到頸部的位置，完全伸展前三角肌。

請注意，做任何推的動作時，請將負重直線向上推。去感受阻力的存在，不要讓重量擊敗你。

每組約做 8 下，共做 5 組。先從輕一點的重量開始再逐漸增加。最後一組要大幅增重，加到僅能完成 6 下的負荷量，以產生良好的肌肉泵感。

2. 側平舉：側平舉主要鍛鍊肩膀側面和後側的三角肌。做這個動作時，我會微微彎腰，避免從其他肌肉借力。從大腿附近的低處拿起啞鈴，再將啞鈴抬高至比肩膀略高的位置。你可以轉動手腕，控制此動作刺激的部位。如果把手腕轉至拇指向上，則此訓練在往上舉時只會運用到前三角肌。

多年來，我做側平舉的方式一直都錯了，我都照著雜誌上的圖片把手腕轉至拇指向上，並在訓練後疑惑爲什麼後側的三角肌沒有長大。結果，有一次我在家實驗後發現，把手腕轉向側面、拳頭保持水平、拇指向前指，同時保持重量平衡，就能感受到後三角肌出力、痠痛。如果把小指往上翹越多，後三角肌就出越大的力。於是我用啞鈴鍛鍊都會旋轉手腕，姿勢就像在倒水一樣，後來才讓後三角肌如願快速成長。

每組做 8-10 下，共做 5 組。

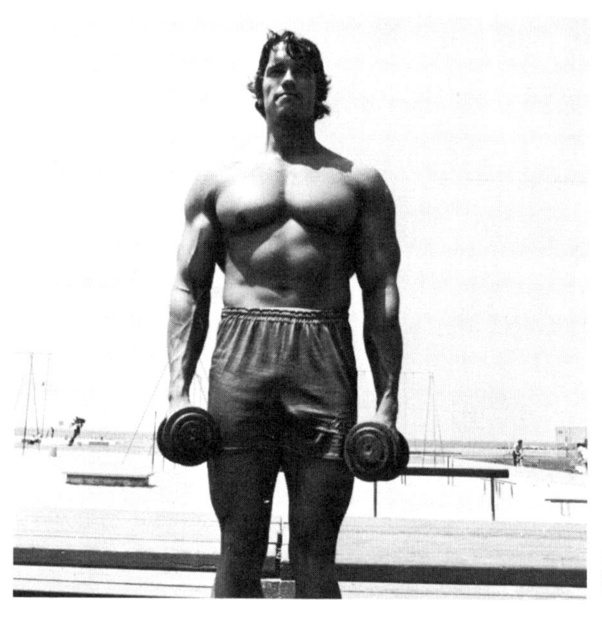

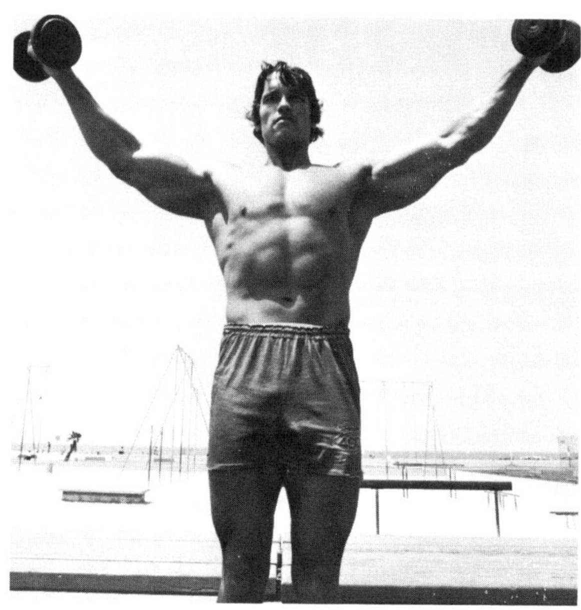

背肌

一副好身材最引人注目的特徵，就是發達的背肌。背肌會連結主肌群，讓身體前後平衡，使身形更加對稱。訓練背肌時主要會刺激 3 大肌群：

斜方肌：也就是前面剛剛討論肩膀時所描述的部位。

背闊肌：背闊肌是一塊三角形的大肌肉，從腰椎的後側開始，向上延展至肩膀附近，其功能是將手臂帶到身體中央並向內旋轉，還能讓肩膀向後、向下移動。發達的背闊肌會讓你的上半身變成人人稱羨的三角形身材，讓你的身體無論放鬆、用力，或從正面、從背面看，都毫無死角。

豎脊肌（spinal erectors）**：**由多塊下背肌肉組成，可以保護神經通道，並幫助脊椎保持直立。我們要鍛鍊這些肌肉，才能讓背肌看起來更完美。

練背肌不止是為了外觀好看而已。其他幾個肌群也要仰賴背肌，以增加肌肉尺寸和肌力。舉例來說，就算你沒練過手臂，它們也會因為你做大重量的背肌鍛鍊而變得更大更強壯。此外，如果你的胸圍想要練到 130 公分，那你的背肌也得好好練，否則永遠無法達到這個目標，畢竟背部占了你胸圍的一半。

背肌是很重要的大肌群，應該要做高強度訓練。

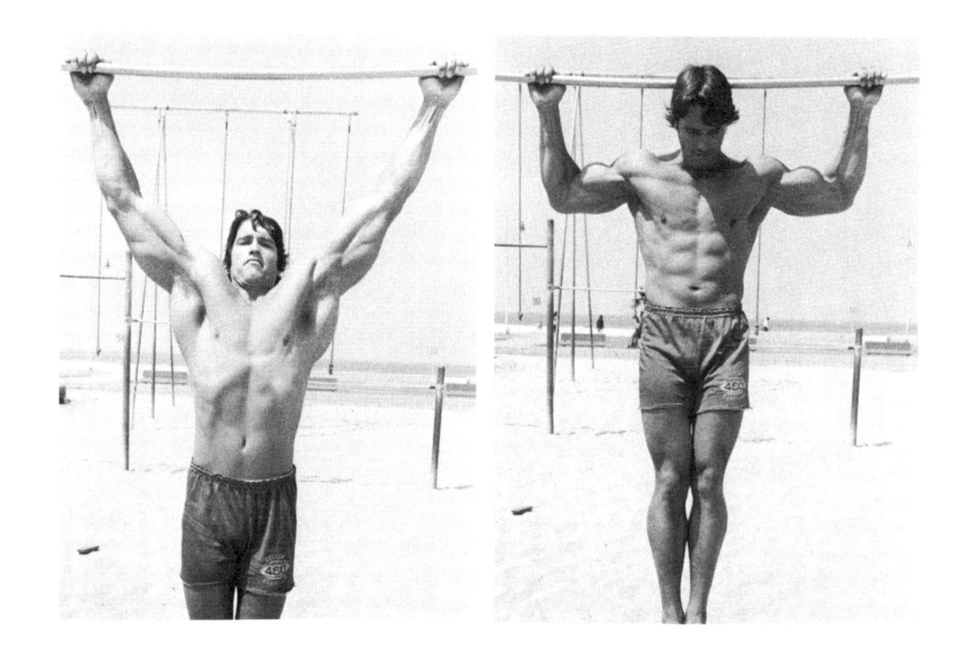

1. 頸後引體向上：引體向上主要訓練闊背肌，讓你的背更寬。壓力會拉開你的肩胛骨，讓背闊肌伸展。

做此訓練時請寬握橫桿，握距要超過肩寬。將身體向上拉，直到橫桿觸碰到頸部後方。接著慢慢回到起始位置。保持雙腿微微彎曲，但不要用腰部或臀部代償。除了手臂之外的部位，都不要移動。

訓練至今，你應該可以連續做到 10 下。共做 6 組，合計 60 下。

2. 槓鈴彎腰划船：此動作屬於基本動作，可以讓上背更寬、更厚，也能讓下背部更結實。站在健身凳上，就像我在照片裡的示範。身體向前彎，讓上背部與地板平行，並以中等握距抓住槓鈴。保持膝蓋微微彎曲。將槓鈴拉起，直到槓觸碰到你的肚子，接著緩慢放下，充分伸展上

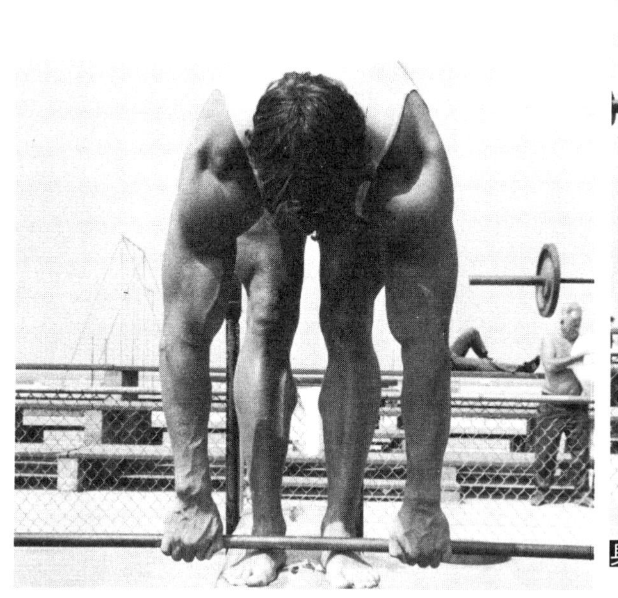

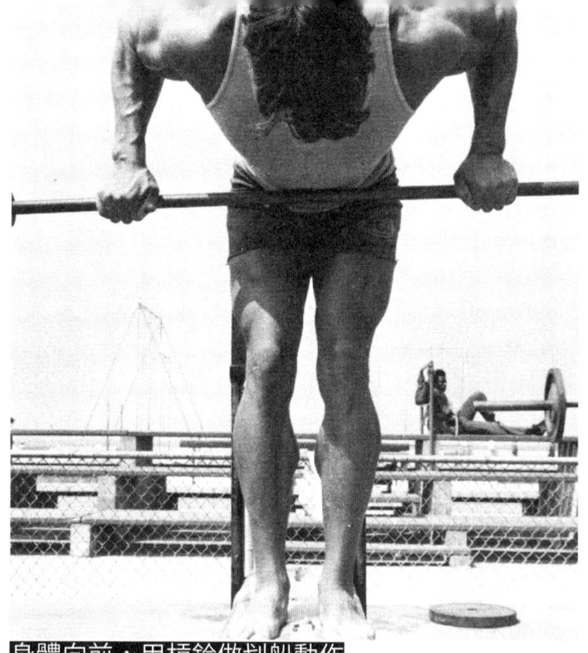

身體向前，用槓鈴做划船動作

背肌。不要讓槓鈴觸碰地面，請持續繃緊背部，直到拉完 12 下。讓背肌出全力做完鍛鍊、避免代償也很重要。向上拉時不要去拉緊二頭肌，手掌和手臂只有鉤子般勾起槓鈴的用途。

另外，每一下都要把槓鈴放回腳趾的高度。所以我傾向站在凳子上做這個動作，如果站在地上，槓片的高度會讓槓鈴無法降到腳趾的位置，背部也無法完全伸展。舉起槓鈴時，要拉到腰部的位置。如果拉到胸前，你的手肘就無法向後移動到最大活動範圍。上身不要擺動過度，也不要把槓鈴拉得太高。

不練划船的人永遠贏不了比賽。如果不做這個訓練，就無法擁有強壯的背肌，沒有強壯的背肌，就別想抱回獎盃。即使不參加比賽，划船仍然相當重要，可以幫你強化脊椎周圍的重要肌肉。透過這些舉重訓練，你會變得非常強壯。這就是爲什麼我要把引體向上和划船結合在一起，爲了打造更寬、更厚的背肌。

在我遇見美西先生羅傑·卡拉德（Roger Callard），引體向上這個動作他已經練了大半輩子。他的背肌很寬，但不是那種能贏得健美比賽的背肌。他在比賽中擺出正背面的姿勢，從不曾受到矚目。於是我在一年前鼓勵他練划船，在經過努力之後，他現在每場比賽都可以贏得最佳背肌獎。許多健美選手都不喜歡練俯身划船，因爲俯身姿勢會讓肺部和心臟擠在一起，導致呼吸困難。但這個動作很重要，還是不能省略。

共做 5 組，每組 12 下。

手臂——二頭肌和三頭肌

有些人覺得二頭肌是肌力的象徵。所有人都知道手臂肌肉有多重要。手臂是身體中最引人注目的部分，也是每個人都想看到的部位。如果有人說：「秀一下你的肌肉。」你不會去露小腿肌。你會在第一時間抬起手臂，繃緊二頭肌。手臂值得你花更多時間，才會看起來更完美。

上臂由 2 個肌群組成，即肱二頭肌和肱三頭肌。光是看二頭肌這個名字就知道，二頭肌應該有兩個部分。短頭始於肩胛骨喙突（coracoid process）的肌腱，止點位於前臂橈骨（radius bone）的上半部。二頭肌短頭可以幫助上臂、肩膀和前臂屈曲。二頭肌長頭源於肱骨的盂上結節（supraglenoid tuberosity），並與短頭一起止於前臂的腱鞘。長頭的主要功能是彎曲前臂。肱三頭肌由三條肌肉組成，有一個共同的止點，因此取

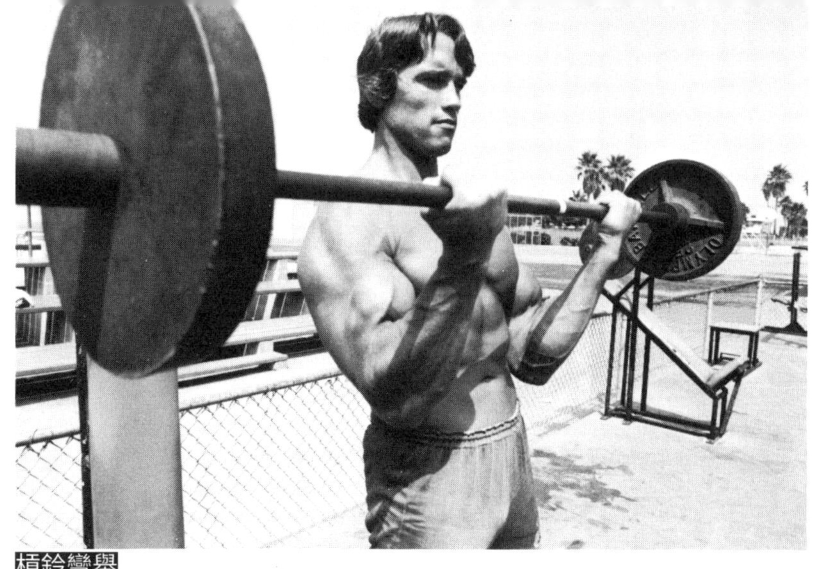
槓鈴彎舉

名為肱三頭肌。長頭起於肩胛骨上的肌腱，外側頭起於肱骨後側，內側頭起於稍低於外側頭的區域。3 條肌肉全都止於前臂的單一肌腱。三頭肌的作用是伸展前臂，其長頭可以幫助我們把手臂從側向拉向身體。

二頭肌

1. 站姿槓鈴彎舉：握住槓鈴，握距與肩同寬，讓槓鈴靠在大腿上。僅用前臂舉起槓鈴。整個過程中，上臂應該保持在同一個位置。最重要的是不要動用其他肌肉來代償。彎舉槓鈴至最高點時，要讓二頭肌屈曲用力。接著，慢慢放下槓鈴，並繼續重複動作。

使用遞增系統來安排負荷量，共進行 5 組，每組重複次數為 8、8、6、6、6。

2. 坐姿啞鈴彎舉：啞鈴彎舉與槓鈴彎舉動作相似，只是改用 2 個啞鈴訓練。使用啞鈴可以讓你在做彎舉動作時轉動手腕，進而鍛鍊到一些平常忽略的二頭肌區域。啞鈴彎舉的阻力比站立槓鈴彎舉更大。

如照片所示，動作一開始，我的手指關節朝外。當我舉起啞鈴，逐漸轉動啞鈴直到手掌朝上，然後屈曲二頭肌。這樣轉動手腕，可以鍛鍊到二頭肌上一些難以刺激到的區塊。動作要緩慢，注意姿勢是否正確。過程中只有前臂會移動。每次放下啞鈴都要降至完全自然垂下的位置，不能只降到 2/3 的高度。

共做 5 組，每組做 8 下，且每組都要加入手腕轉向的動作。

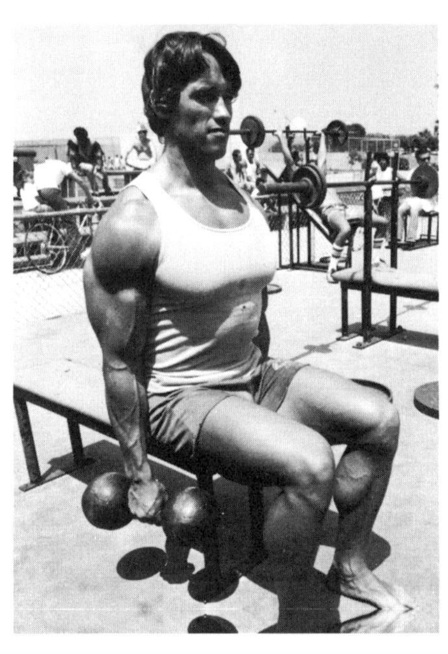

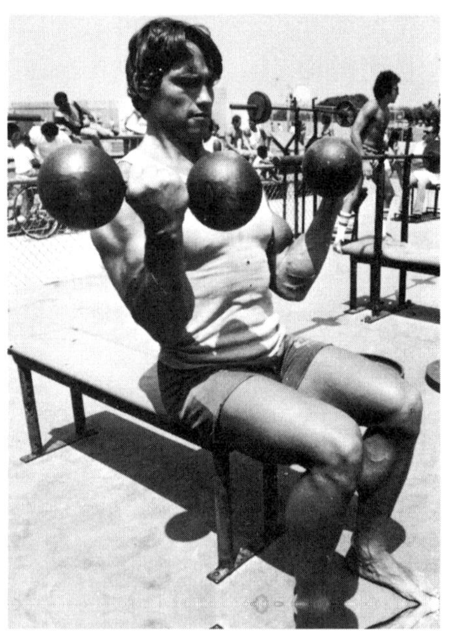

3. 限制斜板啞鈴彎舉：史蒂夫．里夫斯是世界上最偉大的健美選手之一。除了經典的身材比例，他還有壯碩非凡的雙臂。里夫斯最喜歡的二頭肌訓練動作之一就是斜板啞鈴彎舉。早在職業生涯剛開始，我就開始練這個動作了。但我卻沒有得到跟里夫斯一樣的成果。幾番實驗後，我創造了一個新方法，用簡單的技巧來改造這個訓練。爲了不要讓彎舉負重只是向上移動，所以我稍微把手臂向前抬起。現在，我做這個動作不會再用到前三角肌，而是把出力範圍限制在我的二頭肌上。結果天差地遠。我馬上就發現自己的二頭肌變粗壯了。

先慢慢擺出如左圖所示的起始動作，然後慢慢將啞鈴舉到完成動作的位置。記住，如果你感覺到三角肌在用力，那就是做錯了。請控制自己只用二頭肌出力。

每組 10 下，共做 5 組。

請注意，訓練二頭肌的重點就是，每一下之間都要完全放鬆，雙臂自然下垂，手刀側朝向大腿，這可使血液有機會順暢無阻地流過二頭肌。

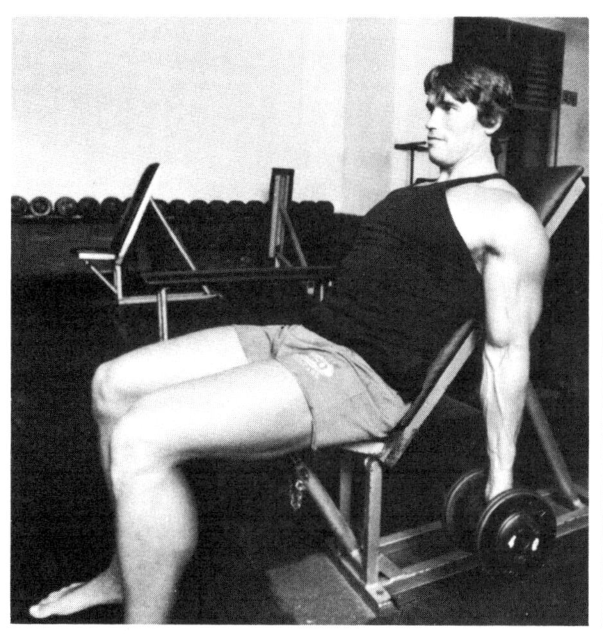

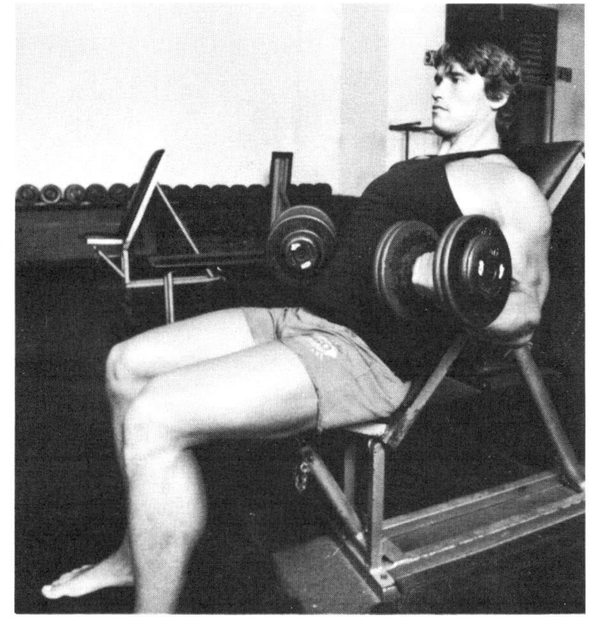

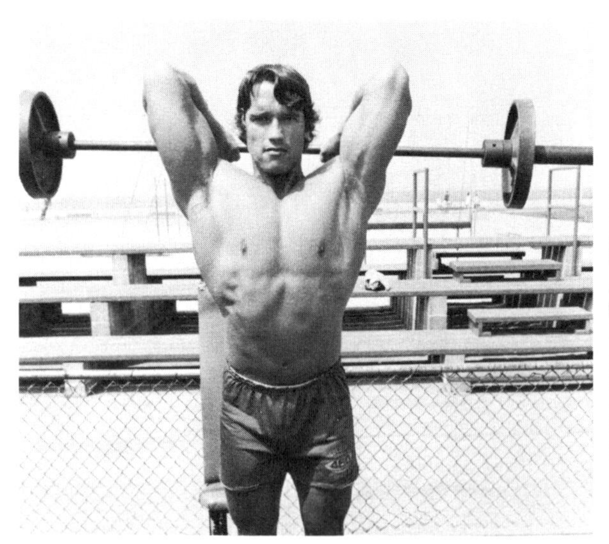

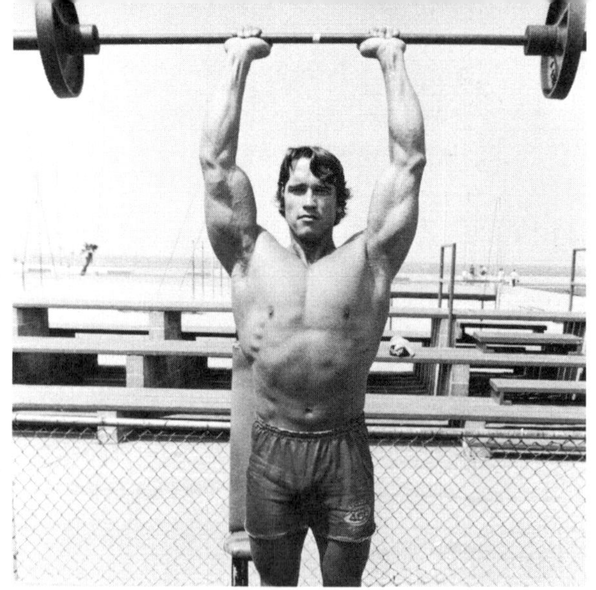

三頭肌

1. 站姿法式推舉：此動作要將槓鈴置於脖子後方，因此站姿法式推舉需要非常完整、正確的姿勢。抓住橫桿的手應該在脖子後面完全延伸，才開始推舉。手肘保持平行，上下垂直移動槓鈴，僅移動前臂。此動作會訓練到肘部的三角肌，且一併刺激到背闊肌。很多人會用彎曲的槓來做這個動作，我認爲沒有問題，但我偏好使用一般的直槓。

共做 5 組，每組 12 下。

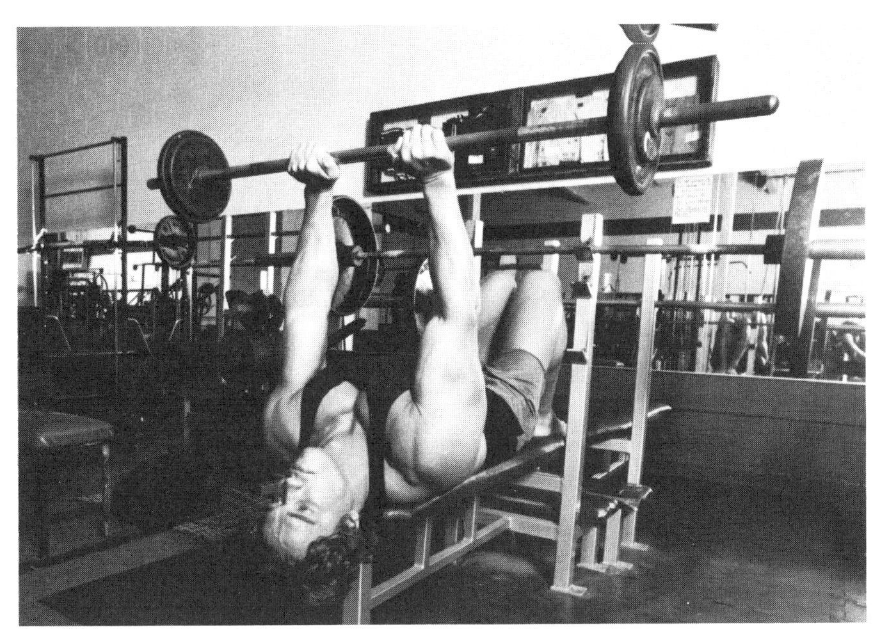

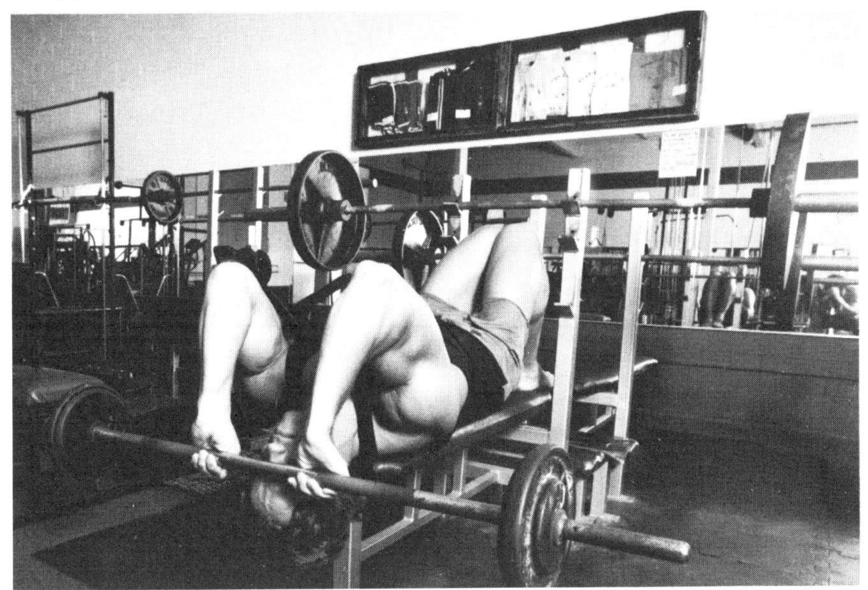

2. 躺姿槓鈴三頭肌伸展：這個動作可從手肘的三頭肌練到整個背闊肌。

首先呈躺姿，並讓頭懸在板凳外。將重量降至與額頭齊平，再向上推。

不要把槓鈴推舉至胸口上方。應該像照片那樣把負荷保持在頭後方。手肘微微向後，並保持平行。過程中只有前臂會移動。

共做 5 組，每組 10-12 下。

腹肌

訓練腹肌時，應該交替完成一組屈膝舉腿和一組持橫桿的彎腰轉體動作。把 2 個動作結合起來可以節省時間。舉腿可以鍛鍊腹肌，彎腰扭轉則可以刺激腹斜肌。整個動作訓練不要超過 7 分鐘。不用擔心阻力，因爲重複次數才是最重要的。我們的目標只是要燃燒脂肪。

交替來回進行 5 組，每組 20 下，2 項運動總共各做 100 次。

前臂

手腕彎舉：做 5 組，每組 15 次。

星期三

你應該要在這天改善自己的弱點。如果你已經訓練一段時間，並發現自己的弱點，就可以把這些弱點寫下來、加以分析。你現在可能已經發現自己的股二頭肌不像大腿前側那麼發達，或是背闊肌遠遠不如胸肌。這很正常，每個健美選手都會發現身體的某些部位不像其他肌肉那麼好練。所以你要在週三額外訓練這些地方。

剛開始訓練時，我的左二頭肌比右邊小了快 2 公分。這就是因爲我的訓練有些不合理之處。所以我會花一整天的時間只用啞鈴訓練那條二頭肌。幾個星期後，我的左右二頭肌就一樣大了。

所以你也要在這個加練日繼續琢磨那些困擾你的弱點。繃緊肌肉、擺好姿勢，然後運用你的意志力，試著讓血液迅速流入肌肉。如果你願意格外關注這些肌肉，相信就能一一克服不足之處。

45 分鐘的訓練時長已足夠。每個部位不要做超過 6-7 組，每組做 10 下。

注意事項

在這個階段，有很多人會過度自信，覺得自己可以 1 週練 6 天。但你不該太勉強自己。如果你覺得自己沒有弱點，甚至 1 週只要練 4 天就足夠，請花更多時間休息，讓你的身體放鬆、成長。務必循序漸進，切勿過度訓練。有時候做得太多，反而會讓心靈感到厭倦。請記住我先前說的話，讓心靈保持渴望。很多人會一頭熱做過頭，結果後來反而鬆懈怠惰。如果你想成爲一個厲害的健美選手，就應該堅持這份 1 週 4 日的訓練計畫 3 個月。如果你不打算參賽，則可以按此計畫持續訓練 6 個月。

近年來，健美界已經大幅進步。健美選手都比以往更強壯、更出色。現在的賽事優勝者不僅比過去的參賽者更壯碩，肌肉也更發達、尺寸更加驚人。現代訓練方法、創新的設備，以及營養知識的進步（包含各種營養補充品問世），使健美選手能更迅速爲比賽作好準備，達到致勝冠軍該有的完美水準。

其他運動也出現類似的現象，部分原因要歸功於人們開始肯定重量訓練的重要性。現在的運動員比他們的前輩更強壯、更快速。受過重量訓練的運動員在各種運動中不斷打破世界紀錄。許多傳說中的「極限紀錄」，如推鉛球的 21 公尺紀錄、8.5 公尺的跳遠紀錄、5.5 公尺的撐竿跳紀錄、226 公斤的推舉紀錄、300 公斤的臥推紀錄等，都已經在知識、訓練、信心的進步下一一擊破。

現在的健美選手也很努力把體態練到極致，也就是說，他們在保持完美體型和肌肉清晰度的同時，還要把肌肉鍛鍊到最大尺寸。沒有任何一位健美冠軍會滿足於自己的身材，除非他真正把體型、肌肉尺寸練到最顛峰，並且把線條雕琢到完美。這些就是你在第 5 章要關注的內容。

週一及週四課表

- 腿
- 小腿
- 腰

腿部

健美運動中，我們最容易忽視的部位就是雙腿。有人要你秀一下肌肉的時候，通常是想看你脫掉上衣展示上半身。所以你當然會想努力練人們愛看的胸肌、二頭肌。這導致大家鍛鍊下半身的動力不高。許多健美選手不想練腿的另一個原因是太困難了。如果想要讓大腿肌肉變強壯，就需要大重量，小腿肌非常頑固，需要高反覆。如果你不願意下功夫，就別想擁有冠軍腿。

如果你想參加的是健身賽事，就得擁有一雙壯碩、均衡的雙腿，否則永遠無法贏得任何大獎。鍛鍊雙腿會大幅提升肌耐力，也能幫助身體其他部位增肌。練腿還能提升新陳代謝、改善全身器官的運作。

1. 深蹲：你可能聽過很多人反對深蹲，有人覺得這個動作會把臀大肌練得太誇張，有人則說深蹲只會讓膝蓋和下背部變更弱，但這些論點毫無根據。就我所知，深蹲是鍛鍊大腿的最佳途徑。同時也能幫助你調節整個心血管系統。

請選擇一個你能夠做 10 下的負荷量，共做 5 組。

2. 雙腿伸屈：若負重夠大、姿勢正確，就可以用雙腿伸屈刺激膝蓋周圍的所有肌肉，並分離大腿下半部的肌肉。最重要的是把動作全程做完整，橫桿完全下放到最低點，再將其舉起至雙腿完全伸直。

共做 5 組，每組 10 下。

3. 雙腿彎舉：訓練至今，你應該已經做這個動作至少 1 年了。但還是請你時刻檢視自己的動作。許多健美選手都會在雙腿彎舉時借用臀部的力量，但這樣就沒辦法完整練到股二頭肌了。記住，只能用腿部出力，把腳跟拉至臀部。如果最後幾下過於疲累，可以請你的訓練夥伴輔助你做好全程動作。

做 5 組，每組 12 次。

4. 弓箭步：弓箭步是很多健美選手忽視的動作，因爲他們以爲這個訓練方式早就過時了。但是，這幾年來弓箭步仍一直在我的基本訓練裡面。我認爲弓箭步分離整個大腿肌的效果是所有動作中最好的。

一開始先用輕的槓鈴試做幾個弓箭步，當作暖身。將橫桿放在脖子後面。跨步向前做出弓箭步姿勢，前腳平放地面，前腿彎曲至約 45 度，後腿保持伸直，腳跟抬起。接著前腳用力，將身體推回站立姿勢。每次弓箭步都要認眞出力。重複幾次之後，會感覺到四頭肌開始燃燒。

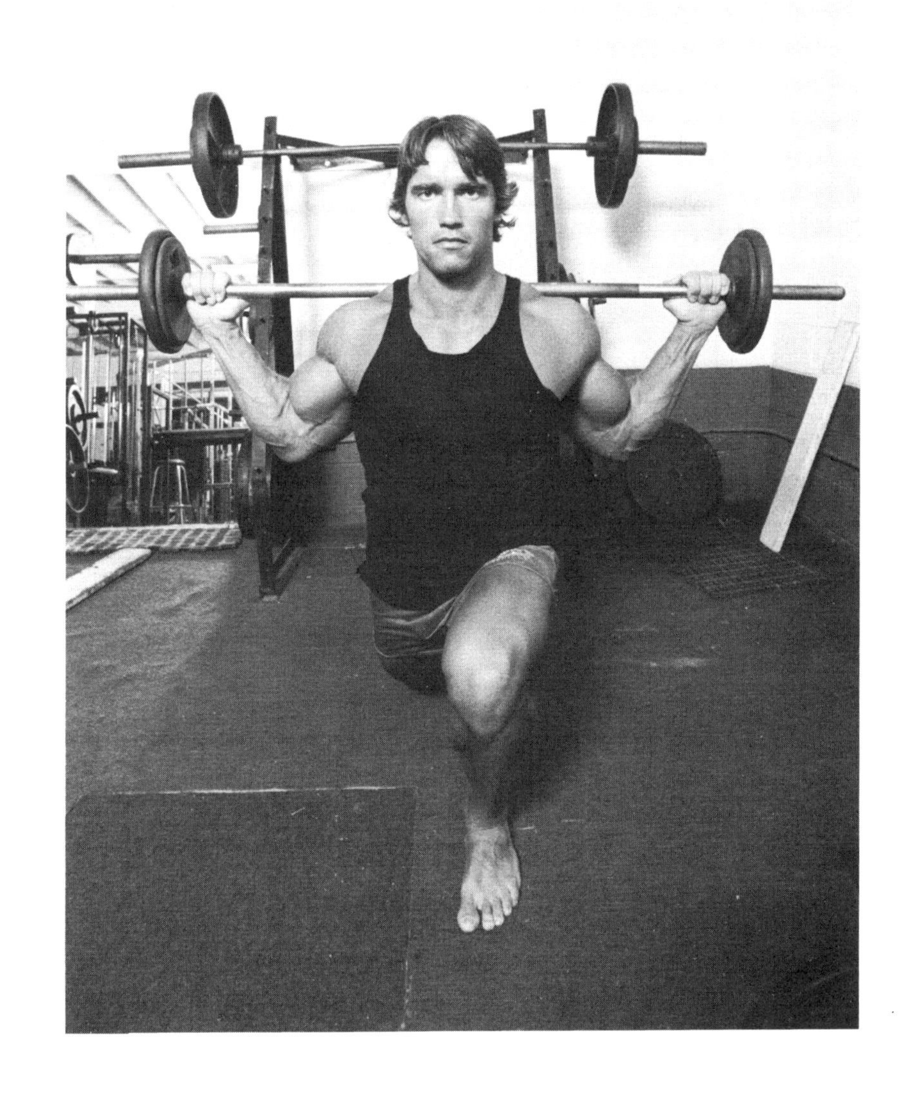

弓箭步姿勢正確與否比大多數動作更爲重要。爲了確保你能流暢完成動作，並保持槓鈴平衡，我建議你在鏡子前面做弓箭步。

做 5 組，每組 8-10 下。

小腿肌

1. 使用小腿訓練機做站姿提踵：如果你已經認真練小腿一段時間，則應能以更大的負重完成此動作，而且壯碩的小腿肌也會開始出現。現在開始，你可能會想要鍛鍊小腿的不同部位。將腳尖朝內可以練到小腿外側的肌肉，腳尖朝外壓力則會集中在小腿內側。

做 5 組，每組 15 次。

2. 使用小腿訓練機做坐姿提踵：如果坐著完成提踵動作，就會練到更多小腿下部和比目魚肌，這條肌肉沿脛骨外側延伸並連接到腳跟。只要把重量直接放在膝蓋上方，就可以專門單獨訓練到小腿部位。

首先，把雙腳腳趾放在腳墊上。用最大活動範圍來鍛鍊。腳踮到最高點，停留在這個動作，並用力收緊小腿肌肉，接著慢慢讓小腿完全伸展、腳跟踩到最低點。動作過程中保持軀幹完全不動，只用小腿抬起訓

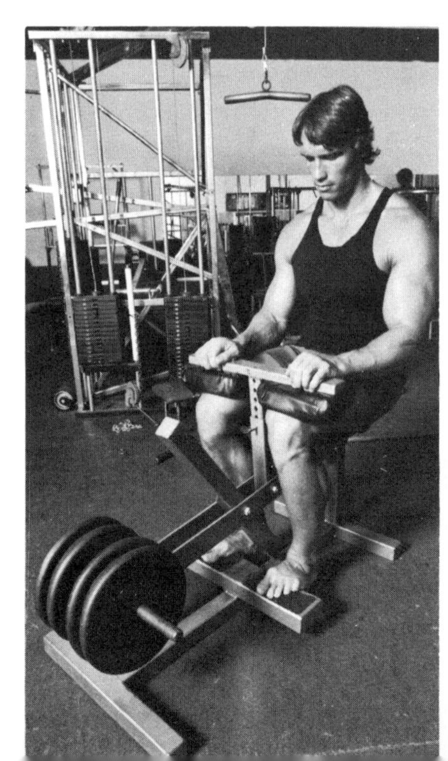

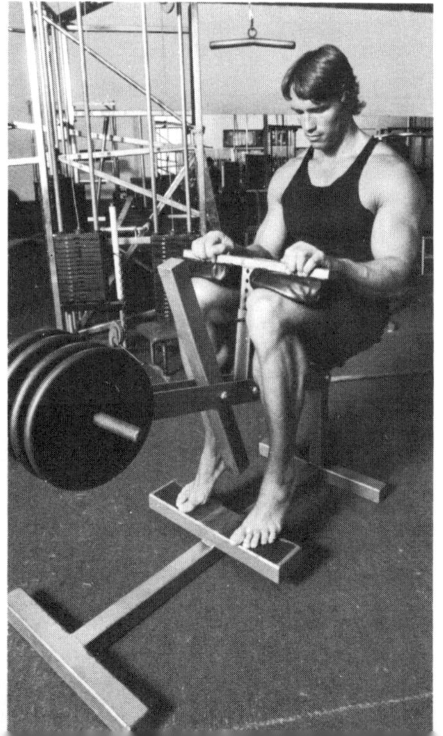

練機的重量。我們說過很多次，小腿肌非常頑固，必須轟炸它們才能讓它們成長。所以，在無法做出全程動作之後，也繼續再做，動作可以不用做到全程，一直到小腿完全力竭爲止。

至少做 5 組，每組 15 次。

腰部

1. 屈膝仰臥起坐：現在你應該可以輕鬆完成 5 組，每組 50 下。每完成 1 組，請將上半身拉起來，像打結一般緊緊箍住核心，並保持 20-30 秒。

2. 舉腿：做舉腿動作時，請不要讓腳碰到地面，才能讓腹肌保持緊繃。

做 5 組，每組至少 50 次。

3. 轉體：將空槓放在肩膀後側，收緊腰部，呼氣時盡可能迅速地向右扭轉，再向左扭轉。轉體眞的可以幫你燃燒掉腹斜肌的所有脂肪。

做 5 組，每組 50 次。

手腕彎舉

練了這麼久，你應該已經很習慣每次訓練的尾聲都去健身凳上做手腕彎舉了。請記住，手腕彎舉不僅能鍛鍊前臂屈肌，還可以增強握力和手腕力量。

做 5 組，每組 12 次。如果你最後 3 下沒有精疲力竭的感覺，就代表負荷量不足。

週二及週五課表

- **背肌**
- **胸肌**
- **肩膀**

週二和週五的訓練是針對背部、胸部和肩膀。我在前一章已經解釋過此順序的邏輯。根據我的經驗，這 3 組肌肉相互協調。當然，你未來可以基於其他訓練考量把這 3 個部位拆開來，但現在應該要繼續合在一起訓練。

背肌

1. 引體向上：把引體向上放在第一優先講，是因爲這個動作很難，應該在最有力的時候做。

就照你之前的方式做引體向上。但是動作過程中，有時候可以把單槓拉到後頸，有時候拉到下巴，好讓訓練更有變化。我個人喜歡一組向前、一組向後的組合。

如前所述，握距應比肩膀寬上許多。你也可以使用兩端稍微向下彎曲的引體向上桿，以使用不同拉力刺激背闊肌。向下微彎的橫桿比直槓更好，可以更直接地完成引體向上的動作。

共做 5 組，每組 10-12 下。如果你體重輕、拉力非常大，而且覺得做 12 下太簡單，則可以在腰部加一些額外的重量。用繩子把一個 5-10 公斤的槓綁在你的健身腰帶上。

每做完一組引體向上，就在槓上做一些伸展運動。假設你做了 10 下就力竭，則可以把動作做到一半，持續 2-3 下，此折衷方式僅是爲了拉開肩胛骨。

2. 槓鈴划船：槓鈴划船能讓你把背肌練得更厚。首先，站在長凳上，以比肩寬的握距抓住槓鈴，並讓槓鈴下放到腳趾高度；保持彎腰姿勢，將槓鈴拉至腰部。膝蓋不必完全伸直，可以稍微放鬆一些，以支撐身體、保持靈活度。把動作做完整。握距寬一點可以讓你的手肘盡量向後移動。我發現手肘往後移動得越多，越有辦法訓練到平常忽視的背部中段肌肉。

做 5 組，每組 10 次，負荷量依自身能力調整。

3. T 槓划船：這個新動作可以讓背部外側的肌肉更加厚實。把 T 槓的一端固定在地板上，另一端有一個較短的橫桿，讓你可以用較近的握距，把重量拉到胸前。做此動作時，應站在一塊有高度的墊子或木塊上，防止重量撞擊地板，並讓你把重量下放到更低的位置，幫助身體完全伸

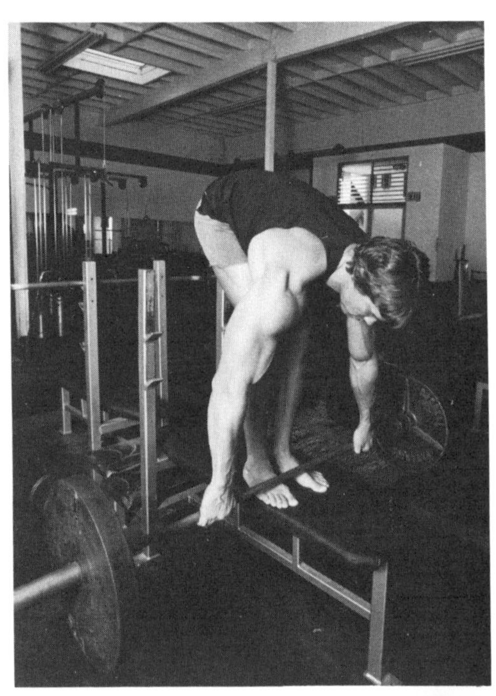

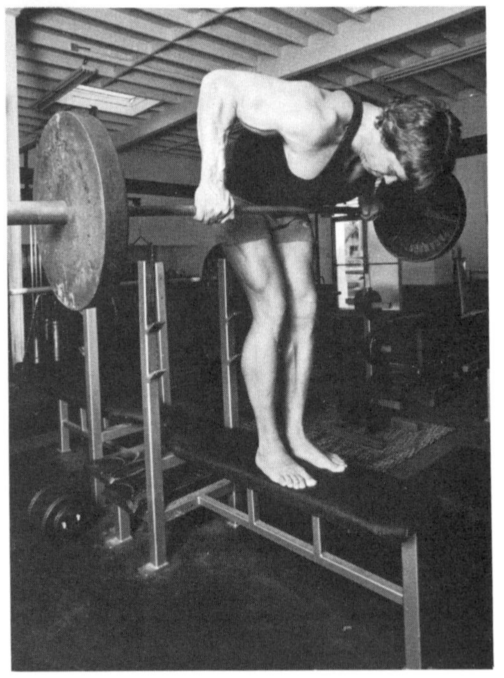

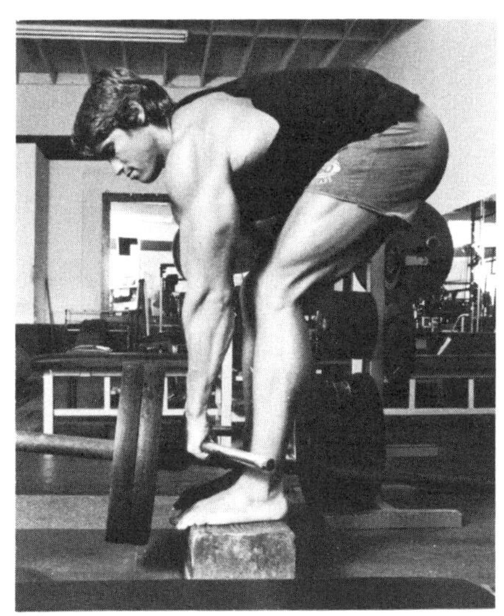 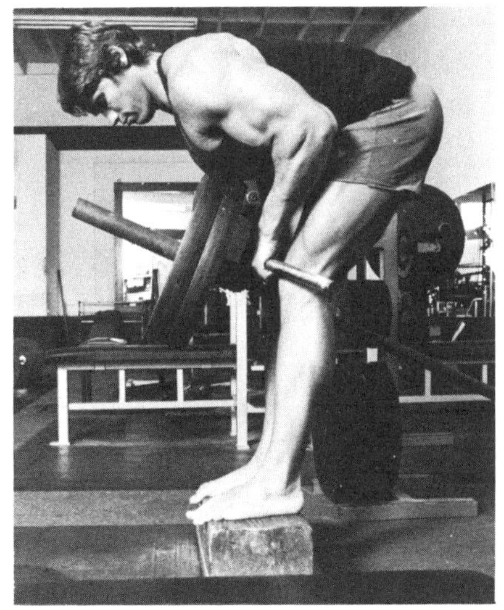

展。由於T槓本身的構造以及較窄的握距，所以槓片會比寬握距划船更早碰到胸口，手肘無法向後移動太多，故能鍛鍊到背部外側的肌肉。

做5組，每組10次。

我把3個訓練背肌的動作結合在一起，是因為引體向上可以讓背肌更寬，槓鈴划船可以加強中央和下背部的肌肉，T槓划船則可以鍛鍊背部外側和下背闊肌。

伸展和彎曲肌肉

練完背之後需要做大量的伸展運動，避免肌肉僵硬。首先，抓住一個固定的橫桿，向不同的方向把身體拉開，先讓背部拱起，感受所有背肌伸展、拉長的感覺。你可以改變手在橫桿上的位置還有腳的姿勢，來放鬆背肌的每一個角落。訓練後請讓自己徹底放鬆。

從你剛開始重訓就要學著擺出姿勢，並努力掌控自己的肌肉。你可以對著鏡子擺出雙手肱二頭肌的姿勢，並檢查、控制你的背肌。接著，試著讓每一塊背部的肌肉個別用力。你應該要持續練習，直到可以完全控制自己的肌肉。如果要在競技健美界達到頂峰，你就不能只有肌肉，還要能夠控制和展示你的肌肉。請記住，在健美賽事裡，擺姿勢才是幫你贏來分數的關鍵。

胸肌

1. 臥推：自從我開始健身以來，就一直使用臥推來刺激胸肌成長，你現在這個階段，臥推不僅能讓你把血液輸送到整個胸部區域，還能讓你的肌肉變更厚實。

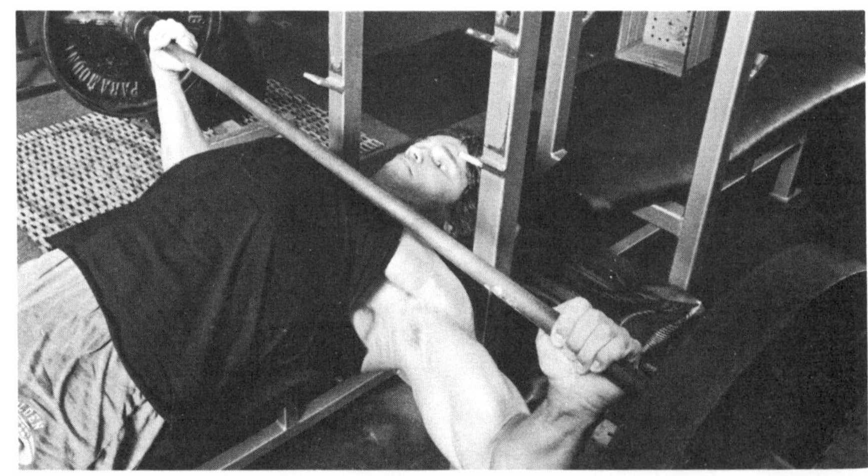

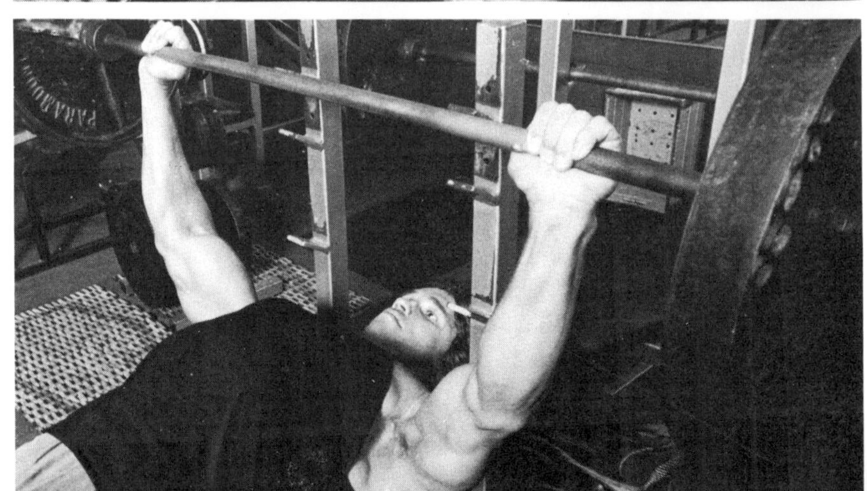

以約 60 公分的中握距握住槓鈴。把槓鈴放低，直至槓鈴觸碰到胸口，位置約在乳頭上方 1 公分處，接著僅用胸肌的力量把槓鈴推回起始位置，不要利用反彈的力量。把槓鈴放下時深吸一口氣，推起槓鈴時呼氣。每組負荷量皆遞增。舉例來說，我第 1 組會先做 12-15 下當作熱身。第 2 組再增加重量，10 下，第 3 組再增加重量，做 8 下。第 4 組也再增加重量，做 6 下，而第 5 組又增加重量，做 4-6 下。

根據自己的能力調整負荷，每組的最後幾下都要達到接近力竭、勉強完成整個動作的狀態。每組可以增加 10、12.5、20 公斤的重量。增加重量的原因是爲了讓肌肉準備好在下一次訓練時，承受更大的起始重量。畢竟大重量就是能幫你達到增強力量、提升速度、雕塑體型的效果。

我會建議你用有支架的臥推器材，幫助你在緊急狀況接住槓鈴。你也可以讓訓練夥伴輔助你做完最後幾下。

2. 斜板槓鈴臥推：用槓鈴做斜板臥推可以鍛鍊到上胸肌，讓力量集中在上胸肌與前三角肌相連的區域。雖然臥推也會鍛鍊到上胸肌，但斜板臥推可以直接刺激到上胸肌一帶。壯碩的上胸肌看起來就像穿了盔甲一樣，也會讓你鎖骨周圍的肌肉更飽滿。

在 45 度傾斜的健身凳上做斜板臥推，並在後方設置支架，以便動作結束後可以放置槓鈴，減輕手臂負擔。用眼睛盯著那個橫槓。槓鈴最終的位置應該在下巴下方 5-7 公分處，而不是碰到胸口。

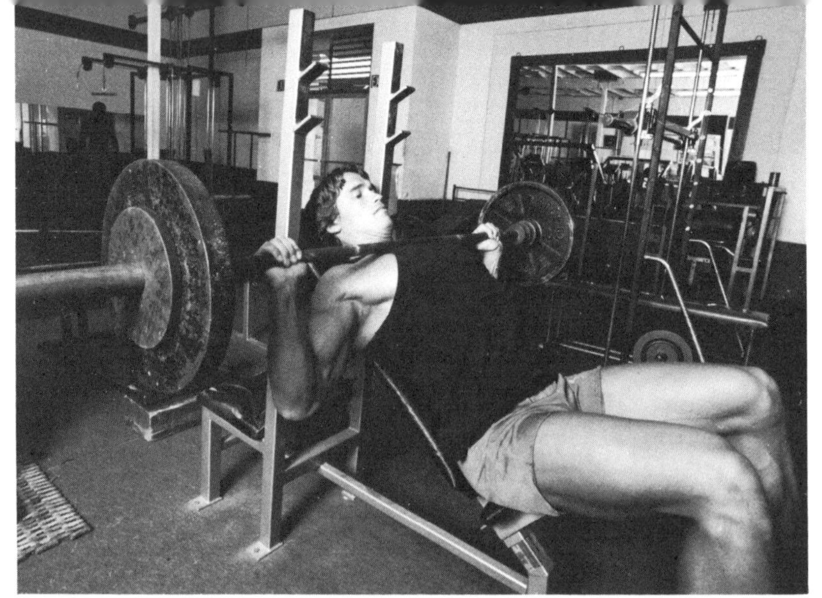

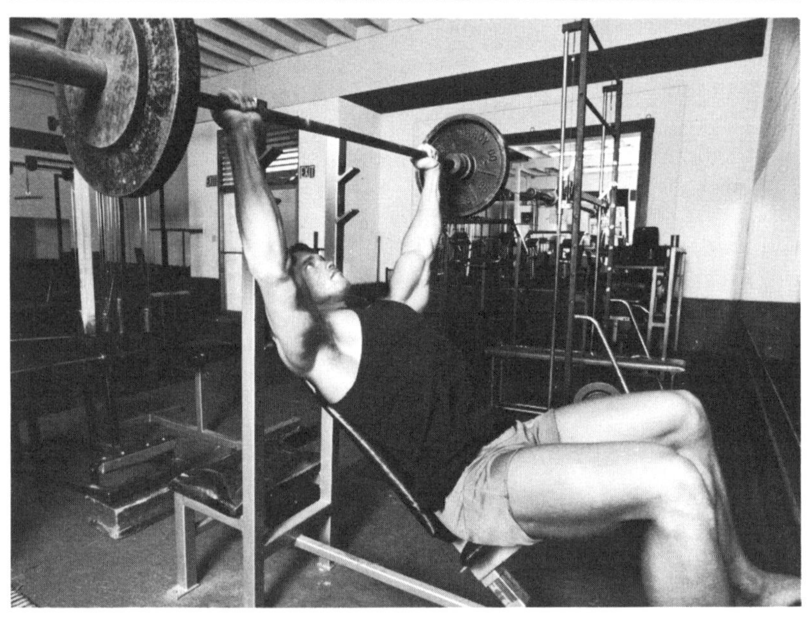

以比肩膀略寬的握距抓住槓鈴，握距大約和臥推時相同。緩緩地將槓鈴向下放，再向上推起，推至最高點時，讓胸肌用力。放置槓鈴時深吸氣，推舉過頭時吐氣。

做 5 組，每組 8 下。先從較輕的重量開始，再逐步增重。從照片可見，由於角度的關係，斜板臥推的負荷沒辦法跟平躺臥推一樣重。

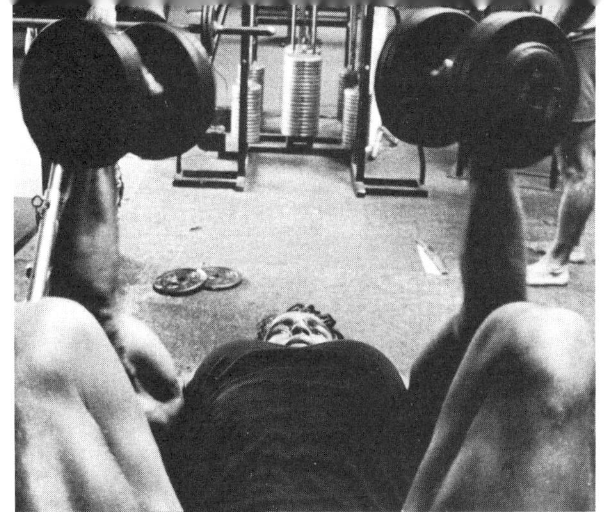
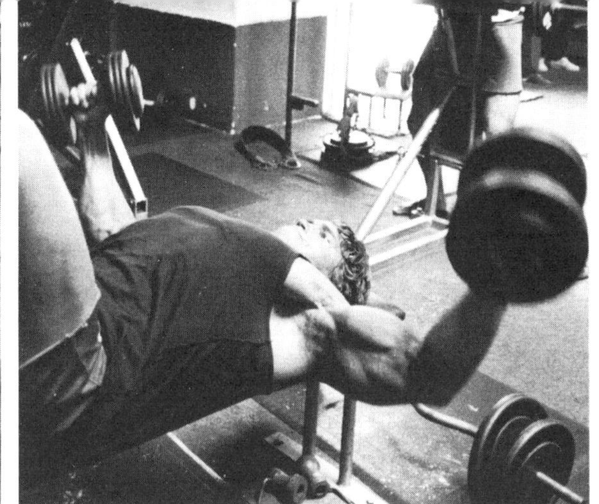
彎臂啞鈴飛鳥

3. 彎臂啞鈴飛鳥：做此動作時千萬不要轉動手腕，改變啞鈴的位置。很多人都會轉動啞鈴，這樣是錯的。應該要讓啞鈴從頭到尾保持平行。不要用推的動作舉起啞鈴，也不要扭轉手腕。因爲這樣做完全沒有練到重點，會讓你用肩膀代償，而不是胸肌用力。

我自認是飛鳥大師。所以我敢說，大部分人動作都做錯了。

但只要我教過的人都能用正確的方法完成動作，並得到驚人的進步。其中一個就是法蘭克。1966 年，我在慕尼黑教了他怎麼做彎臂啞鈴飛鳥。從那時起，他就堅持用 43-45 公斤的負重來做這個動作，並練出壯碩厚實的胸肌。

共做 5 組，每組 10-12 下。

做完此動作後不需要伸展。因爲啞鈴向下拉的力量也會牽動著胸廓一帶的胸肌，所以此動作已是屈曲與伸展的完美結合。

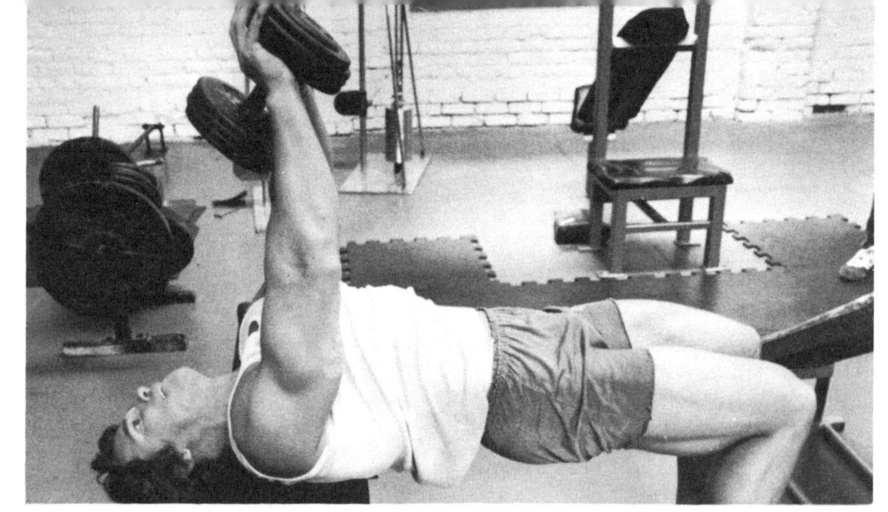

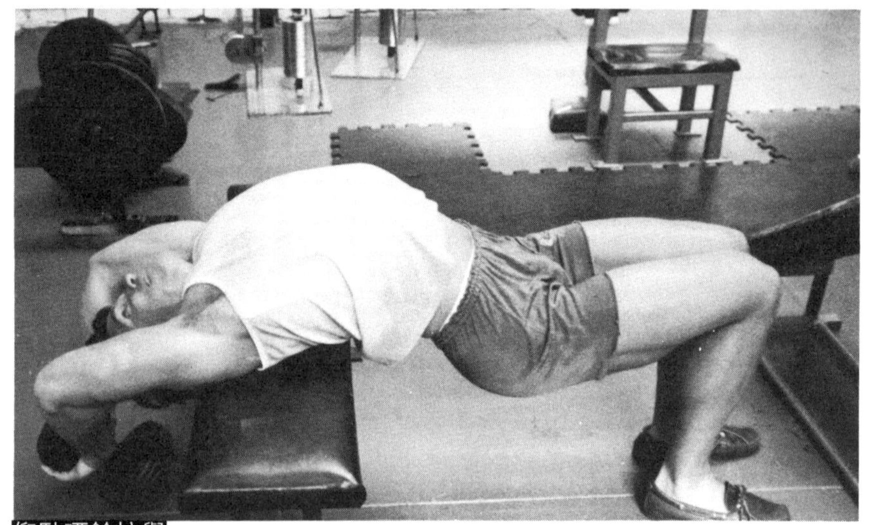

仰臥啞鈴拉舉

4. 仰臥啞鈴拉舉（pull-over）：此動作可以擴大胸腔、胸廓，還能伸展胸肌和背闊肌，進而鍛鍊到前鋸肌，以強大的力量拉開你的骨骼結構，有助於雕塑腹肌。仰臥啞鈴拉舉的效果非常驚人，可以明顯增加你的胸圍。我覺得以照片上的方式靠在健身凳上，會比整個人在健身凳上躺平更有效。用啞鈴做這個動作的伸展效果也比槓鈴好很多。

首先，如圖所示，將健身凳橫放，背部靠在椅墊上。將雙手平放在啞鈴其中一端的內側面，並伸直手臂將啞鈴舉到胸前。動作過程中只有上背會碰到健身凳，臀部則保持在較低位置。接著，將啞鈴帶往後方頭頂中心所朝的方向，同時深吸一口氣，直到啞鈴的位置與頭部呈平行，然後呼氣將啞鈴舉回起始位置。放下啞鈴時請盡可能深吸一口氣，把所有的空氣都吸進肺裡，即使吐氣後也要保持胸腔擴張的狀態。換句話說，整個運動過程都要保持挺胸姿勢。

選擇一個夠你做 5 組 15 下的重量。

肩膀

我把背肌訓練放在週二、週五課表的第一項，看起來好像不太尋常，但這樣的設計其實是合乎邏輯的。背肌是一個很大的區塊，因爲面積大，所以也有很多地方要練，這就是爲什麼我們要在一開始、精力最充沛的時候，花最大的力氣訓練背肌。再來，就是相對較小的胸部肌群。第三個則是比胸肌更小的三角肌，三角肌放在最後才訓練並不是因爲不重要。這塊肌肉又美麗又複雜，但也比背肌或胸肌更容易訓練、成長。

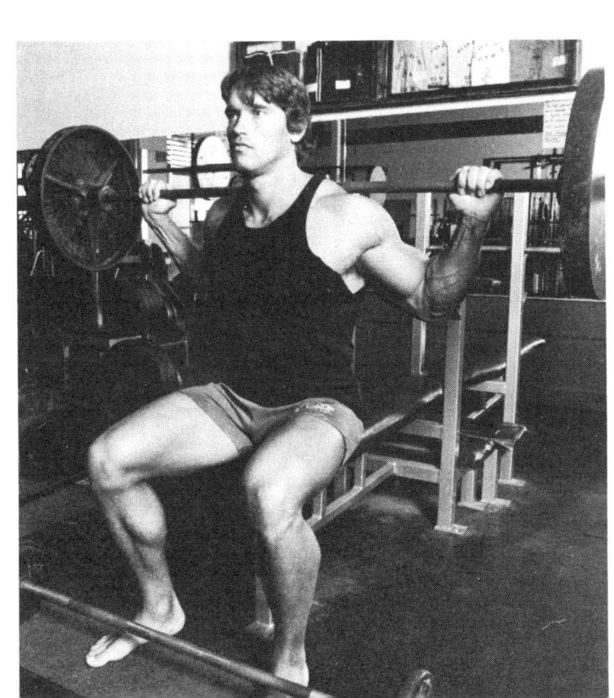

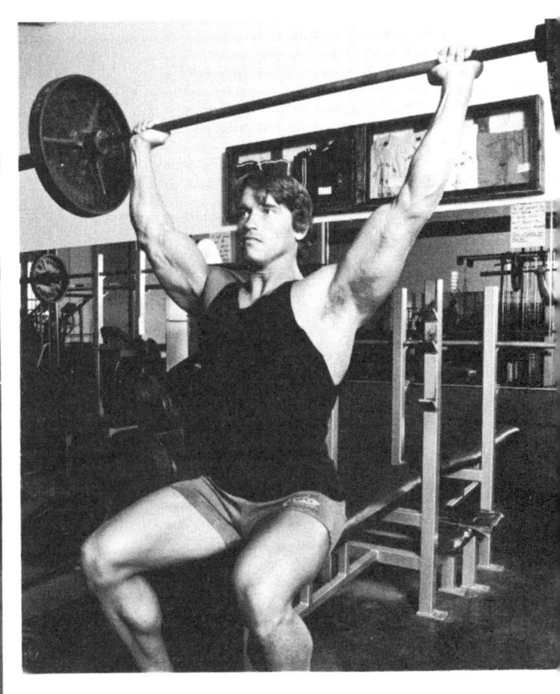

1. 頸後推舉：頸後推舉是個老套的動作，也是我練三角肌時最喜歡的動作之一。首先，將槓鈴放在脖子後面，我會用中等握距抓住槓鈴，然後將重量向上推。最好使用背後有支撐架的健身凳來做。請把動作做完全程，將重量完全放下，再完全推起。請不要讓槓鈴傾斜，並以均衡的力道推起槓鈴。你應該要在鏡子前做，以檢視自己的動作。

共做 5 組，每組 10-12 下。

2. 側平舉：側平舉會訓練到肩膀三角肌的側面。我已經介紹過側平舉這個動作，但之前更專注於後三角肌。現在則要針對側三角肌進行訓練。只要稍微轉動啞鈴、使其保持直立即可達到此訓練效果。做這個動作時

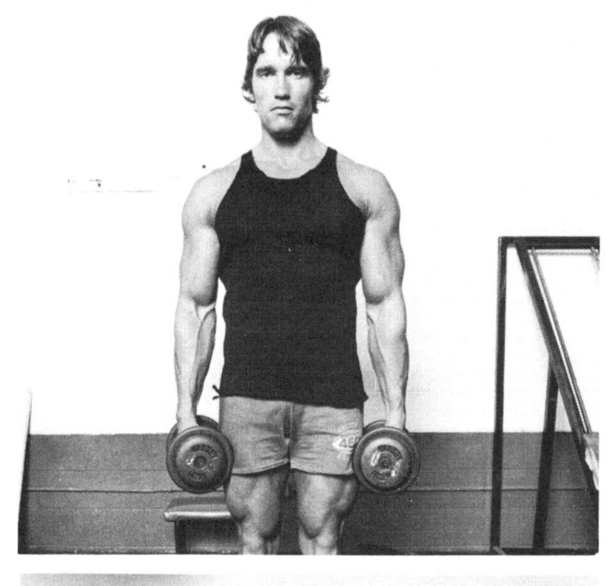

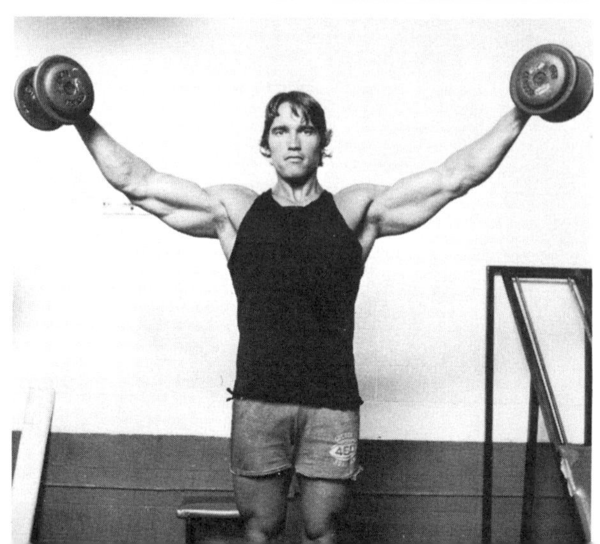

身體要微微前傾，才不會出現代償的狀況。雙手各持一只啞鈴，舉至肩膀高度再慢慢放下。請不要甩動啞鈴，在手臂完全靜止時開始動作。

做 5 組，每組 8 下。

3. 彎腰側平舉：彎腰側平舉主要訓練後三角肌。這份進階訓練計畫的目的就是訓練同一塊肌肉的不同區塊。我們很容易忽略後三角肌，所以要用彎腰的姿勢來有效刺激這塊肌肉。

首先，上半身與地面平行，雙手持啞鈴放在雙腿前方，然後將啞鈴向外側舉起。此時手掌應該要朝向身體。舉起啞鈴時應施力平均、動作流暢，盡可能地將啞鈴舉高，才能真正感受到後三角肌用力。

這個動作與頸後推舉和側平舉一樣，選擇一個你能正確完成動作的負荷量，共做 5 組，每組 8 下。

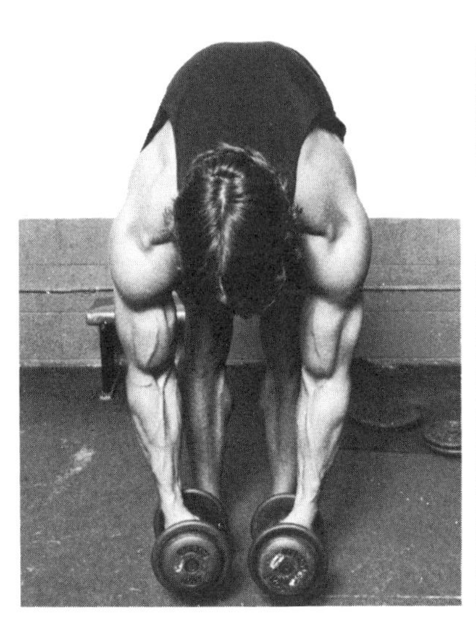

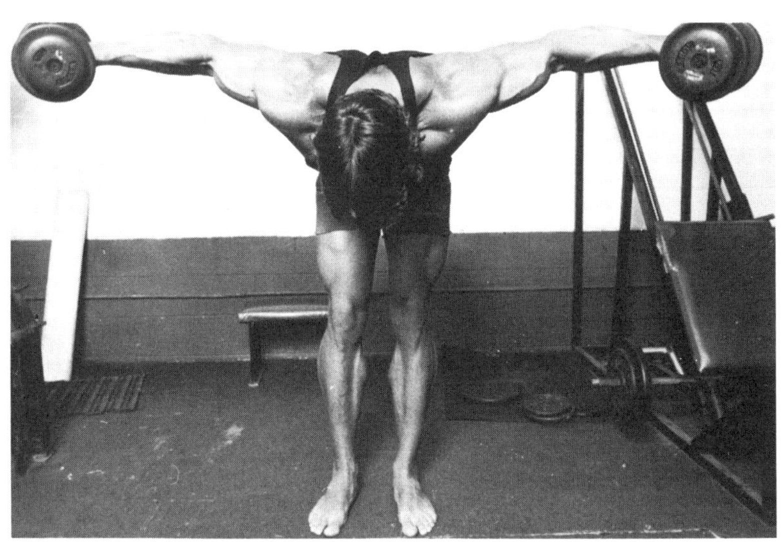

腕部彎舉

做腕部彎舉時，請專注於前臂，看著它們，試著回想一下它們以前有多瘦弱。看到手臂膨脹的樣子，應該能激勵你在最後一組多做幾下，好眞正讓該部位充血膨脹。

共做 5 組，每組 10-15 下。

週二、五的訓練課表強度很高，有三大主肌群要鍛鍊，這就是爲什麼我沒有安排腰部或小腿的項目，這兩天可以讓你的腰部和小腿好好休息一下。

週三及週六課表

- **手臂**
- **三頭肌**
- **二頭肌**

我把三頭肌、二頭肌、小腿、腰部、前臂的訓練放在週三跟週六。

我自己通常會先練三頭肌，因爲這塊肌肉有三個頭，所以自然需要更多訓練。

三頭肌

1. 三頭肌滑輪下拉：第一個三頭肌訓練動作是滑輪下拉，我們通常也會使用滑輪訓練背闊肌。

此動作會直接刺激到整個三頭肌，而且有許多變化動作。只要改變手的位置或身體的角度，就能產生完全不同的效果。

可選擇兩端稍微彎曲的橫桿。雙手之間抓握的距離約為 13 公分。在胸肌下方的位置握住橫桿。然後向下拉，直到橫桿碰到你的大腿。除了前臂以外的部位都不要移動，你的臀部、上半身、腿部和上臂都要保持完全不動的狀態。用前臂將橫桿完全壓下，直到感受到三頭肌收縮為止。每一下都要收緊三頭肌，抬起手臂的時候也要伸展到三頭肌。三頭肌下拉是一個獨立的動作，可以訓練三頭肌上半部、後三角肌附近的肌肉。

一開始先使用非常輕的重量做 1 組 20 次的熱身。然後依自身能力增加負荷量，共做 3 組，每組 10 下。接著再增加重量，做 2 組，每組 8 下。

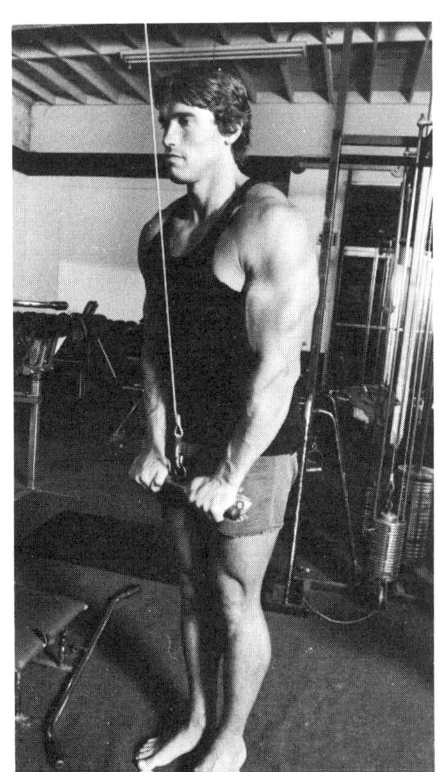

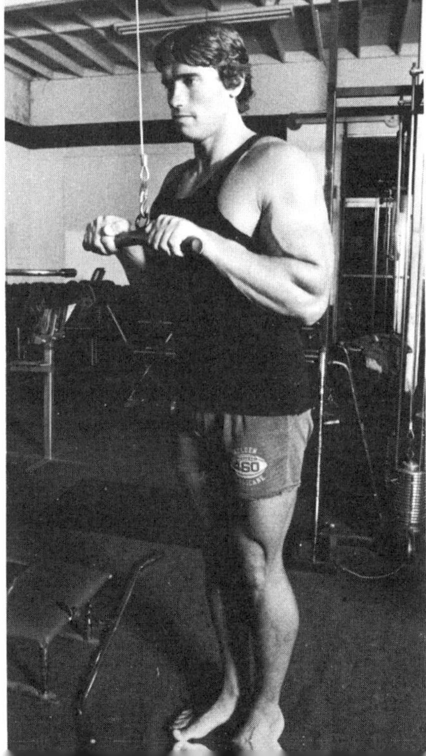

2. 啞鈴頸後三頭肌伸展：啞鈴頸後三頭肌伸展可以鍛鍊從手肘到肩膀的整個三頭肌。首先拿起一個輕的啞鈴，選一個你可以做 10 下共 13 組的重量。將啞鈴直接舉過頭頂，上臂緊貼頭部兩側，然後慢慢放下至頸後，接著再次舉起。整個動作過程中只有前臂會移動，上臂應緊貼頭部側面，完全靜止。很多人把這個動作做成推的動作，但這是錯的。請在鏡子裡檢視自己的動作，如果手臂沒有緊貼著耳朵就是做錯了。

做 5 組，每組 12 下。

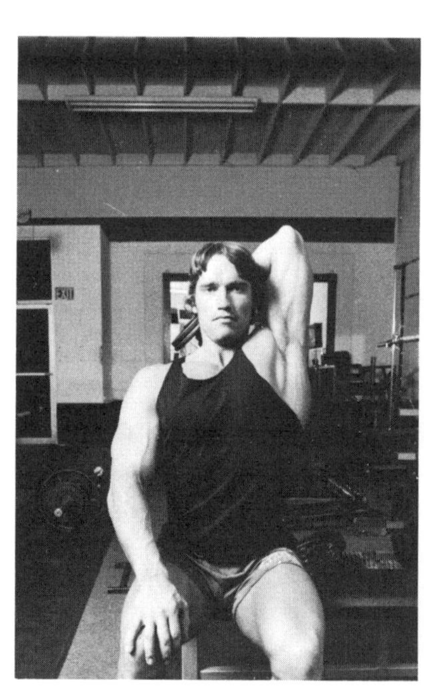

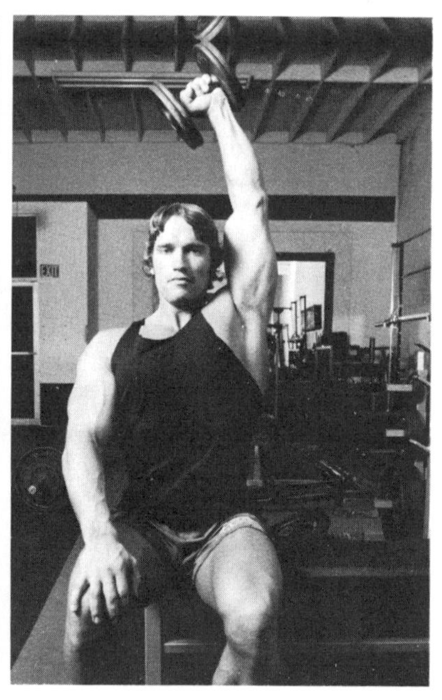

3. 啞鈴仰臥三頭肌訓練：這個動作跟槓鈴三頭肌伸展很像。

首先，平躺在健身凳上，雙手握著啞鈴，舉到臉部上方，然後慢慢放下，像在用啞鈴遮住自己的臉一樣。除了前臂以外的部位都不要移動，做此動作時務必小心，不要把啞鈴放得太快，以免打到臉。

接著再慢慢將啞鈴推起。使用啞鈴的原因是因爲可以變換手持啞鈴的姿勢，訓練到三頭肌的不同部分。你可以在做此動作時實驗一下，一定能馬上分辨出不同姿勢的差異。

做 5 組，每組 8-10 下。

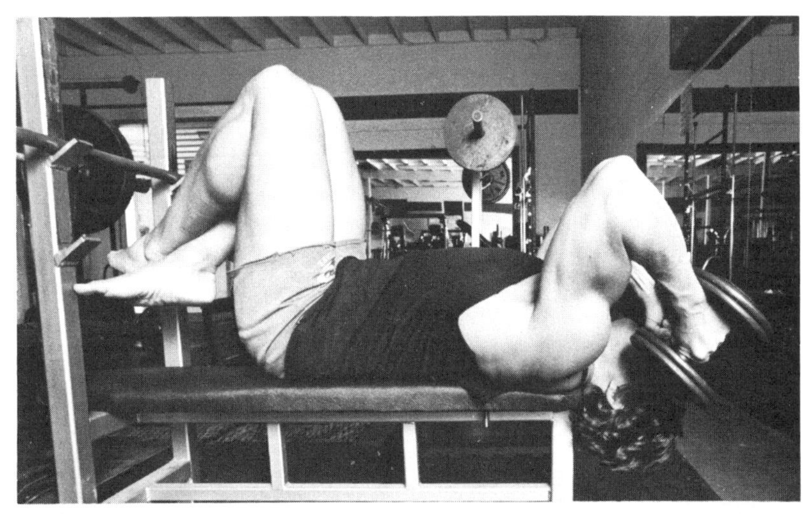

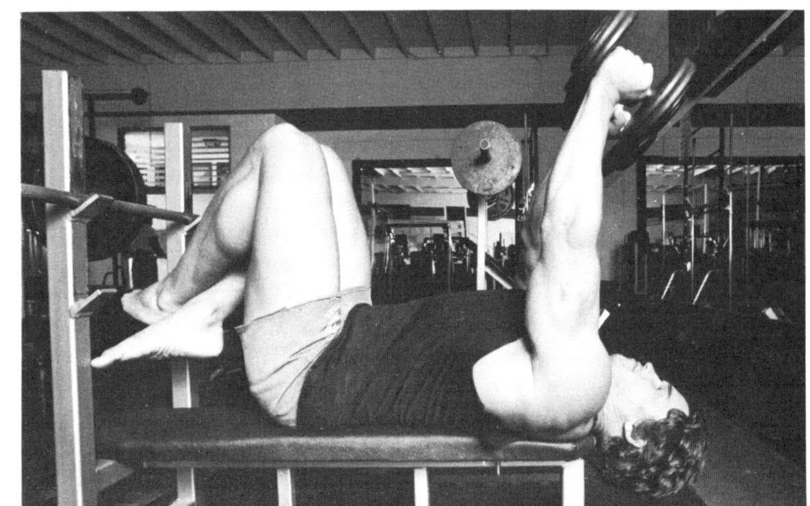

二頭肌

1. 斜板啞鈴彎舉：我很喜歡這個動作，因爲斜板啞鈴彎舉同時可以伸展二頭肌，並促進二頭肌成長。在奧地利時，我都做一般的啞鈴彎舉，那時我總覺得二頭肌沒有伸展夠。於是我嘗試了不同的姿勢，像是靠在牆上做彎舉等。結果，我發現這樣可以讓我的手臂向後擺更遠，同時伸展到更多二頭肌。對二頭肌而言，「伸展」是一定要的。從肩膀到手肘的二頭肌越長，越能在用力時變大。

你應該要在傾斜 45 度角的健身凳上做斜板啞鈴彎舉。一開始手背先朝前，經過中間位置時，慢慢向外轉動。彎舉至頂部時，手背要再次朝向前方。

整個動作過程中，上臂都要保持靜止，只有前臂會移動。如果上臂動了，就是在訓練三角肌。我想再次強調正確姿勢的重要性。我都把出力的部位完全限制在二頭肌上，所以根本不會動到其他肌肉。之前有人跟我說：「阿諾，你竟然只用 25 公斤來做二頭肌彎舉，我可是用 32 公斤呢。」他們確實是用 32 公斤沒錯，但他們的手臂都細得不得了。他們只

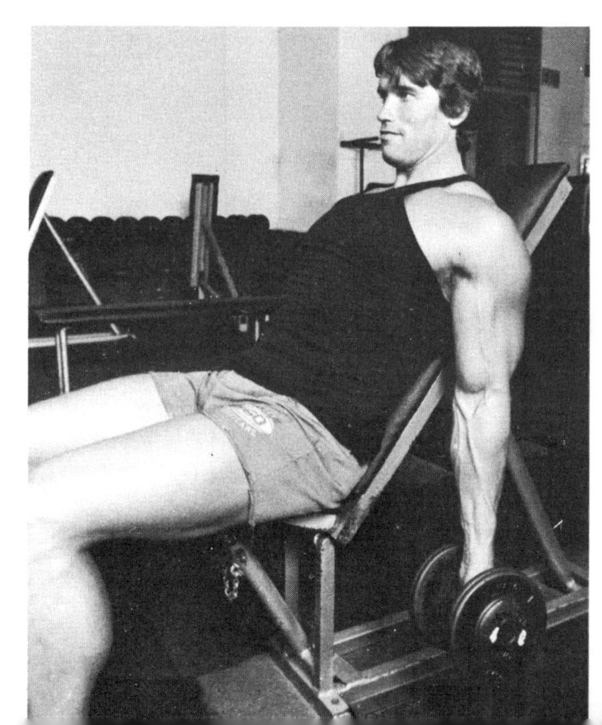

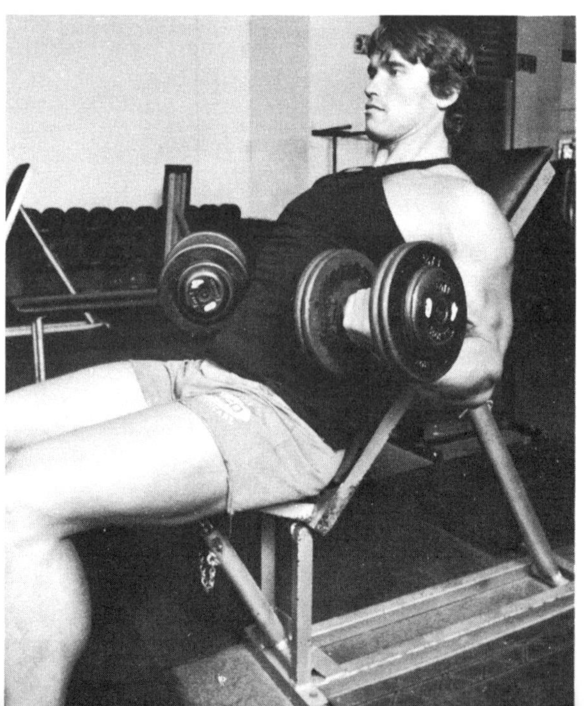

在乎負重大不大，只想要滿足自尊心，沒有想好好做動作。

記得轉動手腕，伸展二頭肌，並在舉到頂部時讓二頭肌用力。

共做 5 組，每組 10-12 下。

2. 斜板二頭肌彎舉：斜板二頭肌彎舉可以增加二頭肌下半部分的長度。首先，以與肩同寬的握距抓住槓鈴，將上臂靠在斜板上。緩緩放下前臂，然後再舉起來。你應該要緩慢地舉起、放下槓鈴。完成動作時要完全放下槓鈴，直到二頭肌有伸展的感覺。動作不完整就得不到效果。舉起槓鈴時，不要讓槓鈴壓到你的二頭肌，而是要讓二頭肌用力。力竭至無法做出完整動作時，可以做半程或 1/4 程的動作，以刺激二頭肌的頂部。我把這種方式稱作燃燒組（burns）。

共做 5 組，每組 8 下，且要另外做燃燒組。

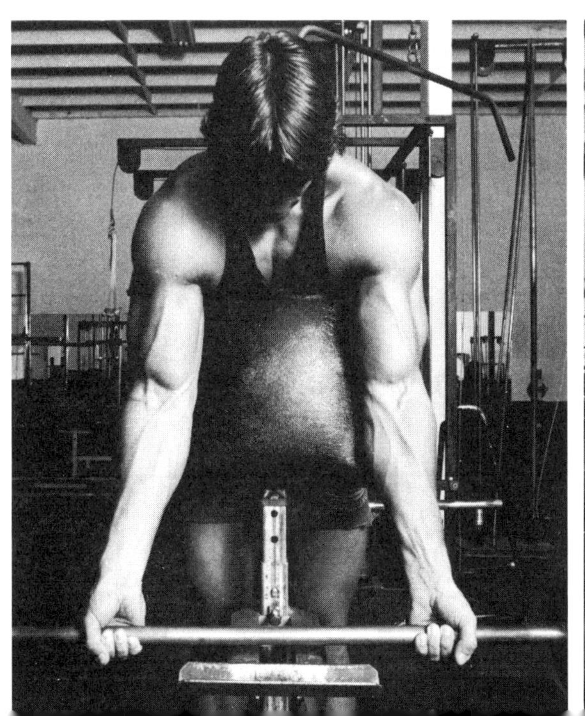

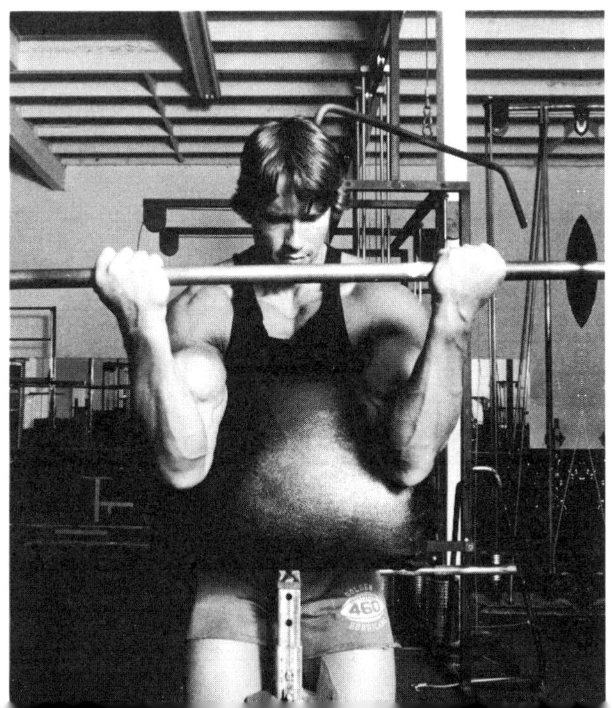

3. 啞鈴集中彎舉：最後，我會做啞鈴集中彎舉，好讓我的二頭肌達到頂峰。如果你用正確的姿勢做這個動作，你的二頭肌應該可以在幾個月內變粗 1 公分。我會用 30 公斤的啞鈴做集中彎舉，並嚴格要求姿勢。首先，像照片一樣將身體前傾，一隻手握住啞鈴，另一隻手靠在膝蓋上支撐上半身。將啞鈴舉到前三角肌的位置，完全不移動上臂。接著，慢慢地將啞鈴舉至肩膀。請注意，不要用啞鈴撞擊胸肌。

因爲這個動作跟划船不一樣。手肘和上臂都應保持不動。只有前臂會移動。你只要將啞鈴舉至前三角肌卽可。幾乎每個我教過集中彎舉的人做的動作都是錯的。他們用的啞鈴太重，所以最後變成划船的動作，他們也會用啞鈴撞擊胸肌，因此動作都不完整。請選擇你能夠應付的重量，並慢慢地舉到前三角肌的位置。如果能正確完成動作，你的二頭肌會變得更加明顯，隆起的幅度更大。

共做 5 組，每組 10 下。

做些伸展動作，讓血液流過二頭肌。雙臂放在大腿外側，伸展二頭肌。

此外，練完二頭、三頭肌之後，我也建議你好好地擺一下姿勢，練習讓這 2 塊肌肉用力。

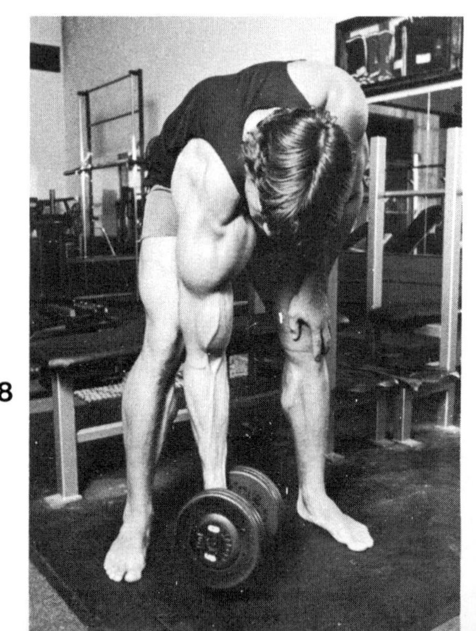

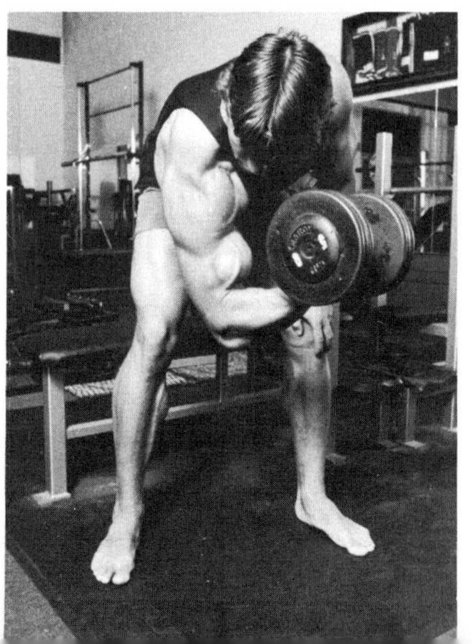

小腿肌

- 站立提踵
- 坐姿提踵

訓練方式如同週一、週四之課表。每項運動共做 5 組，每組 15 下。另外，在最後一組做幾下半程動作。

腰部

- 仰臥起坐
- 舉腿
- 轉體

爲了鍛鍊腰腹，請按照週一、週四之課表完成上述 3 個動作。在下一章節，我會介紹不同的訓練方式。

各項動作皆做 5 組，每組 50 下。

前臂

手腕彎舉：做組，每組 20 下。最後一下請讓槓鈴停在張開的手指上，忍耐越長時間越好，這樣可以伸展肌肉並讓肌肉充血。

訓練時長

最後，來聊聊訓練時間吧。我所設計的課表時間並不長。雖然你做的不是超級組（supersets）訓練，僅是單組訓練，但每組之間的休息時間皆不應超過 30 至 45 秒。畢竟，你想要鍛鍊肌肉，讓它們變大。如果你不撕裂肌肉組織，就沒辦法重建肌肉，達不到肌肥大的效果。你唯一能夠讓肌肉膨脹的方法就是以更快的速度完成訓練。我不是要你把動作做得很快，而是要減少組間休息時長。如果你每組訓練後都坐著休息兩分鐘，讓身體完全放鬆，就永遠無法感受到肌肉充血緊繃的感覺。用輕一點的重量迅速完成指定組數，比起用大重量讓自己筋疲力盡的效果更好。

這份加速訓練計畫的時長不應超過一個半小時。如果你完成的時間比我安排的其他計畫還更久，那麼一定是有哪裡做錯了。

在奧地利開始健美時，我只做傳統的單組式訓練，沒有學過其他的健身方法。我會做 1 組、休息 1 分鐘、再做另 1 組、再休息 1 分鐘，然後又做另 1 組。接著，我會換一個訓練動作，但還是鍛鍊同一塊肌肉。以前就是這樣練的。

搬到德國、開始跟一些資深健美選手一起訓練後，我才學會新的訓練方式。我記得其中一個啟發我的人是萊因哈特・斯莫拉納，他當時是歐洲先生，也在宇宙先生賽事贏得所屬身高級別的冠軍。另一位是波迪・梅雷爾（Poldi Mercl），他也曾在自己的組別贏得宇宙先生頭銜。我注意到他們的訓練方式不一樣，他們會迅速地從一個器材換到另一個器材，當下的我很納悶他們爲什麼要這麼匆忙。我以爲他們可能是沒有專心重訓，所以我問他們爲什麼這麼做。他們解釋說這是爲了節省時間。他們告訴我，沒有必要每天練到 6 個小時，因爲你可以 3-4 個小時內完成同樣的課表。後來，我開始和他們一起訓練，並且採用他們的訓練方法，加入一些特定的運動，並減少休息時間。結果，我感受到肌肉前所未有地膨脹、成長，我的二頭肌、三頭肌，或股四頭肌、背闊肌會同時脹大，感覺相當神奇。就是因爲我們採用超級組來訓練，把鍛鍊不同肌肉的動作結合在一起，才能得到如此多重的效果。

你可能看過有些健美選手擺姿勢時可以展現出優秀的胸肌、小腿肌跟大腿肌，但整體的身材就是不和諧。因爲他們的肌肉都是單獨訓練。超級組訓練則是利用泵感來把不同的訓練肌群連結在一起，讓你的身體變成一個整體，看起來會相當自然、和諧。多個部位的泵感把不同肌肉結合在一起之後，你的血液會需要更多的氧氣；身體適應這一變化後，體能就會提升，心臟和心血管系統的功能也會改善。

此時你已經訓練至少 1 年了，應該有足夠的體能，可以承受更嚴格的訓練計畫。也就是我說的超級組計畫。執行超級組需要強大的體能，才能立即從一組動作轉換到下一組。如果你有打好基礎，那麼心肺能力應該可以負擔此強度的訓練。

透過超級組，你會把身體鍛鍊到最佳體型，訓練出最明顯的肌肉線條。計畫的內容就是我們先前介紹的動作，但現在要把它們結合起來，變成超級組。

如果身體狀況良好，就沒有理由不做超級組。因爲你可以在更短的時間完成更多動作，還能同時做推、拉等相反的動作。你會進步得更快，成果也會更明顯。超級組可以訓練主肌群與協同肌，也可以同時鍛鍊大腿前側和後側等拮抗肌。練了超級組之後，你馬上就能感受到進步，得到事半功倍的效果。你也會開始眞心地欣賞自己的身體，並得到更多進步的動力。到了這一步，你已經不僅僅是在維持身材，而是在重塑自己的體型。

週一及週四課表

- 大腿
- 小腿肌
- 腰部

1. 深蹲和雙腿彎舉：交替執行 2 個腿部動作，達到一次訓練整個下半身的效果。首先，從強度最高的深蹲開始，先做 1 組熱身，再立即移動到腿部彎舉機以低負荷完成 10 下動作。休息大約 1 分鐘，或者直到心跳放緩爲止。但不要在組間太過放鬆。

請重複做深蹲和雙腿彎舉，共做 5 組，每組各做 10 下。

2. 雙腿伸屈與弓箭步：此組合能幫你鍛鍊到腿部的每一塊肌肉。雙腿伸屈跟弓箭步都可以訓練到大腿下半部及膝蓋周圍，效果非常顯著。弓箭步的伸展、屈曲動作都可以鍛鍊到股二頭肌，還能幫助小腿肌暖身。如前所述，練習的效果其實取決於姿勢，所以請確保姿勢完全正確。

首先做雙腿伸屈，好讓你的膝蓋爲接下來的弓箭步做好準備。接著馬上開始做弓箭步。只有各個超級組間才能休息。休息時，請站在鏡子前，擺出展現大腿肌肉的姿勢。此時，你應該會感受到大腿下半部有強烈的灼熱感。

做 10 組超級組，兩個動作各 15 下。

3. 站姿提踵與仰臥起坐：超級組訓練法可以節省時間，所以我結合了提踵與仰臥起坐 2 個動作。提踵專門用來鍛鍊小腿肌肉，不會造成其他身體部位的負擔。因此，你可以直接從小腿訓練機移動到健身凳上，做 30-50 下屈腿仰臥起坐，同時讓小腿肌休息。接著馬上回到小腿訓練機之前。

共做 5 組超級組，每個動作都做 15 下，無組間休息。

4. 舉腿和坐姿提踵：此超級組與上一項很相似，是將坐姿提踵與訓練腰腹的舉腿動作相結合。首先在小腿訓練機加上重量，並做 1 組提踵。接著直接移動到健身凳上做屈膝舉腿。組間不休息，馬上回去使用小腿訓練機。

共做 5 組超級組，兩個動作各做 15 下。

5. 轉體：連續做 50-100 下。彎腰，將腰部轉半圈，試著讓腹部用力地扭轉、緊縮。接下來馬上做手腕彎舉。

6. 手腕彎舉：選擇一個能完成 15 下完整動作的重量，做完後不休息，繼續挑戰自己，多做幾下部分動作，即使只能把槓鈴移動 1-2 公分也沒關係。

共做 5 組，每組 15 下，每組結束後加入燃燒組。

週二及週五課表

- **背肌和胸肌**
- **肩膀**

1. 臥推和引體向上：上半身大部分的力量都來自胸部和背部，所以臥推和引體向上是鍛鍊這 2 個部位的最佳組合。做這項訓練數週後，你就會發現自己做臥推的力量明顯增加。

先做臥推，然後再到單槓區做數次引體向上。引體向上結束後，讓身體懸掛、伸展，此動作可以伸展背闊肌，也能達到放鬆的效果。休息一下，再回到健身凳上做臥推。

共做 5 組超級組，每組 15 下。

2. 斜板槓鈴臥推和寬握槓鈴划船：此動作是前一個超級組的變體，也是結合推、拉 2 種動作的組合，能讓上半身完全充血，達到良好的訓練成效。斜板臥推是鍛鍊上胸肌的主要動作，划船則可以讓背肌更厚實。此超級組無組間休息，須馬上從一個動作轉換到另一個動作。完成一整組超級組才能休息。

共做 5 組，2 個動作每組各做 12-15 次。

3. 啞鈴飛鳥和 T 槓划船：這個組合可以鍛鍊到胸部和背部的其他區域。飛鳥可以讓胸肌伸展，恰好與臥推的收縮動作相反，兩者之間有相輔相成的效果。T 槓划船會鍛鍊到靠近脊椎的背部內側肌肉。我的上背肌之所以能如此壯碩，都要歸功於 T 槓划船。我覺得背肌和胸肌同時充血膨脹的感覺是最美妙、最舒暢的。超級組中間不要休息，會讓你感受到雙倍的效果。

共做 5 組，兩個動作每組各做 10-12 下。

4. 引體向上：引體向上本身就是由一連串動作組合起來的，是最能直接鍛鍊到胸廓、肋間肌和前鋸肌一帶的動作。不僅能有助增加肺活量，還能你的胸肌更挺拔。如果起始動作將手臂伸直一些，就會感受到胸肌伸展，還會有背闊肌充血的感覺。

共做 5 組，每組 15 下，中間幾乎不休息。

5. 頸後推舉和側平舉：將 2 個鍛鍊三角肌的動作組合起來可能不太直觀，但我有充分的理由。頸後推舉會鍛鍊前三角肌，側平舉則專攻側三角肌。雖然看似在鍛鍊同一塊肌肉，但這塊肌肉實際上有 3 個部分，此超級組訓練就可以幫你練到其中 2 個部分。

共做 5 組，2 個動作每組各做 12-15 次。

6. 彎腰側平舉和手腕彎舉：之所以將這 2 個動作結合在一起，是因爲前者需要強大的專注力，才能維持正確的姿勢，手腕彎舉則是一個相對簡單的動作，可以用此動作來填補組間的空白時間。做彎腰側平舉時，通常會使用較輕的負荷，因此有很多人的動作就變得有些馬虎。請盡量保持正確姿勢，拇指向下，將啞鈴稍微向前抬起。接著繼續做手腕彎舉，無組間休息。

共做 5 組，兩種動作每組各做 15 次。

7. 提踵和仰臥起坐：訓練的尾聲，我會以燃燒小腿和腹肌的超級組畫下句點。在站立式小腿訓練機上完成 5 組，每組做 15 下。每做完 1 組後，立即到斜板上做 50 次屈膝仰臥起坐。

週三及週六課表

・手臂

週三及週六**課表**的訓練重點集中在手臂。我會把手臂分成 3 部分：二頭肌、三頭肌和前臂。

1. 三頭肌滑輪下拉和斜板啞鈴彎舉：三頭肌下拉主要鍛鍊三頭肌的上部，斜板啞鈴彎舉則可以讓二頭肌更厚實。

先在滑輪機上做三頭肌下拉，並使用輕重量。完成 1 組三頭肌下拉後，拿起兩個啞鈴，在健身凳上完成 1 組斜板啞鈴彎舉。完成 1 組超級組可以稍微休息片刻。請記住，練手臂時務必把動作做完，並且確實做到伸展的動作。

共做 5 組，2 個動作每組各做 10-12 次。

2. 啞鈴頸後三頭肌伸展和斜板二頭肌彎舉：使用啞鈴做頸後三頭肌伸展可以鍛鍊到手肘以上的整個三頭肌。斜板二頭肌彎舉則可以伸展二頭肌，增加其長度和柔軟度。

首先鍛鍊三頭肌，因爲三頭是手臂上最大、最重要的肌肉。請讓上臂緊貼頭部。接下來，在傾斜 75 度角的健身凳上做斜板二頭肌彎舉，此方式會讓你的二頭肌在放下槓鈴時感受到更大的阻力。組間不休息。完成一組超級組之後才能休息 45 秒。屆時你應該會強烈感受到三頭、二頭肌膨脹充血。

共做 5 組，2 種動作每組各做 15 次。

3. 躺姿槓鈴三頭肌伸展和啞鈴集中彎舉：躺姿槓鈴三頭肌伸展能讓三頭肌完全暖身，其主要訓練到的部位爲手肘下半部分的肌肉及外側三頭肌。彎腰啞鈴集中彎舉動作可以刺激二頭肌成長，是很好的收尾動作。

共做 5 組，2 種動作每組各做 15 次。

4. 反手彎舉和腕部彎舉：這 2 個動作都鍛鍊到前臂。反手彎舉會雕塑前臂外側和上半部的肌肉，讓線條更明顯，手腕彎舉則專攻前臂內側。

反手彎舉是新動作。如照片所示，此動作與槓鈴彎舉很相似，只是以反手抓握。請先做反手彎舉。接著移動到健身凳做手腕彎舉。最後 2-3 下時，你應該要有手臂出力、燃燒的感覺。僅能在超級組之間稍作休息，休息時請站立，雙手自然下垂。

共做 5 組，2 種動作每組各做 15 次。

小腿肌和腰部

週三和週六應加強鍛鍊小腿肌和腰部。我會將站立小腿提踵跟屈膝仰臥起坐結合為一個超級組，並與坐姿小腿提踵和屈膝舉腿的超級組交替進行。記住，若你想要真的練出健壯的小腿肌，就得使用大重量，別太小氣，你要挑戰自我。

4 種運動各做 5 組，每組 15 下。

反手彎舉

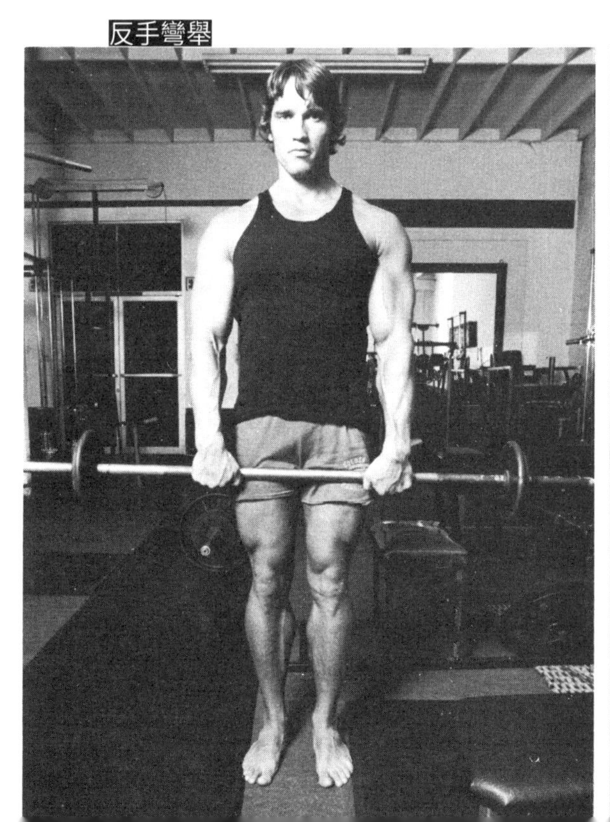

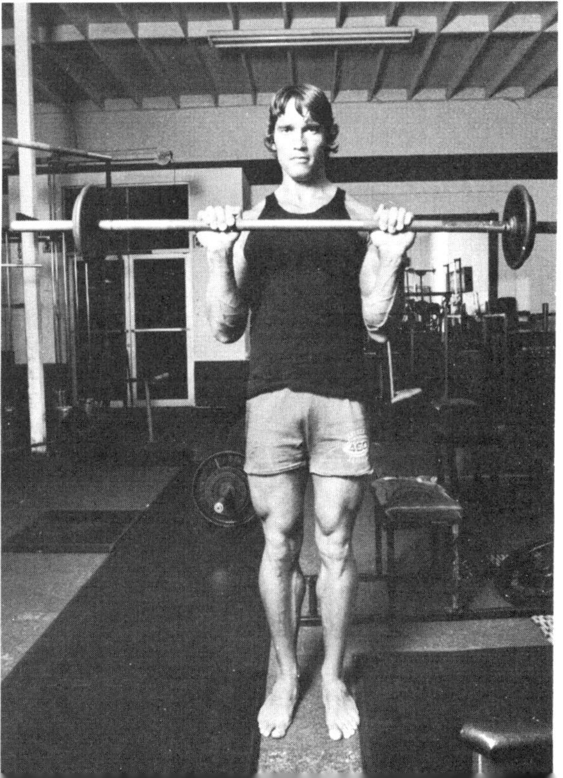

建議事項

我希望你在做任何動作時都不要減輕負荷量。你一開始從臥推轉換到引體向上時，可能會覺得很累，只能做 6-7 下引體向上。但這並不是減輕臥推重量的理由。你應該要用一樣的負荷量，並試著增加引體向上的次數。要把自己推向極限才會進步。超級組訓練的強度非常高，但你大約過了 1 個月左右就會適應。

完成一個動作後必須「立即」轉換到下一個動作，就是超級組的核心觀念。每組超級組結束後，你可以休息 45-60 秒，僅此而已，無法再加長休息時間，否則就得不到超級組的效果。減少組間休息也能節省時間，總體而言對你的訓練心態是有益的。每次訓練時長約爲 1 小時 15 分鐘，也就是在 75 分鐘內做完 50 組。如果你眞的能完成整套訓練，就代表你已經變得更強了。如果無法在規定時間內完成訓練，你應該要讓自己馬上離開健身房，當作懲罰。我從一開始接觸這個訓練方式就這麼做了。我知道自己有能力在這個時間內做完 50 組。可是我有一天竟然無法在 1 小時 15 分鐘內完成訓練，還剩下 10 組沒做完，所以我就這樣走了。結果那一整天我都因爲沒練到手腕彎舉和核心肌群而悔恨不已，覺得自己的整個身體都好像被懲罰一樣。從那時起，我就再也沒有做不完了。

積極的心態

你應該要以積極的心態和堅定的信念來面對所有訓練，相信自己一定會成功。如果要做超級組訓練，那你更要這麼想。你要先在腦海中描繪出理想身材，再努力不懈地訓練，直到達成目標。請把目標設定得具體一些。你要想像自己變成理想的模樣，想像那線條清晰、肌肉壯碩的身體，並告訴自己做得到。然後努力訓練，實踐理想。

超級組訓練會讓你的心理壓力遽增。因為你突然間需要集中注意力在2塊不同的肌肉上，你得想像這2塊肌肉，一邊想著如何練背肌、一邊鍛鍊胸肌。這就是你與過去不同的地方，所以也要有不同的目標。你現在對身體的感覺、想法已經改變了，你投入於訓練的方式也不一樣了。所以你得分散自己的注意力才行。而且，你遲早會習慣的，你會了解到兩塊肌肉其實是緊密相連的。這樣一來，你就能更進一步把整個身體所有的肌群合而為一，完全掌控你的肌肉。

後記

我把過去數十年的訓練精華濃縮集結，設計成一份完整的訓練計畫，試圖幫助你踏入健美世界、發揮自身潛力，鍛鍊出完美的身材。我認為健美的精神不僅限於肉體，若你看到自己的身體產生巨大的成長和變化，必然會開啟新的人生視野。柏拉圖曾說過，人應該追求身心之間的平衡。我們的身體和心靈應是和諧的。柏拉圖也認為，如果沒有良好的體魄，心智必定會受到影響。健美人這個身分已經陪我走過大半光陰，而我相信自己已經在內心達到此種平衡。我深刻體認到，塑造體態也會擴展你的心胸。若你能得到力量和自信，並親身體會自己努力和堅持的成果，那麼你一定能邁向更好的嶄新人生。

祝身體健康

Arnold

STRENGTH & CONDITIONING 016

阿諾史瓦辛格之健美教育

Arnold: The Education of a Bodybuilder

作　　者　阿諾・史瓦辛格（Arnold Schwarzenegger）
　　　　　道格拉斯・肯特・霍爾（Douglas Kent Hall）
譯　　者　王啟安

堡壘文化有限公司

總 編 輯　簡欣彥
副總編輯　簡伯儒
責任編輯　郭純靜
文字協力　翁蓓玉
行銷企劃　游佳霓
視覺統籌　劉孟宗

出　　版　堡壘文化有限公司
發　　行　遠足文化事業股份有限公司（讀書共和國出版集團）
　　　　　地址　231 新北市新店區民權路 108-2 號 9 樓
　　　　　電話　02-22181417　傳真　02-22188057
　　　　　Email　service@bookrep.com.tw
　　　　　郵撥帳號　19504465 遠足文化事業股份有限公司
　　　　　客服專線　0800-221-029
　　　　　網址　http://www.bookrep.com.tw
法律顧問　華洋法律事務所　蘇文生律師
印　　製　凱林彩印有限公司

初版首刷　2024 年 10 月

定　　價　750 元

I S B N　978-626-7506-25-7
　　　　　978-626-7506-23-3（PDF）
　　　　　978-626-7506-24-0（EPUB）

國家圖書館出版品預行編目資料

阿諾史瓦辛格之健美教育 / 阿諾 . 史瓦辛格（Arnold Schwarzenegger），道格拉斯・肯特・霍爾（Douglas Kent Hall）著；王啟安譯・初版・新北市：堡壘文化有限公司出版：遠足文化事業股份有限公司發行，2024.10
272 面；19×26 公分・（Strength & conditioning ; 16）
譯自 : Arnold : the education of a bodybuilder
ISBN 978-626-7506-25-7(平裝)
1.CST: 史瓦辛格 (Schwarzenegger, Arnold.) 2.CST: 健身運動 3.CST: 運動訓練 4.CST: 傳記

411.711　　113014878